全国中医药行业中等职业教育"十三五"规划教材

妇产科学基础

（供中医、农村医学专业用）

主　编◎李韶莹

中国中医药出版社
·北　京·

图书在版编目（CIP）数据

妇产科学基础 / 李韶莹主编 . —北京：中国中医药出版社，2018.8
全国中医药行业中等职业教育"十三五"规划教材
ISBN 978 – 7 – 5132 – 4936 – 2

Ⅰ . ①妇… Ⅱ . ①李… Ⅲ . ①妇产科学—中等专业学校—教材 Ⅳ . ① R71

中国版本图书馆 CIP 数据核字（2018）第 085985 号

中国中医药出版社出版
北京市朝阳区北三环东路 28 号易亨大厦 16 层
邮政编码　100013
传真　010-64405750
赵县文教彩印厂印刷
各地新华书店经销

开本 787×1092　1/16　印张 16　字数 330 千字
2018 年 8 月第 1 版　2018 年 8 月第 1 次印刷
书号　ISBN 978 – 7 – 5132 – 4936 – 2

定价　51.00 元
网址　www.cptcm.com

社 长 热 线　010-64405720
购 书 热 线　010-89535836
维 权 打 假　010-64405753

微信服务号　**zgzyycbs**
微商城网址　**https://kdt.im/LIdUGr**
官 方 微 博　**http://e.weibo.com/cptcm**
天猫旗舰店网址　**https://zgzyycbs.tmall.com**

如有印装质量问题请与本社出版部联系（010-64405510）

李伏君（千金药业有限公司技术副总经理）

李灿东（福建中医药大学校长）

李建民（黑龙江中医药大学佳木斯学院教授）

李景儒（黑龙江省计划生育科学研究院院长）

杨佳琦（杭州市拱墅区米市巷街道社区卫生服务中心主任）

吾布力·吐尔地（新疆维吾尔医学专科学校药学系主任）

吴　彬（广西中医药大学护理学院院长）

宋利华（连云港中医药高等职业技术学院教授）

迟江波（烟台渤海制药集团有限公司总裁）

张美林（成都中医药大学附属针灸学校党委书记）

张登山（邢台医学高等专科学校教授）

张震云（山西药科职业学院党委副书记、院长）

陈　燕（湖南中医药大学附属中西医结合医院院长）

陈玉奇（沈阳市中医药学校校长）

陈令轩（国家中医药管理局人事教育司综合协调处副主任科员）

周忠民（渭南职业技术学院教授）

胡志方（江西中医药高等专科学校校长）

徐家正（海口市中医药学校校长）

凌　娅（江苏康缘药业股份有限公司副董事长）

郭争鸣（湖南中医药高等专科学校校长）

郭桂明（北京中医医院药学部主任）

唐家奇（广东湛江中医学校教授）

曹世奎（长春中医药大学招生与就业处处长）

龚晋文（山西卫生健康职业学院/山西省中医学校党委副书记）

董维春（北京卫生职业学院党委书记）

谭　工（重庆三峡医药高等专科学校副校长）

潘年松（遵义医药高等专科学校副校长）

赵　剑（芜湖绿叶制药有限公司总经理）

梁小明（江西博雅生物制药股份有限公司常务副总经理）

龙　岩（德生堂医药集团董事长）

中医药职业教育是我国现代职业教育体系的重要组成部分，肩负着培养新时代中医药行业多样化人才、传承中医药技术技能、促进中医药服务健康中国建设的重要职责。为贯彻落实《国务院关于加快发展现代职业教育的决定》（国发〔2014〕19号）、《中医药健康服务发展规划（2015—2020年）》（国办发〔2015〕32号）和《中医药发展战略规划纲要（2016—2030年）》（国发〔2016〕15号）（简称《纲要》）等文件精神，尤其是实现《纲要》中"到2030年，基本形成一支由百名国医大师、万名中医名师、百万中医师、千万职业技能人员组成的中医药人才队伍"的发展目标，提升中医药职业教育对全民健康和地方经济的贡献度，提高职业技术院校学生的实际操作能力，实现职业教育与产业需求、岗位胜任能力严密对接，突出新时代中医药职业教育的特色，国家中医药管理局教材建设工作委员会办公室（以下简称"教材办"）、中国中医药出版社在国家中医药管理局领导下，在全国中医药职业教育教学指导委员会指导下，总结"全国中医药行业中等职业教育'十二五'规划教材"建设的经验，组织完成了"全国中医药行业中等职业教育'十三五'规划教材"建设工作。

中国中医药出版社是全国中医药行业规划教材唯一出版基地，为国家中医中西医结合执业（助理）医师资格考试大纲和细则、实践技能指导用书、全国中医药专业技术资格考试大纲和细则唯一授权出版单位，与国家中医药管理局中医师资格认证中心建立了良好的战略伙伴关系。

本套教材规划过程中，教材办认真听取了全国中医药职业教育教学指导委员会相关专家的意见，结合职业教育教学一线教师的反馈意见，加强顶层设计和组织管理，是全国唯一的中医药行业中等职业教育规划教材，于2016年启动了教材建设工作。通过广泛调研、全国范围遴选主编，又先后经过主编会议、编写会议、定稿会议等环节的质量管理和控制，在千余位编者的共同努力下，历时1年多时间，完成了50种规划教材的编写工作。

本套教材由50余所开展中医药中等职业教育院校的专家及相关医院、医药企业等单位联合编写，中国中医药出版社出版，供中等职业教育院校中医（针灸推拿）、中药、护理、农村医学、康复技术、中医康复保健6个专业使用。

本套教材具有以下特点：

1. 以教学指导意见为纲领，贴近新时代实际

注重体现新时代中医药中等职业教育的特点，以教育部新的教学指导意

见为纲领，注重针对性、适用性以及实用性，贴近学生、贴近岗位、贴近社会，符合中医药中等职业教育教学实际。

2. 突出质量意识、精品意识，满足中医药人才培养的需求

注重强化质量意识、精品意识，从教材内容结构设计、知识点、规范化、标准化、编写技巧、语言文字等方面加以改革，具备"精品教材"特质，满足中医药事业发展对于技术技能型、应用型中医药人才的需求。

3. 以学生为中心，以促进就业为导向

坚持以学生为中心，强调以就业为导向、以能力为本位、以岗位需求为标准的原则，按照技术技能型、应用型中医药人才的培养目标进行编写，教材内容涵盖资格考试全部内容及所有考试要求的知识点，满足学生获得"双证书"及相关工作岗位需求，有利于促进学生就业。

4. 注重数字化融合创新，力求呈现形式多样化

努力按照融合教材编写的思路和要求，创新教材呈现形式，版式设计突出结构模块化，新颖、活泼，图文并茂，并注重配套多种数字化素材，以期在全国中医药行业院校教育平台"医开讲 – 医教在线"数字化平台上获取多种数字化教学资源，符合职业院校学生认知规律及特点，以利于增强学生的学习兴趣。

本套教材的建设，得到国家中医药管理局领导的指导与大力支持，凝聚了全国中医药行业职业教育工作者的集体智慧，体现了全国中医药行业齐心协力、求真务实的工作作风，代表了全国中医药行业为"十三五"期间中医药事业发展和人才培养所做的共同努力，谨此向有关单位和个人致以衷心的感谢！希望本套教材的出版，能够对全国中医药行业职业教育教学的发展和中医药人才的培养产生积极的推动作用。需要说明的是，尽管所有组织者与编写者竭尽心智，精益求精，本套教材仍有一定的提升空间，敬请各教学单位、教学人员及广大学生多提宝贵意见和建议，以便今后修订和提高。

国家中医药管理局教材建设工作委员会办公室
全国中医药职业教育教学指导委员会
2018 年 1 月

《妇产科学基础》
编 委 会

　　《妇产科学基础》是"全国中医药行业中等职业教育'十三五'规划教材"之一。本教材是依托《中医药健康服务业发展规划（2015—2020 年）》和《中医药发展战略规划纲要（2016—2030 年）》，落实全国中医药职业教育教学指导委员会《关于加快发展中医药现代职业教育的意见》和《中医药现代职业教育体系建设规划（2015—2020 年）》精神，提升中医药职业教育对全民健康和地方经济的贡献度，提高中高等职业技术院校学生的实际操作能力，实现中高等职业教育与产业需求、岗位胜任能力严密对接。由全国中医药职业教育教学指导委员会、国家中医药管理局教材建设工作委员会办公室统一规划、宏观指导，中国中医药出版社具体组织，全国中医药中高等职业院校联合编写出版的供中等职业教育教学使用的教材。

　　妇产科学基础是中等职业教育中医、农村医学专业的主干课、必修课。为更好地服务于中等职业教育的人才培养目标，满足基层医疗保健岗位人才对妇产科理论知识、岗位能力和职业素质的要求，特编写本教材。教材的编写力求体现中等职业教育特点，优化教材内容；体现职业教育指导思想即"以服务为宗旨，以就业为导向，以岗位需求为标准"。因此，所编教材定位力求准确，突出"三基"、坚持"五性"、把握好"三个贴近"。编写时，针对适用对象的知识基础与职业特点，注重教材理论浅显易懂、知识脉络条理清晰，顺应学生的知识掌握习惯；不单纯追求疑难杂症的相关知识及新进展，符合学生知识基础及就业导向需求；同时突出"以人为本"的服务宗旨，增加人文关怀内容，使学生的知识结构更好地适应基层医疗卫生机构的岗位需求，学会从单纯的"治愈疾病"发展为"保障人类健康"，为不同阶段不同健康状况的妇女提供全方位的优质服务。

　　本教材主要以基本理论、基本知识"必须""够用"为度，重点突出妇产科基本理论和基本操作技能。本教材以妇女生殖系统及与妊娠相关的生理和病理过程为主线，按照时段顺序排列，先生理后病理，引出妇产科学的专业基础理论，生理产科、病理产科的基本知识，以及妇科、计划生育、妇女保健的基本知识及妇科疾病的诊治，从而达到基本理论、基本知识、基本技能相结合，使学生树立"医疗、预防、保健、康复、健康教育和计划生育技术指导"六位一体基层医疗卫生机构适宜人才的培养理念。因此，在编写时既考虑到知识的全面性，又突出重点；既重视知识的更新，又要对专业名称规范化。

本教材采取模块教学的方法，突出知识结构的连贯性和独立性，每个模块均列有学习目标，采用案例导入的教学模式，引导学生学习，实现"教－学－做"相结合；文中穿插知识链接，提升学生学习兴趣，增加教材的趣味性和可读性；为了实现理论与临床工作相结合，每个模块后附有复习思考，结合教学内容，以唤起学生的问题意识及对执业助理医师资格考试和乡村全科执业助理医师资格考试的关注，帮助学生开阔视野、激活思维，提高学生分析问题、解决问题的能力，提高学生学习效率。

教材共分为 21 个模块，模块一至模块五主要阐述女性生殖系统解剖与生理、正常妊娠、正常分娩与产褥，模块六至模块十二主要介绍异常妊娠、异常分娩与产褥，模块十三至模块十九主要介绍妇科病史及体格检查和妇科常见病、多发病的诊治内容，模块二十和模块二十一专门介绍计划生育及妇女保健的基本知识与技能。

本教材的编写分工为：模块一、十七、十八、二十、二十一由李韶莹编写，模块二、七由杨祖艳编写，模块三、八由张欣编写，模块四、五由原英编写，模块六、九、十一由胡薇编写，模块十、十九由陈霞编写，模块十二、十三、十四由石治梅编写，模块十五、十六由刘素梅编写。李韶莹负责全书的体例设计、统稿、插图、最终审校。张欣负责女性生殖系统及与妊娠相关的生理和病理模块的审校。杨祖艳负责妇科、妇科疾病及计划生育和妇女保健的审校。

本教材得到了各院校教师的鼎力相助，在此谨向所引用的著述作者、同道专家的支持表示诚挚的谢意！由于时间仓促，不足之处在所难免，希望读者提出宝贵意见，以便进一步修订完善。

《妇产科学基础》编委会

2018 年 1 月

目录

扫一扫，看课件

模 块 一

绪 论

【学习目标】

掌握：

妇产科学的研究范畴。

熟悉：

妇产科学的特点和学习要求。

了解：

妇产科学的发展概况。

一、妇产科学的发展概况

（一）妇产科学的起源

史载资料显示：早在公元前数千年，古代埃及、美索不达米亚、印度、希腊及罗马等国家和流域就有妇产科的医疗实践，其中出现于古埃及的《Kahun 妇科纸草书》就专门论述了女性健康与疾病的处理方法，被认为是第一部妇产科学专著。

文艺复兴时期（约 14 世纪末～18 世纪），解剖学获得巨大发展，解剖学的发展推动了产科技术的进步。1774 年英国产科医师 Hunter 出版了《图解人体妊娠子宫解剖》，描述了胎儿发育的各个阶段，至此，一门独立的产科学已基本形成。妇科学与外科学同步发展，1801 年阴道窥器问世，使妇科检查发生重大变化。随后，巨大卵巢囊肿切除术、阴式子宫切除术、经腹子宫切除术、广泛性子宫切除术（治疗子宫颈癌）在临床问世并发展，但围手术期死亡率极高。直至 20 世纪 30 年代，随着抗生素和输血技术的应用，子宫切除术才广泛应用于临床，同时倡导无菌接生，提倡产科无菌手术。至此，妇产科学初见雏形。

第二次世界大战后，随着基础医学各学科的发展，妇产科学有了突破性进展，与内、外、儿科学一起构成西医学的四大临床医学主干学科。

（二）我国妇产科学的发展

19世纪初，妇产科学开始传入我国，并通过各地教会创办了医学堂和医院。1929年我国在北平（现北京）成立了第一所国立助产学校和产科医院"北京国立第一助产学校和附属医院"，开创了中国人自己创办西医妇产科教学和医院的先河，推动了我国妇产科的发展。但长期以来，我国的妇产科学和妇女保健事业一直处于落后状态，直至中华人民共和国成立后才开始迈入快速发展的新纪元。20世纪以来，随着世界医学的空前发展，我国妇产科学在以林巧稚为代表的广大妇产科工作者的长期努力下，得到了飞速的发展。20世纪50年代末，北京协和医院宋鸿钊教授采用大剂量化疗治疗妊娠滋养细胞疾病，取得显著成效，引起世界关注。2009年9月在第16届国际妇产科联盟（FIGO）大会上，我国妇产科学会被正式接纳为成员，使中国的妇产科在世界妇产科讲坛上拥有了不可缺少的一席。

（三）妇产科学近代的重要进展

1. 产科学理论体系的转变 产科学理论体系由以母亲为中心的理论体系转变为母子统一管理的理论体系，提倡母婴同室、母乳喂养，不仅显著降低了母婴死亡率，而且带动了围产医学等分支学科的诞生。目前，广泛采用围产期监护技术和电子仪器，以及产科医师和新生儿医师合作的加强，大大降低了围产儿的死亡率。

2. 产前诊断技术的创新 目前，通过产前的一些特殊检查手段，如羊水、绒毛细胞及胎儿血细胞培养等，在妊娠早、中期诊断出某些遗传性疾病和先天性畸形，为家庭和社会减轻了负担。尤其是开展遗传咨询、遗传筛查及出生前诊断，减少了不良人口的出生，从而优化了人口素质。

3. 妇科疾病治疗技术的发展 宫腔镜、腹腔镜、细胞学技术的创新，大大提高了妇科疾病的诊断率，同时微创手术（腹腔镜及宫腔镜下手术）使妇科恶性肿瘤的根治手术和良性肿瘤及疾病的手术治疗进入了一个崭新的阶段。

4. 辅助生育技术的发展 从20世纪70年代试管婴儿的诞生，到近年来辅助生殖技术的迅速发展，不但完善了计划生育的内涵，而且着床前的遗传学诊断为预防出生缺陷打下了良好的基础，不仅解决了妇女的不孕问题，也促进了生殖生理学的快速发展。

5. 妇女保健学的建立 妇女保健学是近年来发展起来的一门新兴学科，以妇产科学为基础，主要研究女性一生各时期生理、病理、心理的改变及适应社会的保健要求与措施，维护和提高妇女身心健康水平。我国已建立健全妇女保健三级网，突出妇女保健学的社会地位。

二、妇产科学的研究范畴

妇产科学是专门研究女性特有的生理、病理及生育调控的一门学科，包括产科学、妇科学和计划生育。产科学是研究在妊娠期、分娩期及产褥期全过程中孕产妇、胚胎及胎儿所发生的生理和病理变化，并对其进行诊断与处理的临床学科，包括产科学基础、生理产科学、病理产科学、胎儿医学四大部分。妇科学是研究非孕女性生殖系统生理和病理的变化，并对病理改变进行预防、诊断和处理的临床医学学科，包括妇科学基础、女性生殖系统炎症、生殖内分泌疾病、生殖器肿瘤、不孕症及女性其他生殖器疾病。计划生育主要研究女性生育的调控，包括优生、避孕和绝育等内容。

三、妇产科学的特点及学习要求

妇产科学虽然是一门独立的学科，但女性生殖系统是整个人体的一部分，与身体其他系统不可分割，因此与人的整体性密不可分。妇产科学虽然分为产科学和妇科学，但两者有共同的基础即女性生殖系统，许多产科疾病和妇科疾病互为因果。妇产科学是临床医学，同时也是预防医学。许多妇产科疾病可通过一些预防措施避免发生。因此，正确认识妇产科学的课程特点，既要掌握临床技能，又要熟悉各种预防知识和对策，对学习妇产科学尤为重要。

学习妇产科学不仅要掌握基本理论、基本知识和基本操作技能，更要牢固树立"以患者为中心"的服务理念，培养高尚的医德和良好的医风，充分发挥已掌握的医疗技术水平，更好地为患者服务，发挥本学科的作用，为广大妇女解除或缓解病痛，促进健康，为健康妇女传授保健知识，提高预防疾病的能力，维护和促进妇女健康。

复习思考

1. 妇产科学的研究范畴包括哪些？
2. 妇产科学的特点有哪些？
3. 简述妇产科学近代的重要进展。

扫一扫，知答案

扫一扫，看课件

模 块 二

女性生殖系统解剖与生理

【学习目标】

掌握：

1. 女性骨盆的结构。

2. 女性内生殖器的结构及功能。

3. 女性一生各阶段的生理特点。

4. 月经及月经周期的临床表现。

5. 卵巢的功能及周期性变化。

熟悉：

1. 女性外生殖器的解剖结构。

2. 女性内生殖器与邻近器官的关系。

3. 月经周期的调节。

了解：

1. 了解盆腔血管、淋巴及神经分布。

2. 子官内膜及生殖器其他部位的周期性变化。

项目一 女性生殖系统解剖

女性生殖系统包括内、外生殖器官及相关组织。

一、骨盆

（一）骨盆的构成

1. 骨盆的骨骼 骨盆由骶骨、尾骨及左右两块髋骨组成。骶骨由 5～6 块骶椎融合而成，呈三角形，上缘明显向前突出，称为骶岬；尾骨由 4～5 块尾椎融合而成；每块髋骨又由髂骨、坐骨及耻骨融合而成。

2. 骨盆的关节　两耻骨之间由纤维软骨连结形成耻骨联合，骶骨与髂骨相接形成骶髂关节；骶骨与尾骨之间是骶尾关节。耻骨联合在分娩过程中可轻度分离，以利于胎儿娩出；骶尾关节有一定的活动度，分娩时尾骨后移可加大出口前后径。

3. 骨盆的韧带　骶骨、尾骨与坐骨结节之间的韧带为骶结节韧带。骶骨、尾骨与坐骨棘之间的韧带为骶棘韧带。妊娠期韧带受性激素的影响可变松弛，有利于分娩。

（二）骨盆的分界

以耻骨联合上缘、髂耻缘及骶岬上缘的连线为分界线，将骨盆分为假骨盆和真骨盆。分界线以上的部分是假骨盆，又称大骨盆，为腹腔的一部分，假骨盆与分娩无直接关系。分界线以下的部分是真骨盆，又称小骨盆，也称骨产道，是胎儿娩出的通道。真骨盆有上、下两口，上口为骨盆入口，下口为骨盆出口，上下口之间为骨盆腔。骨盆腔前壁为耻骨联合和耻骨支，后壁为骶骨和尾骨，两侧为坐骨、坐骨棘和骶棘韧带。

（三）骨盆的类型

根据形状，骨盆分为 4 种类型。

1. 女型　骨盆入口呈横椭圆形。耻骨弓较宽，坐骨棘间径 ≥ 10cm。此型最常见，为女性正常骨盆。

2. 扁平型　骨盆入口呈扁椭圆形。耻骨弓宽，骶骨失去正常弯曲，骨盆浅。此型较常见。

3. 类人猿型　骨盆入口呈长椭圆形。两侧壁稍内聚，坐骨棘较突出，耻骨弓较窄，骶骨向后倾斜。骨盆的骶骨往往有 6 节，故骨盆腔较深。此型少见。

4. 男型　入口略呈三角形，两侧壁内聚，耻骨弓较窄，坐骨棘突出，骶骨较直而前倾。骨盆腔呈漏斗形。此型最少见。

上述 4 种基本类型只是理论上的归类，临床所见多是混合型骨盆。

（四）骨盆底的组织及其功能

骨盆底由外向内有三层肌肉和筋膜构成，封闭骨盆出口。外层由会阴浅筋膜及其深面的球海绵体肌、坐骨海绵体肌、会阴浅横肌及肛门外括约肌组成；中层由上下两层坚韧的筋膜及会阴深横肌和尿道括约肌组成；内层由肛提肌及其内、外面两层筋膜组成。骨盆底的功能是承托并维持盆腔脏器的正常位置，分娩时会不同程度地损伤骨盆底的组织或影响其功能。

二、外生殖器

女性外生殖器指生殖器官的外露部分，又称外阴，包括阴阜、大阴唇、小阴唇、阴蒂和阴道前庭（图 2-1）。

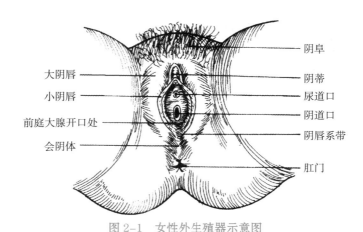

图 2-1　女性外生殖器示意图

1. 阴阜　为耻骨联合前方的皮肤隆起，皮下有丰富的脂肪组织。青春期该部位皮肤开始生长阴毛，阴毛分布呈倒三角形。

2. 大阴唇　为两股内侧的一对纵行隆起的皮肤皱襞，起自阴阜，止于会阴。大阴唇外侧为皮肤，内侧面湿润似黏膜。皮下含丰富的血管、神经和淋巴管，外伤后易形成血肿。

3. 小阴唇　为位于大阴唇内侧的一对较薄的皮肤皱襞，表面湿润，淡褐色，无阴毛，富含神经末梢。

4. 阴蒂　位于两小阴唇顶端下方，由海绵体构成，分为头、体、脚三部分。阴蒂富含神经末梢和血管，极敏感，易勃起。

5. 阴道前庭　为两侧小阴唇之间的菱形区域，前端为阴蒂，后端为阴唇系带。阴道前庭区域内有以下结构：

（1）前庭球：又称球海绵体，位于前庭两侧，大阴唇的深部，由具有勃起性的静脉丛组成。

（2）前庭大腺：又称巴多林腺，位于大阴唇后方深部，左右各一，如黄豆大小，开口于小阴唇与处女膜之间的沟内。性兴奋时可分泌黏液，起润滑作用。正常情况下不能触及，当腺管口堵塞后，可形成前庭大腺囊肿或脓肿。

（3）尿道外口：位于阴蒂头后下方，略呈圆形，后壁上有尿道旁腺。尿道旁腺易有细菌潜伏，引发感染。

（4）阴道口及处女膜：阴道口位于尿道外口后下方。处女膜覆盖阴道外口，中央有一处女膜孔，可因性交或剧烈运动而破裂，分娩后仅留有处女膜痕。

三、内生殖器

女性内生殖器包括阴道、子宫、输卵管和卵巢，后两者统称为子宫附件（图 2-2、图 2-3）。

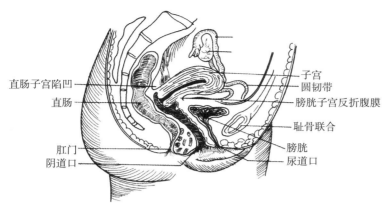

图 2-2　女性内生殖器侧位矢状面示意图

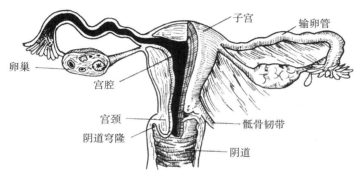

图 2-3　女性内生殖器正位后面示意图

（一）阴道

1. 功能　阴道是性交、月经排出与胎儿娩出的通道。

2. 位置和形态　阴道为子宫与外阴之间上宽下窄的管道，位于真骨盆下部中央，前壁长后壁短。前壁与膀胱和尿道比邻，后壁与直肠贴近。阴道上端环绕宫颈，下端开口于阴道前庭后部。子宫颈与阴道之间的圆周状隐窝，称为阴道穹隆，可分为前、后、左、右4个部分，后穹隆最深，与直肠子宫陷凹紧密相邻，临床上可经此穿刺或引流。

3. 组织结构　阴道壁由黏膜层、肌层和纤维组织构成。黏膜层呈淡红色，由复层鳞状上皮覆盖，无腺体，上1/3受性激素影响呈周期性变化，表面有很多横纹皱襞，因此具有较大的伸展性。阴道壁静脉丛丰富，受创伤后易出血或形成血肿。

（二）子宫

1. 功能　子宫是产生月经和孕育胚胎、胎儿的器官。

2. 位置与形态　子宫位于骨盆腔中央，前与膀胱相邻，后与直肠相邻，下接阴道，两侧有输卵管和卵巢。子宫呈前倾前屈位，似倒置梨形，长 7～8cm，宽 4～5cm，厚 2～3cm，宫腔容量约 5mL，重 50～70g。

子宫分为子宫体、子宫峡部及子宫颈三部分。子宫上部称为子宫体，子宫体上端隆突部称为子宫底，子宫底两侧为子宫角。子宫下端称为子宫颈，呈圆柱状。子宫体与子宫颈之间最狭窄的部分称为子宫峡部。子宫体与子宫颈的比例青春期前为 1 : 2，成年期为2 : 1，老年期为 1 : 1。子宫峡部上端称为解剖学内口，下端称为组织学内口。子宫峡部非妊娠期长约 1cm，妊娠后子宫峡部逐渐伸展变长，妊娠末期可延长至 7 ~ 10cm，形成子宫下段，成为软产道的一部分。

子宫腔呈上宽下窄的三角形，向下通向子宫颈管（子宫颈的内腔称为子宫颈管）。子宫颈管成年妇女长 2.5 ~ 3.0cm，下端称为子宫颈外口。未产妇子宫颈外口呈圆形，经产妇因分娩时裂伤呈"一"字形。子宫颈伸入阴道内的部分称为子宫颈阴道部（图2-4）。

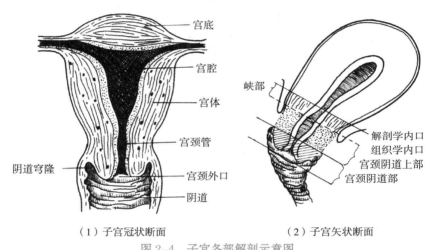

（1）子宫冠状断面 　　　　　　（2）子宫矢状断面

图 2-4　子宫各部解剖示意图

3. 组织结构

（1）子宫体：由内向外分为子宫内膜层、子宫肌层和子宫浆膜层。

子宫内膜层：呈粉红色，由致密层、海绵层、基底层构成。内膜层表面的 2/3 为功能层，青春期后受卵巢激素影响可发生周期性变化而脱落。内膜层靠近肌层的 1/3 为基底层，无周期性变化，能再生新的功能层。

子宫肌层：由大量平滑肌组织、少量弹力纤维和胶原纤维构成，其内含血管，是子宫壁最厚的一层，肌束交织成网状，子宫收缩时可有效地压迫血管，及时控制出血。

子宫浆膜层：为覆盖子宫体的脏腹膜，与肌层紧贴。浆膜在子宫峡部处向前反折覆盖膀胱，形成膀胱子宫陷凹。浆膜在子宫后面向后反折覆盖直肠，形成直肠子宫陷凹，又称道格拉斯陷凹。

（2）子宫颈：主要由结缔组织构成。宫颈管黏膜为单层高柱状上皮，内含许多腺体，可分泌碱性黏液堵塞子宫颈管。子宫颈黏液受性激素影响，发生周期性变化。子宫颈阴道部由复层鳞状上皮覆盖，表面光滑。子宫颈外口柱状上皮与鳞状上皮交接处是子宫颈癌的好发部位。

4. 子宫韧带　共有 4 对（图 2-5）。

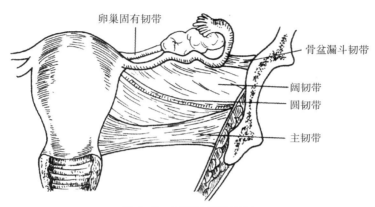

图 2-5　子宫韧带示意图

（1）圆韧带：呈圆索状，起自两侧子宫角前面，向前下方行走，止于大阴唇前端。其作用是使子宫保持前倾位置。

（2）阔韧带：为子宫两侧的一对翼状双层腹膜皱襞，起自子宫侧缘，止于骨盆壁。其上缘内 2/3 包绕输卵管，外 1/3 包绕卵巢血管形成骨盆漏斗韧带，又称卵巢悬韧带。卵巢与子宫角之间增厚的阔韧带称为卵巢韧带或卵巢固有韧带。子宫体两侧的阔韧带中有丰富的血管、神经、淋巴管及大量结缔组织，称为宫旁组织。子宫动静脉和输尿管均从阔韧带基底部穿过。阔韧带有限制子宫向两侧倾斜的作用。

（3）主韧带：位于阔韧带下方，为一对坚韧的平滑肌和结缔组织纤维束，起自子宫颈两侧，止于骨盆侧壁，又称子宫颈横韧带，起固定子宫颈的作用。

（4）宫骶韧带：起自子宫体和子宫颈交界处后面的上侧方，止于第 2、3 骶椎前面的筋膜。宫骶韧带短厚有力，将子宫颈向后上牵引，间接使子宫保持前倾前屈位。

（三）输卵管

1. 功能　输卵管有拾卵的作用，是精子与卵子结合的场所及运送受精卵的通道。

2. 位置与形态　输卵管位于阔韧带上缘内，近端与子宫角相连，远端游离呈伞状，与卵巢相近。输卵管为一对细长而弯曲的肌性管道，全长 8 ～ 14cm，由内向外分为间质部、峡部、壶腹部、伞部 4 个部分（图 2-6）。

3. 组织结构　输卵管由三层组织构成：外层为浆膜层，是腹膜的一部分；中层为内环、外纵两层平滑肌；内层为黏膜层，由单层高柱状上皮覆盖，上皮细胞的一部分是纤毛细胞。输卵管通过有节奏的收缩、蠕动及纤毛的摆动，将受精卵运送到子宫腔。

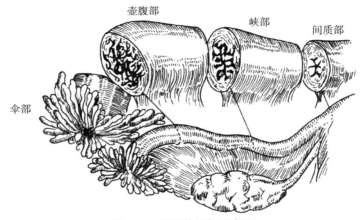

图 2-6　输卵管解剖示意图

（四）卵巢

1. 功能　卵巢具有产生与排出卵子及分泌性激素的功能。

2. 位置与形态　卵巢呈灰白色、扁椭圆形，位于输卵管的后下方，内侧由卵巢固有韧带与子宫相连接，外侧以骨盆漏斗韧带连于骨盆壁。育龄期妇女卵巢大小约为 4cm×3cm×1cm，重 5～6g。卵巢系膜连于阔韧带后叶的部位称为卵巢门，卵巢的血管与神经均经此处出入卵巢。青春期前卵巢表面光滑，青春期因卵巢开始排卵表面逐渐凹凸不平，绝经后卵巢逐渐萎缩。

3. 组织结构　卵巢表层覆盖单层立方上皮，称为生发上皮；向内为卵巢实质，分为皮质和髓质。外层的皮质由各级发育卵泡、黄体和其退化残留组织及间质组织组成。内层的髓质含疏松结缔组织、丰富的血管、神经、淋巴管及少量平滑肌纤维（图 2-7）。

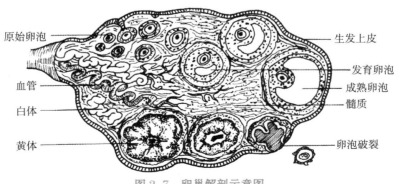

图 2-7　卵巢解剖示意图

四、邻近器官

女性生殖器官与尿道、膀胱、输尿管、直肠、阑尾相邻。它们相互毗邻，相互影响。

1. 尿道　位于耻骨联合与阴道之间，开口于阴道前庭，长 4 ～ 5cm。尿道与阴道邻近，且女性尿道短而直，因此容易引起泌尿系统感染。

2. 膀胱　排空的膀胱位于耻骨联合与子宫之间。充盈时膀胱可突向骨盆腔，影响妇科检查及手术视野暴露，故妇科检查及手术前必须排空膀胱。

3. 输尿管　在腹膜后沿腰大肌下降，经阔韧带基底部向前内方走行，在子宫颈外侧约 2cm 处，从子宫动脉下方穿过后进入膀胱。妇科手术时应避免损伤输尿管。

4. 直肠　前为子宫及阴道，后为骶骨，上接乙状结肠，下接肛管。阴道分娩时要注意保护会阴，避免损伤直肠和肛管。

5. 阑尾　常位于右髂窝内，下端有时可达右侧附件区，因此阑尾炎时可累及右附件及子宫。妊娠期增大的子宫将阑尾逐渐推向外上方，容易误诊。

五、血管、淋巴及神经

（一）血管

女性生殖器官的血液供应主要来自卵巢动脉、子宫动脉、阴道动脉及阴部内动脉。各部位的静脉与同名动脉伴行，但数目比其动脉多，并在相应的器官及其周围形成静脉丛，且互相吻合，因此盆腔一旦发生感染容易蔓延。

（二）淋巴

女性生殖器官和盆腔具有丰富的淋巴系统，淋巴结通常伴随相应的血管排列，成群或成串分布，其数目、大小和位置变异很大，一般分为外生殖器淋巴和盆腔淋巴两组。当内、外生殖器官发生炎症或癌瘤时，可沿各部回流的淋巴管扩散，导致相应的淋巴结肿大。

（三）神经

女性内、外生殖器官由躯体神经和自主神经共同支配。外生殖器由阴部神经支配。阴部神经含运动神经纤维及感觉神经纤维，由第 Ⅱ、Ⅲ、Ⅳ 骶神经的分支组成，与阴部内动脉伴行。内生殖器主要由交感神经与副交感神经支配。交感神经纤维自腹主动脉前神经丛分出，下行入盆腔后分为卵巢神经丛和骶前神经丛，分布于卵巢、输卵管、子宫及膀胱上部等。骨盆神经丛中含有感觉神经纤维及副交感神经纤维，共同支配子宫肌的收缩与舒张，但子宫平滑肌还有自主节律活动，因此完全切断其神经后仍可以节律性收缩完成分娩。

项目二 女性生殖系统生理

一、女性一生各阶段的生理特点

女性从胎儿形成到衰老是一个渐进的生理过程。女性一生大致可以划分为 7 个阶段。

1. 胎儿期 卵子受精至胎儿娩出前为胎儿期。受精卵是由 23 对（46 条）染色体组成的新个体。性染色体决定着胎儿的性别，XX 合子发育为女性，XY 合子发育为男性。

2. 新生儿期 出生后 4 周内为新生儿期。胎儿在母体内受到胎盘及母体卵巢激素的影响，子宫、卵巢及乳房均有一定程度的发育，出生后会出现乳房略隆起或有少量泌乳、少量阴道流血，这些均属生理现象，可在数日内自然消退。

3. 儿童期 出生 4 周到 12 岁左右为儿童期。8 岁以前身体发育较快，但生殖器官仍为幼稚型。8 岁以后，卵巢内的卵泡开始发育，并分泌少量雌激素，乳房和内、外生殖器开始发育，逐渐向青春期过渡。

4. 青春期 世界卫生组织（WHO）规定青春期为 10～19 岁。这一时期，除体格显著发育外，生殖器官也迅速发育，阴阜隆起，大、小阴唇增大且色素沉着；阴道变长变宽，黏膜增厚出现皱襞；子宫增大；输卵管变粗；卵巢增大，卵泡发育并分泌雌激素；月经来潮，此时由于卵巢功能尚不完善，故月经常不规律，经 5～7 年建立规律的周期性排卵后，月经才逐渐正常。月经初潮是青春期开始的重要标志。此期女性除上述变化外，还出现音调变高、乳房丰满、出现阴毛和腋毛、骨盆宽大、皮下脂肪增厚等变化。

5. 性成熟期 又称生育期。一般自 18 岁左右开始，历时约 30 年。此阶段卵巢功能成熟，有规律的周期性排卵并分泌性激素。生殖器官各部位和乳房在卵巢激素的作用下发生周期性变化。

6. 绝经过渡期 指从开始出现绝经趋势直至最后一次月经的时期。一般始于 40 岁，历时短则 1～2 年，长则 10～20 年。此期由于卵巢功能逐渐衰退，因而常出现月经紊乱，最终绝经。我国 80% 的妇女绝经发生在 44～54 岁之间，平均为 49.5 岁。此期妇女可出现潮热、出汗、情绪不稳定、烦躁不安、失眠、抑郁等症状，称为绝经综合征。

7. 绝经后期 指绝经后的生命时期。此期卵巢功能完全衰竭，生殖器官进一步萎缩。骨代谢失常引起骨质疏松，易发生骨折。

二、月经及月经期的临床表现

1. 月经 伴随卵巢周期性变化而出现的子宫内膜周期性脱落及出血，称为月经。规律月经的出现是生殖功能成熟的标志之一。月经第一次来潮称为月经初潮，初潮年龄多在13～14岁之间，近年来，月经初潮年龄有提前的趋势。

2. 月经血的特征 月经血呈暗红色，主要成分为血液、子宫内膜碎片、宫颈黏液及脱落的阴道上皮细胞。月经血中含有前列腺素及来自子宫内膜的大量纤溶酶，故月经血不凝固，只有出血多时出现血凝块。

3. 正常月经的临床表现 两次月经第1日间隔的时间称为一个月经周期，一般为21～35日，平均28日。每次月经持续的时间称为经期，一般为2～8日，平均4～6日。一次月经的总量称为经量，一般为20～60mL，超过80mL为月经过多。月经期多数妇女无特殊症状，有些妇女出现下腹部及腰骶部下坠不适或子宫收缩痛、腹泻等胃肠功能紊乱症状，少数妇女可出现头痛及轻度神经系统不稳定的症状。

三、卵巢的功能及周期性变化

（一）卵巢的功能

卵巢的主要功能为产生卵子并排卵、分泌女性激素。

（二）卵巢的周期性变化

女性从青春期开始至绝经前，卵巢在形态及功能上发生周期性变化称为卵巢周期。

1. 卵泡的发育 新生儿出生时卵泡总数约200万个，儿童期多数卵泡退化，至青春期只剩下约30万个。生育期每月发育一批（3～11个）卵泡，其中一般只有一个优势卵泡可以完全成熟，并排出卵子，其余卵泡发育至一定程度自然退化，称为卵泡闭锁。女性一生中一般只有400～500个卵泡发育成熟并排卵。

卵泡发育始于始基卵泡，始基卵泡的梭形前颗粒细胞分化形成初级卵泡，与此同时颗粒细胞合成和分泌黏多糖，在卵子周围形成透明带。初级卵泡的颗粒细胞增殖使卵泡增大，形成次级卵泡。在雌激素和卵泡刺激素（FSH）的协同作用下，颗粒细胞间积聚的卵泡液增加，最后融合形成卵泡腔，卵泡直径增大达500μm，称为窦状卵泡。窦状卵泡发育后期，相当于前一卵巢周期的黄体晚期和本周期的卵泡早期，卵巢内的一组窦状卵泡进入"生长发育轨道"。约在月经周期第7日，这组发育卵泡群中FSH阈值最低的那个卵泡发育成为优势卵泡，其余卵泡逐渐退化闭锁。月经周期第11～13日，优势卵泡增大形成排卵前卵泡，卵泡液急骤增加，卵泡腔增大，卵泡直径可达18～23mm，向卵巢表面突出，其结构由外向内依次为卵泡外膜、卵泡内膜、颗粒细胞、卵泡腔、卵丘、放射冠、透明带（图2-8）。卵细胞深藏于卵丘中。

2. 排卵 卵细胞和它周围的卵丘颗粒细胞一起被排出的过程称为排卵。成熟卵泡逐渐向卵巢表面移动，最后呈泡状突出于卵巢表面，在血中LH/FSH（黄体生成素/卵泡刺激素）排卵峰及孕激素的协同作用下，激活卵泡内蛋白溶酶活性，溶解卵泡壁，形成排卵孔，同时卵泡液中的前列腺素促使卵巢内平滑肌收缩，将成熟卵泡的卵细胞与其周围的透明带、放射冠及小部分卵丘内的颗粒细胞从排卵孔排出，完成排卵。排卵多发生在下次月经来潮前 14 日左右。被排出的卵细胞也称为卵子。卵子可由两侧卵巢轮流排出，也可由一侧卵巢连续排出。

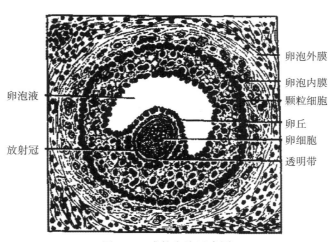

图 2-8　成熟卵泡示意图

3. 黄体的形成与退化　排卵后留在卵巢表面的卵泡壁塌陷，卵泡壁的颗粒细胞和卵泡内膜细胞向内侵入，周围由卵泡外膜包围，共同形成黄体。排卵后 7 ～ 8 日，黄体的发育及分泌功能达高峰，直径为 1 ～ 2cm，外观黄色。若排出的卵子受精，黄体在胎盘滋养细胞分泌的人绒毛膜促性腺激素作用下增大，黄体变成妊娠黄体，至妊娠 3 个月末退化。若排出的卵子未受精，黄体在排卵后 9 ～ 10 日开始退化，组织纤维化，逐渐变为白体。黄体功能限于 14 日，黄体功能衰退后月经来潮，卵巢中又有新的卵泡发育，开始新的周期。

（三）卵巢性激素的合成及分泌

卵巢主要合成并分泌雌激素、孕激素和少量雄激素，均属甾体激素。

1. 卵巢性激素分泌的周期性变化

（1）雌激素：雌激素由卵泡膜细胞及黄体细胞分泌。卵泡开始发育时，卵泡膜细胞分泌雌激素，此时分泌量很少，至月经周期第 7 日，分泌量迅速增加，于排卵前形成第一高峰，排卵后暂时下降。排卵后 1 ～ 2 日，黄体逐步发育，黄体细胞开始分泌雌激素，排卵后 7 ～ 8 日黄体成熟时，雌激素分泌量增多，形成第二高峰，但第二高峰较平坦，峰值较第一高峰低。此后随着黄体萎缩，雌激素水平迅速下降，在月经期达最低水平。

（2）孕激素：孕激素由黄体细胞分泌。在排卵前孕激素维持低水平，排卵后随着黄体形成分泌量开始增加，排卵后 7～8 日黄体成熟时分泌量达最高峰。随着黄体的退化分泌量逐渐下降，至月经来潮时回落到排卵前水平。孕激素在一个月经周期中仅有一个高峰。

（3）雄激素：女性体内的雄激素大部分来源于肾上腺，小部分来自卵巢，排卵前雄激素增多，促进非优势卵泡闭锁，提高性欲。

2. 卵巢性激素的生理作用

（1）雌激素的生理作用

对子宫的作用：促进子宫发育；增加子宫平滑肌对缩宫素的敏感性；增生和修复子宫内膜；使子宫颈口松弛，子宫颈黏液分泌量增加，质变稀薄，易成拉丝状。

对输卵管的作用：促进输卵管肌层发育及黏膜上皮的分泌活动；增强输卵管平滑肌节律性收缩的振幅。

对卵巢的作用：协同 FSH 促进卵泡发育。

对外阴、阴道的作用：促进阴唇发育、色素加深；使阴道上皮细胞增生和角化，黏膜增厚，并增加阴道上皮细胞内的糖原含量，使阴道维持弱酸环境。

对乳房的作用：使乳腺管增生，乳头、乳晕着色；促进其他第二性征发育。

对下丘脑、垂体的作用：对下丘脑和垂体有正、负反馈的调节作用。

代谢作用：促进水钠潴留；促进肝脏高密度脂蛋白合成，抑制低密度脂蛋白合成，降低血中胆固醇水平；维持和促进骨基质代谢。

（2）孕激素的生理作用

对子宫的作用：降低子宫平滑肌的兴奋性及其对缩宫素的敏感性，抑制子宫收缩，有利于孕卵着床和胎儿生长发育；使增生期子宫内膜转化为分泌期子宫内膜，为受精卵着床做准备；使子宫颈口闭合，子宫颈黏液分泌减少，质变黏稠，拉丝度降低。

对输卵管的作用：抑制输卵管平滑肌节律性收缩的振幅。

对阴道上皮的作用：加快阴道上皮细胞脱落。

对乳房的作用：促进乳腺腺泡发育。

对下丘脑、垂体的作用：在月经中期具有增强雌激素对垂体 LH 排卵峰释放的正反馈作用；在黄体期对下丘脑、垂体有负反馈作用，抑制垂体促性腺激素的分泌。

调节体温：兴奋下丘脑的体温调节中枢，使基础体温在排卵后升高 0.3～0.5℃。临床以此作为判断排卵日期的重要指标之一。

代谢作用：促进水钠的排泄。

（3）雄激素的生理作用：促进女性外生殖器发育；促进阴毛、腋毛的生长；雄激素过多会对雌激素产生拮抗作用；长期使用雄激素，可出现男性化表现；雄激素还与性欲有关。

四、子宫内膜及生殖器其他部位的周期性变化

（一）子宫内膜的周期性变化

子宫内膜的功能层受卵巢性激素的影响发生周期性增殖、分泌和脱落的变化。以 28 日月经周期为例，按子宫内膜的组织学变化将月经周期分为以下 3 个阶段（图 2-9）：

1. 增生期　月经周期第 5 ～ 14 日，相当于卵泡发育成熟阶段。受雌激素影响，子宫内膜表面上皮、腺体、间质和血管均呈增殖性变化。该期子宫内膜从 0.5mm 增生到 3 ～ 5mm。

2. 分泌期　月经周期第 15 ～ 28 日，相当于黄体期。受雌激素和孕激素的影响，子宫内膜继续增厚，血管进一步卷曲呈螺旋状，子宫腺体增大呈分泌状态，腺腔内含有大量黏液，间质疏松水肿。此期子宫内膜柔软，血供充足，适合受精卵着床和发育。分泌晚期，即月经周期第 24 ～ 28 日，黄体萎缩，孕激素减少，子宫内膜的腺体及腺细胞相应缩小，内膜变薄。

3. 月经期　月经周期第 1 ～ 4 日，黄体进一步萎缩，雌、孕激素撤退，腺体缩小，子宫内膜间质水肿消失，螺旋小动脉痉挛性收缩，以致子宫内膜缺血坏死、剥脱，脱落的内膜碎片与血液相混排出，即月经来潮。

（二）生殖器其他部位的周期性变化

1. 阴道黏膜的周期性变化　排卵前，在雌激素的影响下阴道上皮的底层细胞增生，逐渐演变为中层和表层细胞，使阴道上皮增厚。表层细胞出现角化，角化程度在排卵期最明显。细胞内富含糖原，糖原经乳酸杆菌分解成乳酸，使阴道内保持弱酸环境，防止致病菌侵袭。排卵后，在孕激素的作用下，表层细胞脱落。临床上常借助阴道脱落细胞的变化了解体内雌激素水平和有无排卵。

2. 宫颈黏液的周期性变化　月经干净后，体内雌激素水平低，宫颈黏液量少。随着雌激素水平逐渐升高，宫颈黏液的分泌量逐渐增加，至排卵期前黏液变稀薄、透明，似蛋清样，有较强延展性，拉丝度可达 10cm 以上，涂片检查可见羊齿植物叶状结晶。排卵后受孕激素影响，宫颈黏液分泌减少，质地黏稠而浑浊，拉丝易断裂，羊齿植物叶状结晶逐渐减少、模糊，至月经周期第 22 日左右完全消失，由排列成行的椭圆体取代。通过宫颈黏液检查，可了解卵巢功能的变化。

3. 输卵管的周期性变化　在雌激素的影响下，输卵管黏膜上皮纤毛细胞生长，体积增大，输卵管肌层节律性收缩频率和振幅加强，为拾取卵子及运送受精卵做准备。排卵后，孕激素抑制输卵管黏膜上皮纤毛细胞的生长和肌层收缩的振幅，与雌激素协同作用，保证受精卵在输卵管内向宫腔方向正常运行。

五、月经周期的调节

月经周期的调节主要是通过下丘脑、垂体及卵巢所分泌的激素的作用来实现的。下丘脑、垂体与卵巢之间相互调节，相互影响，形成一个完整而协调的神经内分泌系统，称为下丘脑－垂体－卵巢轴（HPO），HPO轴的神经内分泌活动受大脑高级中枢影响。抑制素－激活素－卵泡抑制素系统也参与对月经周期的调节，其他内分泌腺与月经也有关系。

（一）下丘脑

下丘脑分泌促性腺激素释放激素（GnRH），其作用是促进垂体分泌促性腺激素。GnRH的分泌受垂体促性腺激素和卵巢分泌的性激素的反馈调节。

（二）垂体

垂体分泌促性腺激素，即卵泡刺激素（FSH）和黄体生成素（LH）。二者直接作用于卵巢。FSH的作用是促使卵泡生长发育及成熟，刺激卵泡合成与分泌雌激素、抑制素等。LH的作用是卵泡期刺激卵泡合成雄激素，为雌二醇的合成提供底物；排卵前刺激成熟卵泡排卵；排卵后促使黄体生成及发育。

（三）卵巢

卵巢主要分泌雌激素和孕激素。雌激素和孕激素作用于子宫内膜及其他生殖器官使其发生周期性变化，并对下丘脑及垂体起反馈调节作用。

（四）月经周期的调节机制

在上次月经周期的黄体萎缩后，雌、孕激素及抑制素A降至最低水平，对下丘脑和垂体的抑制作用解除，下丘脑又开始分泌GnRH，GnRH通过下丘脑与垂体之间的门静脉系统进入腺垂体，使垂体FSH分泌增加，FSH作用于卵巢，促进卵泡发育并分泌雌激素，雌激素使子宫内膜发生增生期变化。随着雌激素逐渐增多，其对下丘脑的负反馈作用增强，抑制下丘脑GnRH分泌，加之抑制素B的作用，垂体FSH分泌减少。

随着卵泡发育接近成熟时分泌的雌激素增加，此时雌激素对下丘脑和垂体产生正反馈作用，使FSH和LH分泌达高峰，促使成熟卵泡排卵。

排卵后FSH和LH急剧下降，在少量FSH和LH的作用下，黄体形成并逐渐发育成熟。黄体发育过程中分泌雌激素和孕激素，使子宫内膜继续增生并发生分泌期改变。排卵后第7～8日循环中的孕激素达到高峰，雌激素也达到又一高峰。大量孕激素和雌激素以及抑制素A的共同负反馈作用，使FSH和LH分泌减少，黄体开始萎缩，雌、孕激素分泌减少，子宫内膜失去性激素的支持而萎缩、坏死、剥脱，月经来潮。雌、孕激素及抑制素A降至最低水平，对下丘脑和垂体的抑制作用解除，FSH分泌又开始增加，又一批卵泡开始发育，下一个月经周期重新开始，如此周而复始（图2-9）。

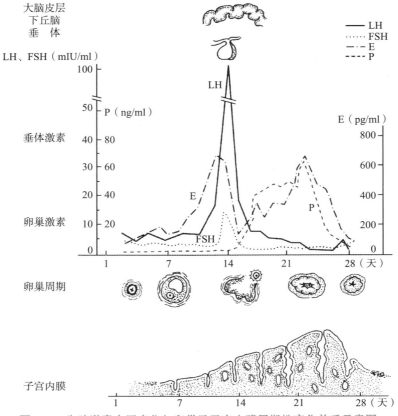

图 2-9　生殖激素水平变化与卵巢及子宫内膜周期性变化关系示意图

复习思考

1. 简述骨盆的组成及女型骨盆的特点。

2. 描述女性内生殖器各器官的功能、位置形态、组织结构。

3. 简述卵巢的功能及周期性变化。

4. 比较雌、孕激素的生理作用有何异同。

扫一扫，知答案

扫一扫，看课件

模 块 三

正常妊娠

【学习目标】

掌握：

1. 胎儿附属物的形成及其功能、胎儿发育及其生理特点。

2. 妊娠期母体的变化。

3. 早、中、晚期妊娠的诊断及胎产式、胎先露、胎方位。

4. 孕期及产前监护与检查。

熟悉：

妊娠期的常见症状及处理。

了解：

1. 受精及受精卵的发育与着床。

2. 孕妇管理。

📚 案例导入

刘女士，末次月经记不清，现急产分娩一新生儿，身长 40cm，体重 1700g，皮肤表面有胎脂，能啼哭、吞咽。

思考：该新生儿娩出时的孕周？能否存活？

项目一　妊娠生理

妊娠是指胚胎和胎儿在母体内发育成长的过程。卵子受精是妊娠的开始，胎儿及其附属物从母体排出是妊娠的终止，实际只有 266 天。临床为了计算的方便，往往以末次月经的第 1 天作为妊娠开始，全过程共 10 个妊娠月（1 个妊娠月为 4 周），共 40 周，280 天。

一、受精及受精卵的发育与着床

（一）受精

精液射入阴道后，精子靠自身活动经宫颈进入宫腔并向输卵管方向游动，生殖道分泌物中的 α、β 淀粉酶解除精子顶体酶上的"去获能因子"，使精子具有受精能力，称精子获能。

成熟的精子与卵子结合的过程称受精。卵子从卵巢排出后，经输卵管伞端拾卵，进入输卵管壶腹部与峡部的连接处等待受精。当卵子与精子相遇时，精子顶体外膜破裂，释放出顶体酶，溶解卵子外周的放射冠、透明带，称顶体反应。受精通常发生在排卵后的 12 小时内，约在 24 小时后卵原核和精原核融合，则完成受精，受精后的卵子称受精卵或孕卵，标志着新生命的诞生。

（二）发育与着床

孕卵在受精后约 30 小时，借助输卵管的蠕动和纤毛摆动向宫腔方向移动，并开始有丝分裂，即为"卵裂"。受精后第 3 天，孕卵分裂成桑椹胚，也称早期囊胚（胚泡）。受精后第 4 天，囊胚进入宫腔，在子宫腔内继续分裂发育成晚期囊胚。受精后第 6 ～ 7 天，晚期囊胚透明带消失后逐渐侵入并被子宫内膜覆盖，这一过程称为"着床"，也称"植入"。着床需经过定位、黏附、穿透三个过程，着床部位多在子宫后壁上部。

（三）蜕膜形成

受精卵着床后，子宫内膜发生蜕膜反应及内环境变化，按蜕膜与囊胚的部位关系，将蜕膜分为底蜕膜、包蜕膜和真蜕膜三部分（图 3-1）：

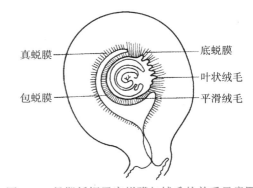

图 3-1 早期妊娠子宫蜕膜与绒毛的关系示意图

1. **底蜕膜** 指孕卵着床处的蜕膜，在孕卵与子宫肌层之间，以后发育成胎盘的母体部分。

2. **包蜕膜** 指覆盖在囊胚表面的蜕膜。

3. **真蜕膜** 除底蜕膜和包蜕膜以外，覆盖在子宫腔表面的蜕膜，又称"壁蜕膜"。蜕膜随囊胚发育逐渐突向宫腔，至妊娠 12 周后，与包蜕膜融合，宫腔消失。

二、胎儿附属物的形成与功能

胎儿附属物包括胎盘、胎膜、脐带和羊水，它们对维持胎儿宫内的生命及生长发育起重要作用。

（一）胎盘

胎盘是母体与胎儿之间进行物质交换的重要器官，由羊膜、叶状绒毛膜和底蜕膜构成。

1. 胎盘的结构 妊娠足月时，胎盘多呈圆形或椭圆形，重 450～650 g，直径 16～20 cm，厚 1～3 cm，中央厚，边缘薄。胎盘分母体面和胎儿面：母体面呈暗红色，粗糙，有 18～20 个左右的胎盘小叶；胎儿面表面为羊膜，光滑，灰白色。脐带附着于胎儿面中央或稍偏处，脐动脉和脐静脉从脐带附着点向四周呈放射状分布，分支达胎盘各小叶。

2. 胎盘的组成 胎盘由母体部分的底蜕膜及胎儿部分的羊膜和叶状绒毛膜构成（图 3-2）。

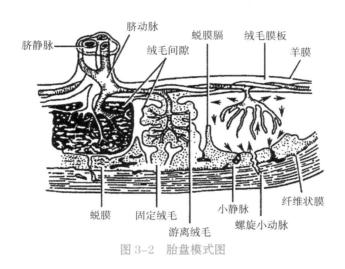

图 3-2　胎盘模式图

（1）底蜕膜：构成胎盘的母体部分，为胎盘的很小一部分。胎盘娩出前由此剥离。

（2）叶状绒毛膜：是胎盘的主要结构。晚期囊胚着床后，滋养层细胞迅速分裂增殖：内层是细胞滋养细胞，为分裂生长的细胞；外层是合体滋养细胞，为执行功能的细胞，是由细胞滋养细胞分化而来。与底蜕膜相接触的绒毛膜因血供丰富，发育良好，称为叶状绒毛膜或丛密绒毛膜；与包蜕膜接触的绒毛膜因缺乏血液供应而萎缩退化，称为平滑绒毛膜。绒毛滋养层合体细胞溶解周围的蜕膜形成绒毛间隙，多数绒毛游离其中，称游离绒毛。少数绒毛紧紧长入蜕膜深部，称为固定绒毛。

（3）羊膜：为附着在胎盘胎儿面的半透明薄膜。羊膜光滑，无血管、神经及淋巴，具有分泌和吸收羊水的功能。

3. 胎盘的血循环 胎盘有母体和胎儿两套血液循环系统，两套间的血液互不相混，在各自封闭的管道内循环。母体子宫的螺旋小动脉和螺旋小静脉均开口于绒毛间隙，压力高的动脉把血液喷入绒毛间隙，使绒毛间隙充满母血，经蜕膜小静脉回流入母体血循环。胎儿血由脐动脉入绒毛动脉、绒毛毛细血管网，通过绒毛间隙，隔着绒毛毛细血管壁、绒毛间质及绒毛表面细胞层，靠渗透、扩散及细胞的选择方式与母血进行物质和气体交换，再经脐静脉流入胎儿体内。

4. 胎盘的功能

（1）物质交换

气体交换：胎儿通过胎盘与母体进行气体交换，利用胎血与母血中 O_2 与 CO_2 的分压差，以简单扩散的方式吸收 O_2，排出 CO_2，代替了胎儿呼吸系统的功能。

营养物质供应：各种营养成分如葡萄糖、氨基酸、脂肪酸、电解质及维生素等以易化扩散和主动转运的方式通过胎盘输送到胎儿血中，供胎儿生长发育，代替了胎儿消化系统的功能。

排出代谢废物：胎儿的代谢产物如尿酸、肌酐、肌酸等均经胎盘进入母血而排出体外，代替了胎儿泌尿系统的功能。

（2）防御功能：母体血液内的免疫球蛋白（IgG）能通过胎盘进入胎儿体内，使胎儿获得被动免疫力；胎盘能阻止母血中一般细菌或更大的病原体进入胎儿血中。但胎盘的防御功能有限，小分子的药物和体积微小的病毒如风疹、流感、巨细胞病毒等，均可通过胎盘，有些病原体如结核杆菌、疟原虫、弓形虫、衣原体等可破坏绒毛结构，进入胎儿血中感染胎儿。

（3）合成功能：胎盘能合成多种激素、酶和细胞因子。激素有蛋白、多肽和甾体激素。

人绒毛膜促性腺激素（hCG）：由孕卵滋养层细胞分泌。受精后第 6 日开始分泌微量 hCG，受精后 10 日左右即月经周期的第 24～25 日，便可用放射免疫法自母体血清中测出，为诊断早孕最敏感的方法之一。妊娠 10 周后 hCG 分泌达高峰，持续约 10 日迅速下降，一般产后 2 周内消失。hCG 可作用于月经黄体，使其增大成为妊娠黄体，增加雌、孕激素分泌以维持妊娠；还可促进雄激素转化为雌激素，同时刺激孕酮的合成等。

人胎盘生乳素（hPL）：由孕卵合体滋养细胞分泌。于妊娠第 5～6 周用放射免疫法即可在母血中测出，至妊娠第 34～36 周达高峰，并维持至分娩，产后迅速下降。hPL 可促进母体乳腺的生长发育、胰岛素的生成、蛋白质的合成，抑制母体对胎儿的排斥。

雌激素和孕激素：妊娠早期由卵巢妊娠黄体产生，自妊娠 8～10 周起，由胎盘合成。雌、孕激素共同参与妊娠期母体各系统的生理变化。

多种酶和因子：胎盘能合成的主要有缩宫素酶和耐热性碱性磷酸酶，以及细胞因子和生长因子等。

（4）免疫功能：胚胎和胎儿是同种半异体移植物，正常妊娠母体能容受胚胎，不发生排斥，可能与早期胚胎无抗原性、母胎免疫耐受及妊娠期母体免疫力低下有关。

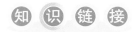

中药紫河车的来历

有一味中药叫紫河车，有养血、补气、益精的功效。你知道它是什么吗？据《本草纲目》记载，"紫河车乃天地之先，阴阳之祖，乾坤之始，胚胎将兆，九九数足，胎儿则乘而载之"，因其遨游飘荡于西天佛国、南海仙山、蓬莱仙境、万里天河，故称之为河车。它就是胎儿附属物之一的胎盘。自母体娩出时为紫红色，所以称为"紫河车"。

（二）胎膜

胎膜由外层的平滑绒毛膜和内层的羊膜组成。外层的绒毛膜在发育过程中因缺乏营养供应而逐渐退化成平滑绒毛膜。胎膜内层的羊膜与覆盖胎盘、脐带的羊膜层相连。胎膜具有防止病原体进入羊膜腔的作用；胎膜还能转运溶质和水，参与羊水平衡的维持；能合成血管活性肽和多种因子，参与血管张力的调节；在分娩发动上也具有一定作用。

（三）脐带

脐带是由胚胎发育过程中的体蒂发育而来，是连接胎儿与胎盘的条索状器官，它一端连于胎儿腹壁的脐轮上，另一端附着于胎盘的胎儿面。足月胎儿的脐带长 30 ～ 100 cm，平均约 55 cm，直径 0.8 ～ 2.0cm。脐带表面由羊膜覆盖，中央有一条管腔较大、管壁较薄的脐静脉和两条管腔较小、管壁较厚的脐动脉，血管周围有保护脐血管的胶样组织，称华通胶。脐带是胎儿与母体间进行气体交换、供应营养物质和排出代谢产物的重要通道。脐带受压血流受阻时，胎儿可因缺氧导致宫内窘迫，危及生命。

（四）羊水

羊水为充填于羊膜腔内的液体。妊娠早期主要来源于母体血清的透析液，无色透明，妊娠中、晚期主要来源于胎儿的尿液。羊水的吸收 50% 由胎膜完成，足月胎儿每日约吞咽羊水 500 ～ 700 mL，经消化道进入胎儿血循环，形成尿液再排至羊膜腔。羊水通过胎膜、胎儿不断循环更新，保持量的动态平衡。妊娠 38 周羊水量约为 1000 mL，妊娠足月羊水量约为 800 mL，因含有胎儿上皮细胞、胎脂、毳毛及白蛋白等而略显浑浊，呈中性或弱碱性（pH 7.20）。临床上通过产前羊水检查可监测胎儿的成熟度、某些遗传性疾病、先天性畸形等。

羊水的功能：①保护胎儿，使胎儿有一定的活动度，防止胎儿与羊膜粘连，保护胎儿不受外来损伤。②保护母体，减少胎动给母体带来的不适感；分娩时羊水还可传导子宫收缩压力，形成前羊水囊，促使宫颈扩张；破膜后可以冲洗润滑产道。

三、胎儿的发育特征及生理特点

（一）胚胎、胎儿的发育特征

妊娠 8 周内的胎体称胚胎，是其主要器官分化发育的时期；从妊娠第 9 周起至足月，各器官进一步发育成熟，称胎儿。通常以 4 周为一孕龄单位。

4 周末：可辨认出胚盘和体蒂。

8 周末：胚胎初具人形，头占整个胎体的一半，可分辨出眼、耳、口、鼻，四肢已具雏形，B 超可见早期心脏搏动。

12 周末：胎儿身长 9cm，体重约 20g，外生殖器可初辨性别，胎儿四肢可活动。

16 周末：胎儿身长 16cm，体重约 110g，外生殖器可确定性别，头皮已长毛发，胎儿已开始呼吸运动，除了胎儿血红蛋白外，开始形成成人血红蛋白，孕妇可自觉胎动，X 线检查可见脊柱阴影。

20 周末：胎儿身长 25cm，体重约 320g，可听到胎心音，全身有毳毛，此期出生可有心跳、呼吸、排尿及吞咽运动。

24 周末：胎儿身长 30cm，体重约 630g，各脏器均已发育，皮下脂肪开始沉积。

28 周末：胎儿身长 35cm，体重约 1000g，皮肤粉红色，皮下脂肪沉积不多，可有呼吸运动，出生后加强护理可以存活，但易发生呼吸窘迫综合征。

32 周末：胎儿身长 40cm，体重约 1700g，面部毳毛已脱，指甲平指尖，生活力尚可。此期出生如注意护理，可以存活。

36 周末：胎儿身长 45cm，体重约 2500g，出生后能啼哭或吸吮，生活力良好，皮下脂肪发育良好，毳毛明显减少。此期出生者基本可以存活。

40 周末：胎儿身长 50cm，体重约 3400g，发育成熟，体型外观丰满，皮肤粉红，男性睾丸已降至阴囊内，女性大小阴唇发育良好，出生后哭声洪亮，吸吮力强，能很好存活。

（二）胎儿的生理特点

1. 循环系统　胎儿的 1 条脐静脉将来自胎盘的含氧量较高、营养较丰富的血液带入胎体，2 条脐动脉将来自胎儿氧含量较低的混合血注入胎盘，与母血进行气体及物质交换。

胎儿出生后开始自主呼吸，肺循环建立，胎盘循环停止，动脉导管闭锁成为动脉韧带。脐静脉闭锁为静脉韧带。脐动脉闭锁，与其相连的闭锁的腹下动脉成为腹下韧带。

2. 血液系统　胎儿体内的红细胞、白细胞总数均较高。红细胞体积较大，无论早产儿或足月儿，总数约为 $6 \times 10^{12}/L$。妊娠 2 月时，胎儿循环中即出现白细胞，形成防止细菌感染的第一道防线，足月时白细胞可达（$1.5 \sim 2.0$）$\times 10^{10}/L$；妊娠 12 周，胸腺及脾脏发育，两者均可产生淋巴细胞，成为机体内抗体的主要来源，构成了对抗外来抗原的第二道防线。

胎儿血红蛋白分为三种，即原始血红蛋白、胎儿血红蛋白和成人血红蛋白。随着妊娠的进展，血红蛋白不仅是数量的增加，其种类也从原始类型向成人类型过渡。

3. 呼吸系统 胎儿在母体内可见呼吸样运动，但无呼吸。母儿血液在胎盘进行气体交换完成呼吸功能。胎儿在出生前完成呼吸道（包括气管直至肺泡）、肺循环及呼吸肌的发育，而且在中枢神经系统支配下活动协调。

4. 消化系统 妊娠 11 周，胎儿的小肠已有蠕动；妊娠 16 周，胎儿的胃肠功能已基本建立。胎儿可吞咽羊水，并通过排出尿液参与羊水循环。

胎儿肝脏功能不健全，缺乏某些酶（如葡萄糖醛酸转移酶、尿苷二磷酸葡萄糖脱氢酶），不能结合因红细胞破坏后产生的大量游离胆红素。胆红素主要通过胎盘由母体肝脏代谢后排出体外，仅有小部分是在胎儿肝内结合，通过胆道氧化成胆绿素排出肠外。胆绿素的降解产物导致胎粪呈墨绿色。

5. 泌尿系统 妊娠 11 ～ 14 周胎儿肾脏已有排泄功能。妊娠 14 周，胎儿膀胱内已有尿液。

6. 内分泌系统 甲状腺于妊娠 6 周开始发育，是胎儿发育最早的内分泌腺。妊娠 12 周已能合成甲状腺激素。胎儿的肾上腺发育较为突出，其重量与胎儿体重之比远超过成年人，与胎儿肝脏、胎盘、母体共同完成雌三醇的合成。因此，血、尿雌三醇测定已成为临床上了解胎儿、胎盘功能的常见有效方法。

四、妊娠期母体的变化

在妊娠期，由于胎儿生长发育和分娩的需要，在胎盘产生的激素作用下，母体各系统将发生一系列适应性的解剖和生理变化。

（一）生殖系统

1. 子宫 妊娠后子宫体明显增大、变软，子宫大小由非妊娠时的 7cm×5cm×3cm 增大至妊娠足月时的 35cm×25cm×22cm。宫腔容积由非妊娠时的 5mL 增加至妊娠足月时的约 5000 mL。子宫重量由非妊娠时的 50g 增加至足月时的 1000g。妊娠 12 周时，增大的子宫超出盆腔，可在耻骨联合上方触及。妊娠晚期子宫呈不同程度的右旋，与盆腔左侧的乙状结肠占据空间向前推挤子宫有关。

子宫峡部非孕时长约 1cm，孕 12 周起，峡部逐渐变软并伸展拉长变薄，扩展成为宫腔的一部分。临产时长 7 ～ 10cm，成为软产道的一部分，称为子宫下段。

子宫颈因黏膜充血，组织水肿，外观肥大、变软，呈紫蓝色。宫颈管内腺体肥大，黏液分泌增多，在子宫颈管形成黏稠的黏液栓，可防止细菌入侵宫腔。宫颈外口鳞、柱状上皮交接部受雌激素影响而外移，宫颈外口表面呈鲜红色如糜烂外观，称假性糜烂。

2. 卵巢 妊娠早期略增大，无排卵及卵泡发育。一侧卵巢可见妊娠黄体，妊娠黄体分泌雌、孕激素以维持妊娠。妊娠10周后，妊娠黄体功能被胎盘取代，黄体功能减退，开始萎缩。

3. 输卵管 输卵管管壁充血，随子宫增大而伸长，但肌层并不增厚，黏膜上皮细胞稍扁平，有时黏膜可见到蜕膜样改变。

4. 阴道黏膜 妊娠期阴道黏膜充血、水肿呈紫蓝色，皱襞增多，结缔组织变松软，伸展性增加。阴道分泌物增多呈白色糊状。阴道上皮细胞内糖原含量增加，酸度增高，使阴道pH值降低，不利于一般致病菌生长，防止感染。

5. 外阴 妊娠期外阴皮肤增厚，大、小阴唇色素沉着，会阴变软拉长，伸展性增加，有利于分娩时胎儿的通过。

（二）乳房

妊娠期胎盘分泌大量的雌激素刺激乳腺腺管的发育，大量的孕激素刺激乳腺腺泡的发育。妊娠期乳房增大，乳头、乳晕着色，乳晕外周皮脂腺肥大形成散在的结节状小突起，称蒙氏结节。尚有垂体催乳素、胎盘生乳素、皮质醇及甲状腺素等多种激素参与，使乳腺发育完善，为泌乳做准备。近分娩期，挤压乳房时可有少许稀薄黄色液体溢出，称初乳。

（三）循环系统

妊娠期由于子宫增大，膈肌升高，心脏向左、向上、向前方移位，心尖搏动左移1～2 cm，心浊音界稍扩大。心脏容量从妊娠早期至孕末期约增加10%，心率每分钟增加10～15次。由于血流量增加、血流加速及心脏移位使大血管扭曲，多数孕妇心尖区及肺动脉瓣区可闻及柔和的吹风样收缩期杂音，产后杂音逐渐消失。

血容量自妊娠6～8周起开始增加，心搏出量自妊娠10周开始增加，至妊娠32～34周时，心搏出量和血容量均达到高峰。血容量增加40%～45%，平均增加约1450 mL，其中，血浆增加较多，约1000 mL，红细胞增加约450 mL，使血液相对稀释，呈现妊娠期生理性贫血。

随着妊娠月份的增加，右旋增大的子宫压迫下腔静脉使血液回流受阻，导致孕妇下肢、外阴及直肠的静脉压增高，易发生痔疮、外阴及下肢静脉曲张。如果孕妇长时间仰卧位，可引起回心血量减少，心搏量降低，血压下降，称为仰卧位低血压综合征。因此，妊娠中、晚期应鼓励孕妇侧卧位休息。

妊娠期血液呈高凝状态，凝血因子Ⅱ、Ⅴ、Ⅶ、Ⅷ、Ⅸ、Ⅹ均增加，这种高凝状态是预防产后出血的重要机制之一。血小板无明显改变。妊娠期血沉加快，可达100mm/h。

（四）泌尿系统

由于孕妇及胎儿代谢产物增多，肾脏负担加重，肾血流量（RPF）约增加35%，肾小球滤过率（GFR）约增加50%，因此尿液增多；受增大子宫压迫的影响，出现尿频；而肾小管对葡萄糖的再吸收能力不能相应增加，约15%的孕妇餐后可出现尿糖增多。受孕激素影响，泌尿系统平滑肌张力下降，轻度扩张，蠕动减弱，使尿液滞留，容易感染。右侧输尿管受子宫的压迫，有尿液逆流现象，易发生肾盂肾炎，以右侧多见，预防可采取左侧卧位。

（五）呼吸系统

妊娠期由于横膈上升，使胸廓横径及前后径加宽，周径加大。妊娠中期肺通气量增加大于耗氧量，孕妇出现过度通气现象，有利于给孕妇和胎儿提供充足的氧气。妊娠晚期因为子宫增大，腹肌活动幅度减少，胸廓活动度相应加大，以胸式呼吸为主。妊娠期呼吸较深，呼吸次数每分钟不超过20次。上呼吸道黏膜轻度充血、水肿，纤毛摆动受抑制，易发生上呼吸道感染。

（六）消化系统

妊娠期受孕激素影响，孕妇胃肠平滑肌张力降低，蠕动减弱，贲门括约肌松弛。妊娠早期约50%的妇女出现早孕反应，一般于妊娠12周左右自行消失。由于胃排空时间延长，易发生肠胀气和便秘。

由于雌激素影响，孕妇牙龈充血、水肿、增生，刷牙时易牙龈出血；常有唾液增多，有时流涎。

妊娠期由于子宫对下腔静脉的压迫，影响下肢及盆腔静脉回流，常引起痔疮或使原有痔疮加重。由于胆囊排空时间延长，胆汁淤积，易诱发胆囊炎和胆结石。

（七）内分泌系统

妊娠晚期腺垂体明显增大，嗜酸粒细胞肥大、增多，形成"妊娠细胞"，产后10日左右可恢复。产后若发生出血性休克，可使增生、肥大的垂体缺血、坏死，从而导致希恩综合征（Sheehan syndrome）。

由于妊娠黄体和胎盘分泌大量雌、孕激素，对下丘脑及腺垂体产生负反馈作用，使促性腺激素分泌减少，故妊娠期无卵泡发育成熟，也无排卵。

随着妊娠进展，垂体催乳素分泌增加，分娩前达高峰，约150 µg/L，为非孕妇女的10倍。催乳素与其他激素协同作用，促进乳腺发育，为产后泌乳做准备。促甲状腺激素（TSH）、促肾上腺皮质激素（ACTH）分泌增多，但游离的甲状腺素及皮质醇不多，因此孕妇没有甲状腺、肾上腺皮质功能亢进的表现。

（八）其他

1. 体重　妊娠13周前体重无明显变化，13周起平均每周增加350g，妊娠晚期最多不超过500g。妊娠足月时，体重平均增加12.5kg，包括胎儿、胎盘、羊水、子宫、乳房、血液、组织间液、脂肪沉积等重量的增加。

2. 皮肤　妊娠期由于黑色素和雌激素增加，孕妇面颊、乳头、乳晕、腹白线、外阴等处出现色素沉着。面颊呈蝶形分布的褐色斑，称妊娠斑，产后逐渐消退。随着妊娠子宫增大，腹壁皮肤弹力纤维过度伸展而断裂，使腹壁皮肤出现紫色或淡红色的裂纹，称妊娠纹。产后变为银白色，持久不退。

3. 矿物质 妊娠期胎儿生长发育需要大量的钙、磷、铁，故应于妊娠中、晚期补充维生素 D、钙、铁等，防止缺钙或缺铁性贫血。

4. 骨骼、韧带 妊娠期部分孕妇自觉腰骶部及肢体疼痛不适，可能是松弛素使骨盆、椎骨间、骶髂、骶尾、耻骨联合等处的关节、韧带松弛。由于子宫增大，孕妇重心前移，为保持平衡，孕妇往往头、肩后移，腰部向前挺，形成典型的孕妇姿势。

项目二　妊娠诊断

妊娠期临床上分为三个时期：妊娠 13 周末以前称为早期妊娠；第 14 ～ 27 周末称为中期妊娠；第 28 周及其后称为晚期妊娠。

一、早期妊娠的诊断

（一）症状及体征

1. 停经 停经是妊娠最早、最重要的症状。月经周期规则的有性生活史的育龄妇女，一旦月经过期 10 日以上应考虑妊娠的可能。如停经 8 周以上，则妊娠的可能性更大。哺乳期妇女月经虽未复潮，仍有可能受孕。

2. 早孕反应 约半数妇女在停经 6 周左右出现晨起恶心、呕吐、食欲减退、偏食、喜食酸辣、乏力、嗜睡等症状，称为早孕反应，多在 12 周左右自行消失。恶心、呕吐可能与体内 hCG 增多、胃酸分泌减少及胃排空时间延长有关。

3. 尿频 妊娠早期因增大的子宫压迫膀胱而引起尿频，约至 12 周以后，增大的子宫进入腹腔，尿频症状自然消失。

4. 乳房变化 孕妇自觉乳房轻度胀痛，乳头及乳晕着色加深；乳晕周围皮脂腺增生出现深褐色结节，称蒙氏结节。

5. 妇科检查 可见阴道黏膜及宫颈充血呈紫蓝色。妊娠 6 ～ 8 周时行双合诊检查，子宫峡部极软，宫体与宫颈似不相连，称黑加征（Hegar sign），是妊娠早期特有的体征。妊娠 12 周以后子宫超出盆腔，在耻骨联合上方可以触及。

（二）辅助检查

1. 妊娠试验 妊娠后孕妇体内 hCG 水平升高，采用免疫学方法测定孕妇血或尿中 hCG 含量，可协助诊断早期妊娠。常用方法：①妊娠 7 ～ 9 天用放免法测定孕妇血 β –hCG 可诊断早孕；②用早早孕试纸法检测孕妇尿液，结果阳性，再结合临床表现可确诊为妊娠，阴性者应在 1 周后复测。这种方法简便易行，临床常用。

2. 超声检查 B 型超声检查是诊断早期妊娠快速、准确的方法。阴道 B 超最早在停经 5 周时在增大的子宫内可见到妊娠囊，如有胚芽和原始血管搏动，即可诊断为宫内妊娠、活胎。停经 12 周时测量胎儿头臀长度（CRL）能较准确估计孕周。彩色多普勒超声可见胎儿心脏区彩色血流，可确诊早期妊娠、活胎。

3. 基础体温（BBT）测定 基础体温曲线能反应黄体功能。体温双相型的妇女，停经后高温相持续 18 日不见下降者，早孕可能性大；持续 3 周以上者，可能性更大。

4. 宫颈黏液检查 宫颈黏液量少质稠，涂片干燥后光镜下仅见排列成行的椭圆体或珠豆状，不见羊齿植物叶状结晶，则早孕的可能性较大。若宫颈黏液稀薄，涂片干燥后光镜下呈羊齿植物叶状结晶，基本上可排除早孕。

根据病史、症状及体征疑为早孕者，可尽快行妊娠试验或 B 型超声检查等综合判断明确宫内妊娠，排除异位妊娠，了解胚胎发育情况，确定孕周。

二、中、晚期妊娠诊断

（一）症状及体征

有早期妊娠的经过，孕妇感到腹部逐渐增大，感到胎动，扪及胎体，听到胎心音，容易确诊。

1. 子宫增大 子宫随着妊娠进展逐渐增大，根据腹部检查时手测子宫底高度或尺测耻上子宫长度，可以初步判断胎儿大小及妊娠周数（表 3–1）。

表 3–1 不同妊娠周数的子宫底高度及子宫长度

妊娠周数	手测子宫底高度	尺测耻上子宫长度（cm）
满 12 周	耻骨联合上 2 ～ 3 横指	
满 16 周	脐耻之间	
满 20 周	脐下 1 横指	18（15.3 ～ 21.4）
满 24 周	脐上 1 横指	24（22.0 ～ 25.1）
满 28 周	脐上 3 横指	26（22.4 ～ 29.0）
满 32 周	脐与剑突之间	29（25.3 ～ 32.0）
满 36 周	剑突下 2 横指	32（29.8 ～ 34.5）
满 40 周	脐与剑突之间或略高	33（30.0 ～ 35.3）

2. 胎动 胎儿在子宫内的躯体活动称胎动。孕 18 ～ 20 周开始自觉胎动，检查腹部时可扪及胎动。腹壁薄而松软者，可在腹壁上看到胎动，正常胎动每小时 3 ～ 5 次。

3. 胎心音　听到胎心音能够确诊为妊娠且为活胎。妊娠 18～20 周，用听诊器在孕妇腹壁可以听到胎心音，胎心音呈双音，似钟表的"滴答"声，速度较快，正常时每分钟 110～160 次。听胎心音时要与子宫杂音、腹主动脉音及脐带杂音相鉴别。

4. 胎体　妊娠 20 周以后，经腹壁可以触及子宫内的胎体。妊娠 24 周以后，运用四步触诊法可区分胎头、胎背、胎臀及胎儿四肢。胎头圆而硬，有浮球感；胎背平坦饱满；胎臀软而宽，形状不规则；胎儿四肢高低不平、大小不等，有时有不规则活动。

（二）辅助检查

1. 超声检查　超声检查不仅能显示胎儿数目、胎方位、胎心搏动、羊水量、胎盘位置等，还能测量胎头双顶径、股骨长度等，观察胎儿有无结构畸形，了解胎儿生长发育情况。

2. 胎儿心电图　能协助诊断胎心异常。目前国内检测胎儿心电图常用间接法，通常妊娠 12 周以后就能显示较规律的图形，妊娠 20 周以后成功率更高。

三、胎姿势、胎产式、胎先露和胎方位

由于胎儿在子宫腔内的位置不同，形成了不同的胎姿势、胎产式、胎先露和胎方位。

1. 胎姿势　胎儿在子宫内所取的姿势称为胎姿势。正常为胎头俯屈，颏部贴近胸壁，脊柱略向前弯，四肢屈曲交叉于胸腹前。整个胎体呈头端小、臀端大的椭圆形，以适应妊娠晚期椭圆形子宫腔的形状。

2. 胎产式　胎儿身体纵轴与母体身体纵轴之间的关系称胎产式。两轴平行者称纵产式，两轴垂直者称横产式，两轴交叉者称斜产式。以纵产式为多，约占妊娠足月分娩总数的 99.75%。斜产式在分娩过程中多转为纵产式，偶尔转为横产式（图 3-3）。

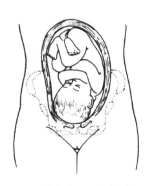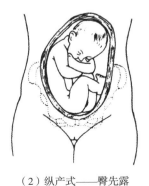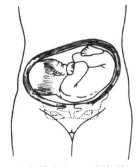

（1）纵产式——头先露　　（2）纵产式——臀先露　　（3）横产式——肩先露

图 3-3　胎产式与胎先露

3. 胎先露　最先进入母体骨盆入口的胎儿部分称为胎先露。纵产式有头先露和臀先露，横式有肩先露。头先露因胎头屈伸程度不同又分为枕先露、前囟先露、额先露和面

先露（图 3-4）。臀先露因入盆先露不同又分为混合臀先露、单臀先露、单足先露和双足先露（图 3-5）。

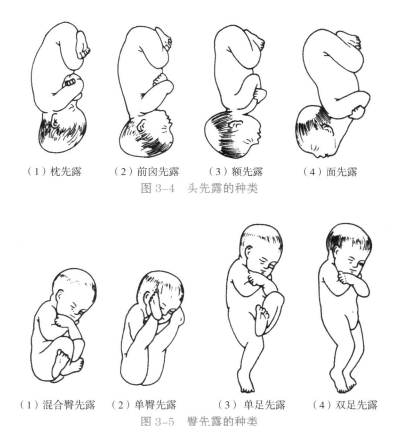

（1）枕先露　　　（2）前囟先露　　　（3）额先露　　　（4）面先露

图 3-4　头先露的种类

（1）混合臀先露　　（2）单臀先露　　　（3）单足先露　　　（4）双足先露

图 3-5　臀先露的种类

4. 胎方位　胎儿先露部的指示点与母体骨盆的关系称胎方位，简称胎位。枕先露以枕骨、面先露以颏骨、臀先露以骶骨、肩先露以肩胛骨为指示点。根据指示点与母体骨盆入口前、后、左、右、横的关系不同而有不同的胎位（表 3-2）。

表 3-2　胎产式、胎先露和胎方位的关系及种类

纵产式 （99.75%）	头先露 （95.75%～97.75%）	枕先露 （95.55%～97.55%）	枕左前（LOA）、枕左横（LOT）、枕左后（LOP） 枕右前（ROA）、枕右横（ROT）、枕右后（ROP）
		面先露 （0.2%）	颏左前（LMA）、颏左横（LMT）、颏左后（LMP） 颏右前（RMA）、颏右横（RMT）、颏右后（RMP）
	臀先露 （2%～4%）		骶左前（LSA）、骶左横（LST）、骶左后（LSP） 骶右前（RSA）、骶右横（RST）、骶右后（RSP）
横产式	肩先露 （0.25%）		肩左前（LScA）、肩左后（LScP） 肩右前（RScA）、肩右后（RScP）

项目三 孕期监护与产前检查

从妊娠开始至分娩前的整个时期，对孕妇及胎儿要及时进行健康检查与监护，以便及时发现异常，及早发现和治疗妊娠合并症和并发症，保障母儿健康，降低孕产妇和围产儿死亡率。开展孕期监护及定期产前检查是围生医学的组成部分，具有重要的临床意义。围生医学是研究胚胎发育、胎儿生理病理及新生儿和孕产妇疾病诊治的科学。国际上对围产期范围的规定有 4 种，我国采用的是妊娠满 28 周（胎儿出生体重 ≥ 1000g，或身长 ≥ 35cm）到产后 1 周。

一、孕期及产前监护与检查

孕期及产前监护与检查的主要目的是对孕妇在孕期及产前进行监管与检查。实现孕期监护的主要途径是实施规范的产前检查。

（一）产前检查的时间

产前检查从确诊早孕开始，妊娠 20 ～ 36 周每 4 周检查 1 次，妊娠 36 周以后每周检查 1 次，共计 9 次。凡属高危妊娠者，应酌情增加产前检查次数。

（二）首次产前检查内容

孕妇首次接受产前检查时，应进行较全面的评估，并注意收集下列资料，及时发现影响妊娠正常过程的潜在因素。

1. 健康史

（1）个人资料

年龄：了解孕妇年龄，年龄过小者（＜ 18 岁）容易发生难产；年龄过大者，尤其是＞ 35 岁的高龄初产妇，容易并发妊娠期高血压疾病、产力异常等。

职业：了解孕妇妊娠早期有无接触放射线、有毒有害物质。放射线能诱发基因突变，导致染色体异常。某些有害物质如铅、汞、苯、有机磷农药、一氧化碳等可引起胎儿畸形。

其他：孕妇受教育的程度、宗教信仰、婚姻状况、经济状况、住址及电话等资料。

（2）月经史：包括月经初潮的年龄、月经周期和月经持续时间。了解月经周期有助于准确推算预产期。

（3）既往孕产史：了解孕妇既往有无孕产史及其分娩方式，有无流产史、难产史、死胎死产史、产后出血史等。

（4）本次妊娠经过：了解孕妇本次妊娠有无早孕反应，早孕反应严重程度，有无病毒感染史及用药情况，首次胎动时间，妊娠过程中有无阴道流血、头痛、心悸、气短、下肢水肿等症状。

（5）推算预产期：了解末次月经（LMP）的日期，推算预产期（EDC）。计算方法：末次月经第1日起，月份减3或加9，日期加7。如为农历，可换算成公历计算。实际分娩日期与推算的预产期可以相差1～2周，如孕妇末次月经的日期记不清或哺乳期月经来潮前受孕，则可根据早孕反应的出现时间、胎动开始时间及子宫底高度等加以推算。

（6）既往史及手术史：重点了解有无高血压、心脏病、糖尿病、肝肾疾病、血液病、传染病等，注意患病时间及治疗情况，有无手术史及手术名称。

（7）家族史：询问孕妇家族中有无高血压、糖尿病、双胎及其他遗传性疾病史。

（8）丈夫健康状况：了解孕妇的丈夫有无烟酒嗜好、遗传性疾病及性传播性疾病等。

2. 全身检查 观察孕妇的发育、营养和精神状态，注意身高及步态。身材矮小者（145cm以下）常伴有骨盆狭窄。检查心、肺有无异常，乳房发育的情况，脊柱及下肢有无畸形。测量血压，正常不应超过140/90 mmHg，或与基础血压相比，升高不超过30/15 mmHg。测量体重，妊娠晚期体重每周增加不应超过500g，超过者应注意有无水肿，仅膝以下或踝部水肿，休息后能消退者，为生理性水肿。

3. 产科检查 包括腹部检查、骨盆测量、阴道检查、肛门检查和绘制妊娠图。

（1）腹部检查：嘱孕妇排尿后仰卧于检查床上，头部稍抬高，露出腹部，双腿略屈曲分开，放松腹肌。检查者站在孕妇的右侧。

1）视诊：注意腹形及大小，腹部皮肤有无妊娠纹、手术瘢痕和水肿。腹部过大者，应考虑双胎、羊水过多、巨大儿的可能；腹部过小者，应考虑胎儿宫内发育迟缓（IUGR）、孕周推算错误等；如腹部向前突出或向下悬垂应考虑有骨盆狭窄的可能。

2）触诊：注意腹壁肌肉紧张度及子宫敏感程度。尺测子宫底的高度，即用软尺测耻骨联合上缘到宫底的距离；腹围是平脐绕腹一周的数值。用手测宫底高度，可用四步触诊法检查了解胎儿大小、胎产式、胎先露、胎方位、先露是否衔接（图3-6）。

第一步：检查者双手置于子宫底部，了解子宫外形并摸清宫底高度，估计胎儿大小与妊娠周数是否相符。然后以双手指腹相对交替轻推，判断子宫底部的胎儿部分。如为胎头则硬而圆，有浮球感；如为胎臀，则软而宽，且形状不规则；如在宫底触及较大的空虚部分，应考虑横产式可能。

第二步：检查者双手分别置于腹部左右两侧，一手固定，另一手轻轻深按，两手交替，仔细分辨胎背及胎儿四肢。平坦饱满者为胎背，可变形的高低不平部分是胎儿肢体。同时还可以估计胎儿大小和羊水的多少。

第三步：检查者右手拇指与其余四指分开，置于耻骨联合上方，握住胎先露部，进一步查清是胎头或胎臀，左右轻轻推动以确定是否衔接。如先露部仍可以活动，表示尚未入盆；如胎先露部不能被推动，表示已衔接。

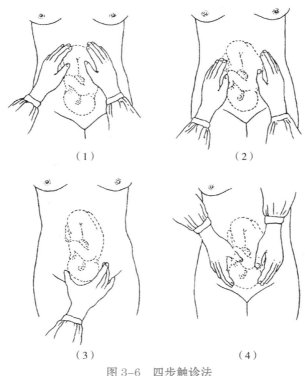

（1）　　　　　　　　　　　（2）

（3）　　　　　　　　　　　（4）

图 3-6　四步触诊法

第四步：检查者双手分别置于胎先露部的两侧，向骨盆入口方向深按，再次判断先露部的诊断是否正确，并确定先露部入盆程度（浮动、半固定、固定）。先露部难以确定时，可做肛门检查及 B 超协助判断。

3）听诊：胎心音在靠近胎背上方的孕妇腹壁听得最清楚。妊娠 24 周前，胎心音多在脐下正中线的偏左或偏右侧处听到；妊娠 24 周后，胎心音在胎背近头端听得最清楚。根据胎方位的不同，听诊部位不同。枕先露时，胎心音在脐下左、右侧听取；臀先露时，在脐上左、右侧听取；肩先露时，在脐周听得最清楚。

（2）骨盆测量：用以了解骨产道情况，判断胎儿能否经阴道分娩。有两种测量方法：骨盆外测量和骨盆内测量。

1）骨盆外测量：用以间接判断骨盆大小及其形态，常测的径线有：

①髂棘间径（IS）：孕妇取伸腿仰卧位，测量两侧髂前上棘外缘的距离（图 3-7），正常值为 23 ～ 26 cm。

②髂嵴间径（IC）：孕妇取伸腿仰卧位，测量两侧髂嵴外缘最宽的距离（图 3-8），正常值为 25 ～ 28 cm。

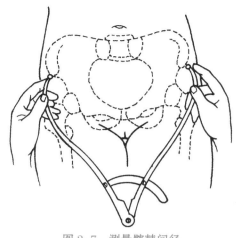

图 3-7　测量髂棘间径

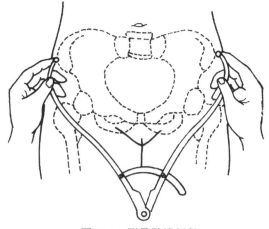

图 3-8　测量髂嵴间径

③骶耻外径（EC）：孕妇取左侧卧位，右腿伸直，左腿屈曲，测量耻骨联合上缘中点至第 5 腰椎棘突下相当于腰骶部米氏菱形窝的上角（或髂嵴后连线中点下 1 ～ 1.5 cm 处）的距离（图 3-9），正常值为 18 ～ 20cm。此径线可间接推测骨盆入口前后径长短，是骨盆外测量中最重要的径线。

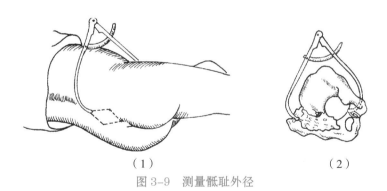

（1）　　　　　　　　　　　　　（2）

图 3-9　测量骶耻外径

④坐骨结节间径（IT）或称出口横径（TO）：孕妇取仰卧位，两腿向腹部屈曲，双手抱膝。测量两侧坐骨结节内侧缘之间的距离（图 3-10），正常值为 8.5 ～ 9.5cm，平均值 9cm。也可用检查者拳头估测，如能容纳成人一横拳，则大于 8.5cm，属正常。如出口横径小于 8cm，应测量出口后矢状径。

⑤出口后矢状径：为坐骨结节间径中点到骶骨尖端的长度，正常值为 8 ～ 9cm。出口横径与出口后矢状径之和大于 15cm，一般足月胎儿可以娩出。

孕妇左侧卧位或膝胸卧位，检查者右手食指戴指套，伸入孕妇肛门后扪向骶骨方向，拇指放在孕妇体外骶尾部，两指共同触到骶尾关节，将汤姆斯出口测量器一端放于坐骨结节间径的中点，另一端放于骶尾关节处，即测出出口后矢状径值。

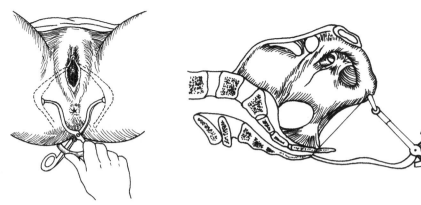

图 3-10 测量坐骨结节间径

⑥耻骨弓角度：反映出口横径的宽度。用两拇指指尖斜着对拢，放于耻骨联合下缘，左右两拇指平放在耻骨降支上面，测量两拇指之间的角度即为耻骨弓角度。耻骨弓角度正常为 90°，小于 80° 为异常。

2）骨盆内测量：用于骨盆外测量有狭窄者。以妊娠 24 ~ 36 周阴道松软时测量为宜。测量时，孕妇取膀胱截石位。外阴消毒，检查者戴消毒手套并涂润滑油，食指和中指放入阴道内检查。主要径线有：

①骶耻内径：也称对角径（DC），是耻骨联合下缘至骶岬上缘中点的距离（图 3-11）。检查者一手食、中指伸入阴道，用中指尖触骶岬上缘中点，食指上缘紧贴耻骨联合下缘，标记食指与耻骨联合下缘的接触点。中指尖至此接触点的距离，即为对角径，正常值为 12.5 ~ 13cm。减去 1.5 ~ 2 cm，即为真结合径值。如果触不到骶岬，说明此径线大于 12.5cm。

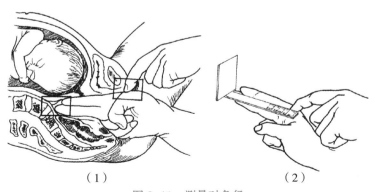

（1） （2）

图 3-11 测量对角径

②坐骨棘间径：测量两侧坐骨棘之间的距离（图 3-12），正常值约为 10 cm。检查者一手的食、中指伸入阴道内，分别触及两侧坐骨棘，估计其间的距离。

③坐骨切迹宽度：代表中骨盆后矢状径，为坐骨棘与骶骨下部间的距离，即骶棘韧带的宽度（图 3-13）。检查者将伸入阴道内的食、中指并排置于韧带上，如能容纳 3 横指（5～5.5cm）为正常，否则属于中骨盆狭窄。

（3）阴道检查：确诊早孕时，应行阴道双合诊检查。妊娠 24～36 周可行骨盆内测量。妊娠最后 1 个月及临产后，应尽量避免不必要的阴道检查，以防感染。

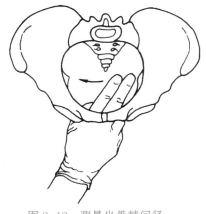 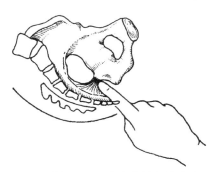

图 3-12　测量坐骨棘间径　　　　　图 3-13　检查坐骨切迹宽度

（4）肛门检查：可以了解胎先露部、骶骨前面弯曲度、坐骨棘间径、坐骨切迹宽度及骶尾关节活动度。

（5）绘制妊娠图：妊娠图是反映胎儿在子宫内发育及孕妇健康情况的动态曲线图。将每次产前检查所得的血压、体重、宫底高度、腹围、尿蛋白、胎位、胎心率等数值记录于妊娠图上，绘制成标准曲线，观察动态变化，有利于及早发现及处理孕妇或胎儿的异常情况。

4. 辅助检查　常规检查血常规、血型和尿常规。B 超检查了解胎儿宫内发育情况，有无畸形等。出现妊娠合并症者，根据情况进行肝肾功能检查、乙型肝炎抗原抗体检查、心电图检查等。有死胎、死产史或患遗传性疾病者，应进行羊水细胞培养、染色体核型分析等。

5. 复诊检查　复诊产前检查是为了解前次产前检查后有何不适，以便及时发现异常，确定孕妇和胎儿的健康状况。复诊检查的内容主要包括：询问前次检查后孕妇有无异常情况出现，如头痛、眼花、浮肿、阴道流血及胎动变化等，经检查后进行相应处理；测量孕妇的血压、体重，检查有无水肿等异常；复查胎位，听胎心音，测量宫底高度、腹围，判断与孕周是否相符，了解胎儿生长速度，必要时行 B 超检查；定期复查血常规、尿蛋白、尿糖等，如无特殊情况，整个孕期可检查 2～3 次，有异常情况可酌情增加次数；进行孕期健康指导，预约下次复诊日期。

二、孕妇管理

目前，我国对孕产妇已普遍实行孕产期系统保健的三级管理，推广使用孕产妇系统保健手册，重点对高危妊娠进行筛查、监护和管理，已达到降低孕产妇及围生儿患病率、提高母儿生活质量的目标。

（一）实行孕产妇系统保健的三级管理制度

建立、完善三级医疗保健机构，实行三级分工制度。城市的三级医疗机构为市、区医院和妇幼保健机构及街道卫生院。农村为县医院（妇幼保健院）、乡镇卫生院、村妇幼保健员。

（二）使用统一的孕产妇系统保健卡

加强对孕产妇的系统管理，提高产科质量，降低三率（孕产妇死亡率、围产儿死亡率、病残儿出生率）。从确定早孕开始建卡，在基层医疗保健机构接受病史询问、体格检查、产前检查并记录，住院分娩时交给医院。分娩时由医院接产医师填写分娩的情况，分娩后交还产妇，由产妇家属交当地基层医疗保健机构。对产妇进行产后访视，随访母婴情况。

（三）对高危妊娠的筛查、监护和管理

高危妊娠筛查从确诊早孕开始，尽早筛查出具有高危因素的孕妇，给予及早诊治。对高危孕妇一律专册登记，在保健卡上做特殊标记，对重症高危或病情复杂的孕妇，应及时转诊。上级医院根据母婴情况，选择对母儿均最有利的分娩方式，决定有计划地适时分娩，有妊娠禁忌证者，经会诊后尽早动员孕妇终止妊娠。

三、妊娠期的常见症状及处理

1. 消化系统症状　妊娠早期出现恶心、晨起呕吐者，应少食多餐；不缓解者可给予维生素 B_6 10 ~ 20mg，每日 3 次口服。消化不良者可给予维生素 B_1 20mg、干酵母 3 片及胃蛋白酶 0.3g，饭时与稀盐酸 1mL 同服，每日 3 次；或用开胃健脾理气的中药。若出现妊娠剧吐，需输液禁食处理。

2. 贫血　妊娠中期以后孕妇对铁的需求量增加，靠饮食补充量明显不足，可适当补充铁剂，富马酸亚铁 0.2g 或硫酸亚铁 0.3g，每日 1 次口服，可预防贫血。

3. 腰背痛　轻者不需处理，重者先查明原因，针对病因治疗。必要时卧床休息、局部热敷及服止痛药等处理。

4. 下肢浮肿　孕妇常见踝部及小腿下部有轻度浮肿，休息后消退，属于正常现象。取左侧卧位，抬高下肢 15°，改善下肢血液回流，可减轻浮肿。若水肿明显，休息后不消退，应考虑为妊娠期高血压疾病或肾脏疾病，需做进一步尿常规及其他辅助检查，及时

治疗。

5. 下肢肌肉痉挛　由缺钙、压迫、寒冷等因素引起，妊娠后期多见，常夜间发作。小腿腓肠肌痉挛者，伸直下肢行局部按摩、热敷（保温）能迅速缓解，同时应补充钙剂（乳酸钙 1g，每日 3 次）和维生素 E（维生素 E 100mg 口服，每日 1～2 次）。

6. 便秘　妊娠期由于增大的子宫及胎先露的压迫，孕妇常有便秘。多吃新鲜蔬菜及水果，每日清晨饮温开水 1 杯，养成每日按时排便的习惯，可以预防便秘。已有便秘者可采用甘油栓、开塞露外用（肛塞）或口服果导片 1～2 片或麻仁丸 1～2 丸，注意禁用峻泻剂。不宜灌肠，以免引起流产或早产。

7. 痔疮　应多吃水果、蔬菜，少吃辛辣食物，可温水浸泡缓解，必要时服缓泻剂，软化大便，解除便秘。若痔疮脱出，可用手还纳，一般分娩后痔可明显减轻或自行消失。

8. 下肢和外阴静脉曲张　孕末期应尽量避免久站，夜间睡眠垫高下肢，也可穿医用弹力袜。分娩时应保护会阴，防止曲张的静脉破裂。

9. 仰卧位低血压综合征　妊娠晚期孕妇应取侧卧位，使下肢静脉回流通畅，血压迅速恢复正常，防止仰卧位低血压综合征的发生。

10. 假丝酵母菌性阴道炎　25% 足月妊娠孕妇有假丝酵母菌感染，但只有少数人有症状，可给予克霉唑栓剂纳阴。

···

复习思考

1. 说出胎盘的组成及生理功能。
2. 简述早孕的症状和体征，哪些辅助检查可以确诊？
3. 简述妊娠期子宫底高度与孕周的关系。
4. 说出腹部四步触诊法的操作步骤、骨盆外测量的主要径线及其正常值。
5. 孕期常见的症状有哪些？应如何处理？

扫一扫，知答案

扫一扫，看课件

模块四

正常分娩

【学习目标】

掌握：

1. 掌握分娩及分娩机制的概念。

2. 临产的诊断标志。

3. 产程分期及各产程的处理措施。

熟悉：

1. 枕左前位的分娩机制。

2. 各产程的主要临床表现。

了解：

分娩镇痛的方法。

案例导入

初产妇，孕39周，宫缩30秒/3～4分，阴道有少许血性分泌物，无流液。检查：骨盆及胎位正常，宫口未开，先露坐骨棘上3cm。

思考：该孕妇目前的诊断是什么？应为其采取哪些处理措施？

分娩是指妊娠满28周及以后，胎儿及其附属物从母体内全部娩出的过程。妊娠满28周至不足37周分娩者称早产；妊娠满37周至不足42周分娩者称足月产；妊娠满42周及以后分娩者称过期产。如何协助产妇安全度过分娩期呢？本模块重点介绍决定分娩的四个因素、临产的诊断、分娩期三个产程的划分和正常分娩的临床经过及相应的处理措施。

项目一　影响分娩的因素

分娩能否正常进行取决于四个因素，即产力、产道、胎儿及产妇的精神心理因素。如各因素均正常且互相适应，胎儿顺利经由阴道娩出称正常分娩。

一、产力

将胎儿及其附属物从子宫内逼出的力量，称为产力。产力包括子宫收缩力（主力）、腹肌及膈肌收缩力（腹压）和肛提肌收缩力。

（一）子宫收缩力

子宫收缩力简称宫缩，是临产后的主要力量，贯穿于分娩的全过程。正常宫缩具有以下特点（图 4-1）：

1. 节律性　节律性宫缩是临产的重要标志。每次宫缩由弱到强（进行期），达高峰后维持一定时间（极期）后又由强转弱（退行期），最后消失进入间歇期。如此反复交替，直至分娩结束。产程初期宫缩持续约 30 秒，间歇 5 ~ 6 分钟。随着产程的进展，宫缩持续时间逐渐延长，间歇时间逐渐缩短，宫缩强度逐渐增加。宫口开全后，宫缩时间可持续1 分钟或更长，间歇时间缩短至 1 ~ 2 分钟。

2. 对称性　正常宫缩从两侧子宫角部同时发起，先向子宫底部集中，再向子宫下段扩散，两侧对称，称为子宫收缩的对称性。

3. 极性　宫缩时子宫底部收缩力最强、最持久，子宫体次之，子宫下段最弱，称为子宫收缩的极性。

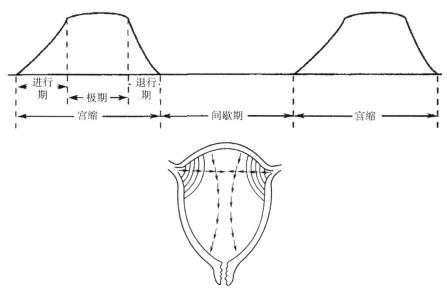

图 4-1　宫缩的特点

4. 缩复作用　宫缩时子宫肌纤维缩短变宽，间歇时肌纤维松弛，但不能完全恢复到原来的长度，经过反复收缩，肌纤维逐渐变短，此现象称为缩复作用。随着产程的进展，缩复作用使宫腔越来越小，迫使胎先露部不断下降，宫颈管逐渐缩短，直至消失，宫颈口逐渐开大。

（二）腹肌及膈肌收缩力

腹肌及膈肌收缩力（又称腹压），是胎儿娩出的重要辅助力量，参与第二、第三产程。宫口开全后，胎先露已下降至阴道内，每次宫缩推动胎先露下降，压迫盆底组织及直肠，产妇出现排便感，表现为主动屏气用力，使腹肌和膈肌有力地收缩，腹压增加，迫使胎儿娩出。腹肌及膈肌收缩力在第三产程中可迫使已剥离的胎盘娩出。

（三）肛提肌的收缩力

肛提肌的收缩力可协助胎先露部完成内旋转。胎头枕部位于耻骨弓下缘时，肛提肌的收缩力能协助胎头仰伸及娩出。当胎盘下降至阴道内，肛提肌的收缩力能协助胎盘娩出。

二、产道

产道是胎儿娩出的通道，分为骨产道和软产道。

（一）骨产道

真骨盆又称骨产道，分为 3 个假想平面（图 4-2）：

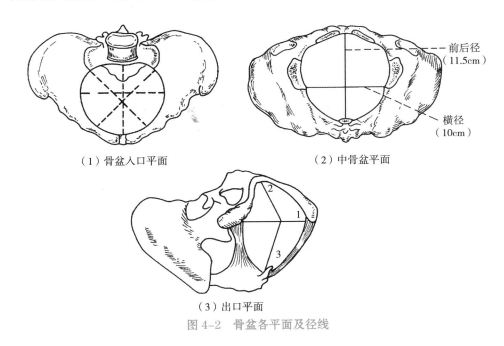

（1）骨盆入口平面　　　　　　　（2）中骨盆平面

前后径
（11.5cm）

横径
（10cm）

（3）出口平面

图 4-2　骨盆各平面及径线

1. 骨盆入口平面　即真假骨盆的分界面，呈横椭圆形，有 4 条径线：

（1）入口前后径：又称真结合径。为耻骨联合上缘中点至骶岬上缘中点的距离，平均11cm。

（2）入口横径：左右髂耻缘间的最大距离，平均13cm。

（3）入口斜径：左右各一，为一侧骶髂关节至对侧髂耻隆突间的距离，平均12.75cm。

临床上以入口前后径最为重要，扁平骨盆的前后径较小，将影响胎头入盆。

2. 中骨盆平面　为骨盆的最小平面，呈纵椭圆形。中骨盆平面有2条径线：

（1）中骨盆前后径：耻骨联合下缘中点至第四、第五骶椎之间的距离，平均11.5cm。

（2）中骨盆横径：也称坐骨棘间径，为两坐骨棘之间的距离，平均10cm，是中骨盆平面的重要径线。

3. 骨盆出口平面　由两个同一底边不同平面的三角形所组成，有4条径线：

（1）出口前后径：耻骨联合下缘中点至骶尾关节间的距离，平均11.5cm。

（2）出口横径：又称坐骨结节间径，指两坐骨结节内缘间的距离，平均9cm，是出口平面的重要径线。

（3）出口前矢状径：耻骨联合下缘中点到坐骨结节间径中点的距离，平均6cm。

（4）出口后矢状径：骶尾关节至坐骨结节间径中点的距离，平均8.5cm。

（二）软产道

软产道是由子宫下段、子宫颈、阴道及盆底软组织组成的弯曲管道。

1. 子宫下段的形成　子宫下段由非孕时长约1cm的子宫峡部伸展形成，妊娠末期逐渐拉伸变长形成子宫下段。临产后规律的宫缩使子宫下段进一步拉长达7～10cm，成为软产道的一部分。由于子宫收缩的极性和缩复作用，使子宫上段肌壁越来越厚，子宫下段被动扩张越来越薄。由于子宫上、下段的肌壁厚薄不同，故在两者交界处的内侧面形成一环形隆起，称为生理缩复环。

2. 子宫颈的变化

（1）子宫颈管消失：临产前子宫颈管长2～3cm，初产妇较经产妇稍长。临产后由于宫缩牵拉子宫颈内口、子宫肌纤维及周围韧带，加之子宫腔内压力升高、前羊水囊的楔状支撑，致使子宫颈内口扩张，子宫颈管逐渐缩短，直至消失。初产妇多是子宫颈管先消失宫口再扩张，而经产妇则子宫颈管消失与宫口扩张同时进行（图4-3）。

（2）子宫颈口扩张：临产前初产妇的宫颈外口仅容纳一指尖，经产妇能容纳一指。随着产程的进展，子宫颈口逐渐扩张，当扩张至10cm时，称为宫口开全，妊娠足月的胎头方能通过。破膜后胎先露部直接压迫宫颈，扩张作用更显著。

3. 阴道及盆底、会阴的变化　前羊水囊及胎先露部先扩张阴道上部，破膜后胎先露部继续下降压迫骨盆底，使软产道形成一个向前弯曲的长筒，前壁短、后壁长。胎先露部的压迫使阴道黏膜皱襞展平，肛提肌向下及向两侧扩展，会阴体变薄，以利胎儿通过。妊娠期，阴道及骨盆底的结缔组织和肌纤维增生肥大，血管变粗，血运丰富，组织柔软。分娩时若保护会阴不当，易造成裂伤。

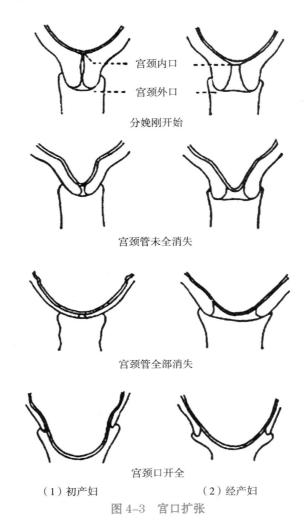

宫颈内口

宫颈外口

分娩刚开始

宫颈管未全消失

宫颈管全部消失

宫颈口开全

（1）初产妇　　　　　（2）经产妇

图 4-3　宫口扩张

三、胎儿

胎儿能否顺利通过产道，还取决于胎儿的大小、胎位及有无畸形。

（一）胎儿大小

胎儿大小是决定分娩难易的重要因素之一。胎头是胎儿的最大部分，也是通过产道最困难的部分。胎头由两块顶骨、两块额骨、两块颞骨及一块枕骨构成。颅骨之间的缝隙称颅缝，颅缝间的空隙称囟门（图 4-4）。

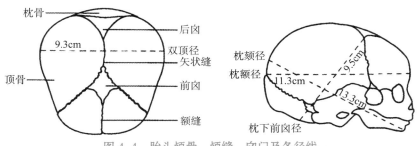

图 4-4　胎头颅骨、颅缝、囟门及各径线

1. 颅缝

（1）矢状缝：两顶骨之间的缝隙。

（2）冠状缝：两顶骨与两额骨之间的缝隙。

（3）人字缝：枕骨与两顶骨之间的缝隙。

（4）颞缝：顶骨与颞骨之间的缝隙。

（5）额缝：两额骨之间的缝隙。

2. 囟门

（1）前囟门：矢状缝与冠状缝及额缝汇合处的菱形空隙，又称大囟门。

（2）后囟门：矢状缝与人字缝汇合处的三角形空隙，又称小囟门。

3. 胎头径线

（1）枕下前囟径：为前囟门中点至枕骨隆突下方的距离，足月胎儿平均为 9.5cm。胎头俯屈以此径通过产道。

（2）枕额径：为鼻根至枕骨隆突的距离，足月胎儿平均为 11.3cm。胎头以此径衔接。

（3）枕颏径：为下颏中央至后囟门顶部的距离，足月胎儿平均为 13.3cm。

（4）双顶径：为两顶骨隆突间的距离，足月胎儿平均为 9.3cm，是胎头的最大横径。临床上常通过 B 超测定此值来判断胎儿大小。

（二）胎位

胎头的周径最大，肩次之，臀最小。头先露时，由于颅缝和囟门之间有软组织覆盖，在分娩过程中使颅骨略变形或重叠，有利于分娩。

（三）胎儿畸形

若胎儿畸形，如脑积水、连体儿等，使胎头或胎体过大者，通过产道常发生困难。

四、产妇精神心理因素

分娩过程中多数产妇都有不同程度的因怕痛、怕出血、怕难产、怕胎儿异常或性别不理想等而引起的紧张、焦虑、恐惧等精神心理因素，这些精神心理因素的改变会使机体发生一系列变化，如血压升高、心率加快、呼吸急促、肺内气体交换不足等，子宫因缺氧而致宫缩乏力、体力消耗而致产程延长、胎儿宫内窘迫等。

项目二 枕先露的分娩机制

分娩机制是指胎儿先露部通过产道时，为适应骨盆各平面的不同形态，被动地进行一系列适应性转动，以其最小径线通过产道的全过程。临床上枕先露多见，占95.55%～97.55%，其中枕左前位最多见，故以枕左前位为例加以阐述（图4-5）。

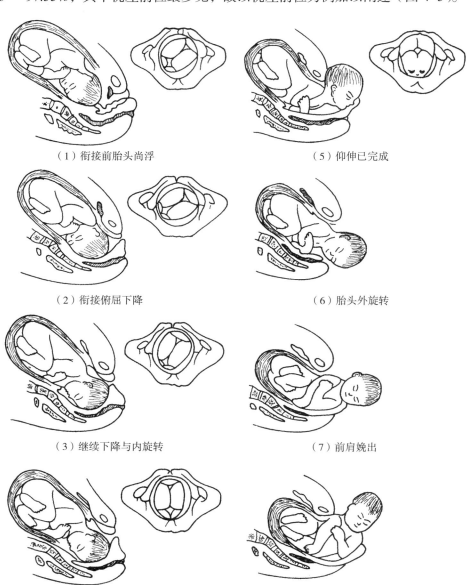

（1）衔接前胎头尚浮　　　　　　　（5）仰伸已完成

（2）衔接俯屈下降　　　　　　　　（6）胎头外旋转

（3）继续下降与内旋转　　　　　　（7）前肩娩出

（4）内旋转已完成，开始仰伸　　　（8）后肩娩出

图 4-5　枕左前位分娩机制示意图

1. **衔接** 胎头双顶径进入骨盆入口平面，颅骨最低点接近或达到坐骨棘水平，称为衔接，也称入盆。正常情况下，胎头半俯屈以枕额径衔接。由于枕额径大于骨盆入口前后径，故胎头矢状缝位于骨盆入口右斜径上，枕部位于骨盆左前方。部分初产妇在预产期前1～2周胎头衔接，经产妇多在临产开始后衔接。

2. **下降** 胎头沿骨盆轴前进的动作，称为下降。下降贯穿于分娩全过程，呈间断性，宫缩时胎头下降，间歇时又稍回缩。初产妇胎头下降较经产妇慢。临床上以胎头下降的程度作为判断产程进展的重要标志。

3. **俯屈** 胎头以枕额径继续下降至骨盆底时，原处于半俯屈状态的胎头枕部遇到肛提肌的阻力，借杠杆作用进一步俯屈，使颏部贴近胸部，以枕下前囟径取代枕额径，有利于胎头继续下降。

4. **内旋转** 胎头下降达中骨盆时，为适应中骨盆及骨盆出口前后径大于横径的特点，围绕骨盆纵轴旋转，使其矢状缝与中骨盆及骨盆出口前后径相一致的动作，称为内旋转。枕先露时，肛提肌收缩将胎头枕部向母体前方旋转45°，后囟转至耻骨弓下。此动作于第一产程末完成。

5. **仰伸** 胎头继续下降达阴道口，当枕骨抵达耻骨联合下方时，以耻骨弓为支点，胎头逐渐仰伸，使顶、额、鼻、口、颏相继娩出。此时双肩径沿左斜径进入骨盆入口。

6. **复位及外旋转** 胎头娩出后，为使胎头与胎儿肩部恢复正常关系，胎头枕部向左旋转45°，称为复位。胎儿双肩径沿骨盆入口左斜径继续下降，前（右）肩向母体前方中线旋转45°，使双肩径与骨盆出口前后径一致，胎头随之向左旋转45°，称为外旋转。

7. **胎肩及胎体娩出** 胎头完成外旋转后，前（右）肩从耻骨弓下先娩出，随即后（左）肩从会阴前缘娩出，胎体及四肢相继娩出。

项目三 先兆临产及临产诊断

一、先兆临产

先兆临产又称分娩先兆，是指分娩开始前出现的预示分娩即将开始的征兆。

1. **不规则宫缩** 分娩前1～2周，子宫敏感性增加，可出现不规则宫缩，又称假临产。其特点是：①常在夜间出现，清晨消失；②宫缩持续时间短、间歇时间长且不恒定；③仅伴有下腹部轻微胀痛，宫缩强度不增加，不伴有宫颈管消失和宫颈口扩张。

2. **子宫底下降** 由于胎先露部进入骨盆入口，多数孕妇自觉腹部有轻松感，进食量增加，呼吸较前畅快。

3. **阴道血性分泌物** 临产前24～48小时内，宫颈内口附近的胎膜与宫壁分离，毛细血管破裂引起少量出血，与宫颈管内分泌物一起排出，俗称"见红"，是临产即将开始的最可靠征象。若阴道流血量较多，超过平时月经量，应警惕有妊娠晚期出血性疾病的可能。

二、临产诊断

临产开始的标志为有规律且逐渐增强的子宫收缩，持续 30 秒或以上，间歇 5 ～ 6 分钟，同时伴有宫颈管的消失、宫颈口扩张和胎先露下降。

项目四 分娩的临床经过及处理

一、总产程及产程分期

总产程即分娩全过程，是指从规律宫缩开始至胎儿、胎盘全部娩出。临床上分为三个产程（表 4-1）：

表 4-1 产程分期及所需时间

产程分期	概念	所需时间	
		初产妇	经产妇
第一产程（宫颈扩张期）	从规律宫缩开始至宫口开全	11 ～ 12 小时	1 ～ 2 小时
第二产程（胎儿娩出期）	从宫口开全开始至胎儿娩出	6 ～ 8 小时	数分钟至 1 小时
第三产程（胎盘娩出期）	从胎儿娩出开始至胎盘娩出	5 ～ 15 分钟，不超过 30 分	

二、第一产程的临床经过及处理

（一）临床经过

1. 规律宫缩 产程开始，宫缩持续时间较短（约 30 秒）且弱，间歇期较长（5 ～ 6 分钟）。随着产程的进展，宫缩持续时间逐渐延长（约 60 秒）且强度不断增加，间歇时间逐渐缩短（1 ～ 2 分钟）。产妇感觉腹部阵发性疼痛，并逐渐加重。

2. 宫颈口扩张 通过肛诊或阴道检查，可以确定宫口扩张程度。临产后，宫缩渐强渐频，宫颈管逐渐缩短，直至消失，宫颈口逐渐扩张。宫颈口扩张先慢后快。

3. 胎先露下降 这是决定能否经阴道分娩的重要指标。定时进行肛诊或阴道检查，能准确判断胎先露下降的程度，并能了解胎方位。

4. 胎膜破裂 简称破膜。胎先露衔接后，将羊水阻断为前、后两部分。胎先露部前面的羊水不多，称为前羊水囊，宫缩时有助于扩张宫颈口。当宫缩继续增强，羊膜腔的压力增加到一定程度时，胎膜自然破裂。破膜多发生在宫口近开全时。

（二）产程观察

1. 子宫收缩　可通过触诊或胎儿监护仪监测子宫收缩的频率、强度和持续时间。宫缩时宫体隆起变硬，间歇时子宫松弛变软。

2. 宫口扩张

（1）潜伏期：从规律宫缩开始到宫口扩张 3cm，初产妇约需 8 小时，最大时限 16 小时。

（2）活跃期：从宫口扩张 3cm 到宫口开全，初产妇约需 4 小时，最大时限 8 小时。活跃期又分为三期，即①加速期：宫口扩张 3～4cm，约需 1 小时 30 分钟；②最大加速期：宫口扩张 4～9cm，约需 2 小时；③减速期：宫口扩张 9～10cm，约需 30 分钟。

3. 胎头下降

坐骨棘平面是判断胎先露下降的重要标志。胎头颅骨最低点平坐骨棘水平时，用"0"标记；在坐骨棘平面上 1cm 时，用"−1"标记；在坐骨棘水平下 1cm 时，用"+1"标记，依此类推（图 4-6）。

4. 胎膜破裂　胎膜多在宫口近开全时破裂，前羊水流出。一旦发现胎膜破裂，应立即听胎心，观察羊水的量和形状，同时记录破膜时间。

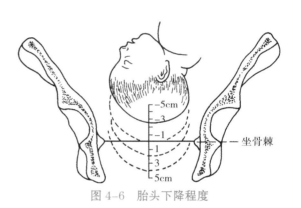

图 4-6　胎头下降程度

（三）处理措施

1. 一般处理

（1）提供良好的环境：设置家庭式温馨病房，尽量保持环境安静、整洁，维持适宜的温度、湿度。

（2）补充水分与能量：鼓励产妇摄入足量水分，少量多餐，进食高热量、易消化的清淡饮食，必要时静脉补充能量，以保证充分的体力。

（3）活动与休息：胎膜未破、宫缩不强者，鼓励产妇在室内适当活动，以促进宫缩和产程进展。

（4）清洁卫生：入院后有条件的沐浴更衣，及时更换床单、被褥。保持外阴部清洁、干燥，以促进舒适和预防感染。

（5）缓解疼痛：指导产妇宫缩时深呼吸，可选择听音乐、抚摸腹部或按摩腰部等方式减轻不适。

2.产程处理

（1）观察产程进展及生命体征变化：①用手触摸或定时连续观察宫缩频率、强度、持续时间、间隔时间，并记录。②听取胎心选择在宫缩间歇期，潜伏期每1～2小时1次，活跃期每15～30分钟1次。③每4～6小时观察1次生命体征并记录。宫缩时血压常升高5～10mmHg，间歇期恢复。若血压异常，应增加测量次数并给予相应处理。④有胎膜早破或有感染征象的产妇，应密切观察体温变化。

（2）排便与排尿：临产后鼓励产妇2～4小时排尿1次，以免膀胱充盈影响宫缩及胎先露下降。排尿困难者应考虑有头盆不称的可能，必要时导尿。初产妇宫口扩张＜4cm，经产妇＜2cm者，应给予温肥皂水灌肠，以促进宫缩，并防止产时污染。灌肠的禁忌证：①胎膜已破；②产前有异常阴道出血；③胎位异常，胎头未衔接；④瘢痕子宫，如剖宫产史；⑤胎儿窘迫；⑥妊娠合并心脏病；⑦宫缩过强，估计短时间内能分娩者。

（3）胎膜破裂：一旦破膜应嘱产妇平卧，立即听胎心，记录破膜时间，注意观察羊水的性状、颜色和量。如胎心音改变应做阴道检查，判断有无脐带脱垂。破膜超过12小时尚未分娩者，应用抗生素预防感染。

（4）肛门检查：应在宫缩时进行，可了解宫颈长度、软硬度、厚薄、宫口扩张程度及骨盆腔大小，确定胎方位及胎先露下降的程度。

（5）阴道检查：可直接触清宫口扩张的程度及胎方位，但感染率较高，故应在严密消毒下进行，并尽量减少检查次数。

（6）检查描记产程图：动态观察宫口扩张及先露下降情况，并详细记录以便早发现、早处理（图4-7）。

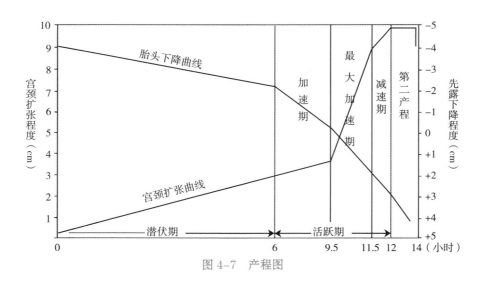

图 4-7 产程图

三、第二产程的临床经过及处理

（一）临床经过

宫口开全后，宫缩进一步加强，持续时间达 1 分钟甚至更长，间歇仅 1～2 分钟。此时胎膜多已破裂，若尚未破膜应在宫缩间歇时行人工破膜。当胎先露下降至骨盆出口压迫盆底组织时，产妇出现便意感，并不由自主地向下屏气，会阴体逐渐膨隆变薄，肛门括约肌松弛。宫缩时胎头显露于阴道口，间歇时又缩回阴道内，称为胎头拨露。经几次拨露，露出部分不断增大，当胎头双顶径越过骨盆出口，胎头在宫缩间歇时也不再缩回时，称为胎头着冠（图 4-8）。此时会阴极度扩张，当枕部抵达耻骨弓下方时，胎头开始仰伸，随之复位及外旋转，胎肩及胎体相继娩出。

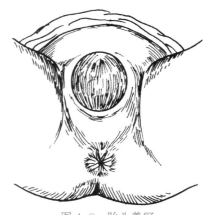

图 4-8 胎头着冠

（二）产程观察

监测产妇生命体征、产程进展情况、胎儿有无宫内窘迫等。此时宫缩强而频，需密切观察胎心变化，每 5～10 分钟听一次，有条件者应用胎心监护仪监测。若发现胎心异常，应及时查明原因，采取合适措施尽快结束分娩。

（三）处理措施

1. 指导产妇屏气 正确使用腹压是缩短第二产程的关键。宫口开全后，协助产妇两腿屈曲分开，双足蹬在产床上，双手拉住产床把手，宫缩时先深吸一口气，然后如排便样向下屏气用力，宫缩间歇时放松休息，宫缩时再重复上述动作。

2. 接生准备 初产妇宫口开全、经产妇宫口开大 4cm 且宫缩有力时，送产妇到分娩室准备接生。协助产妇仰卧于产床上，两腿屈曲分开，露出外阴部。将消毒便盆置于臀下，先用消毒纱布蘸肥皂水擦洗外阴部，顺序是大阴唇→小阴唇→阴阜→大腿内侧上 1/3 →会阴及肛门周围（图 4-9），然后将消毒纱球堵住阴道口（防止冲洗液流入阴道），用温开水冲去肥皂液，最后用 0.1%苯扎溴铵或聚维酮碘消毒，顺序同上。消毒完毕后移去阴道口纱球和便盆，铺无菌巾于臀下。接生者按外科手术要求洗手。

3. 接生要领 了解胎方位，以便按分娩机制协助胎儿娩出。保护会阴并协助胎头俯屈，让胎头在宫缩

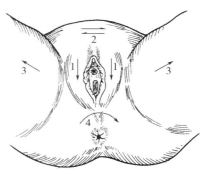

图 4-9 外阴消毒（擦洗）顺序

时以最小径线缓慢通过阴道口是预防会阴裂伤的关键。如会阴过紧、会阴水肿、耻骨弓过低、胎儿过大或估计娩出过快、会阴撕裂不可避免或母儿有病理情况需尽快结束分娩者，应行会阴切开术。

4. 接生步骤　接生者站在产妇右侧，当胎头拨露使阴唇后联合紧张时开始保护会阴。接生者右肘支在产床上，右手拇指与其余四指分开，利用手掌大鱼际顶住会阴部，当宫缩时向上向内托压，左手适度下压胎头枕部，协助胎头俯屈。宫缩间歇时，保护会阴的手稍放松，以免压迫过久导致会阴水肿。当胎头枕部在耻骨弓下露出时，嘱产妇宫缩时张口哈气消除腹压，宫缩间歇时稍屏气，左手协助胎头仰伸，使胎头缓慢娩出。胎头娩出后，右手仍应保护会阴，左手自胎儿鼻根处向下挤压出鼻、口内的黏液、羊水，然后协助胎头复位、外旋转，待胎儿双肩径与骨盆出口前后径一致时，左手轻压胎颈，使前肩从耻骨弓下娩出，再托胎颈向上，使后肩娩出。双肩娩出后保护会阴的右手方可拿开，与左手一起抱住胎体协助娩出（图 4-10）。

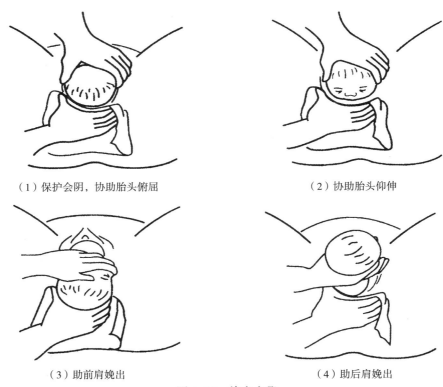

（1）保护会阴，协助胎头俯屈　　　　　　　　　（2）协助胎头仰伸

（3）助前肩娩出　　　　　　　　　　　　　　（4）助后肩娩出

图 4-10　接产步骤

胎头娩出时若脐带绕颈 1 周且较松，可用手将脐带顺肩推上或从胎头退下。若脐带绕颈过紧或缠绕 2 周以上，则立刻用两把血管钳夹住一段脐带后，从中间剪断（图 4-11）。

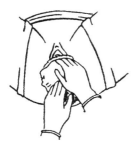
（1）将脐带顺肩部推上

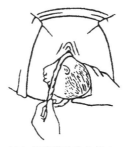
（2）把脐带从头上推上

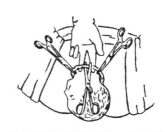
（3）用两把血管钳夹住，从中间剪断

图 4-11　脐带绕颈的处理

四、第三产程的临床经过及处理

（一）临床经过

1. 子宫收缩　胎儿娩出后，子宫底降至脐平，宫缩暂时停止，数分钟后再次出现。

2. 胎盘剥离　胎儿娩出后，子宫腔明显缩小，胎盘不能相应缩小，胎盘与子宫壁之间发生了错位而剥离。剥离面出血形成血肿。随着子宫的收缩，剥离面积逐渐扩大，直至完全剥离。胎盘剥离的征象有：①子宫体变硬呈球形，下段被扩张，宫体呈狭长形被推向上，宫底升高达脐上（图 4-12）；②剥离的胎盘降至子宫下段，阴道口外露的脐带自行下降延长；③阴道少量流血；④接产者用手掌尺侧缘在产妇耻骨联合上方轻压子宫下段，宫体上升而外露的脐带不回缩。

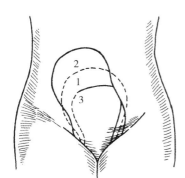
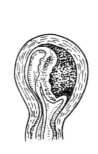
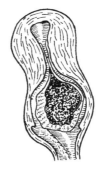
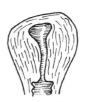
（1）胎盘剥离开始　（2）胎盘降至子宫下段　（3）胎盘娩出后

图 4-12　胎盘剥离时子宫的变化

3. 胎盘娩出　胎盘全部剥离后，娩出的方式有两种。

（1）胎儿面娩出式：胎盘从中央开始剥离，边缘最后剥离。其特点是胎盘胎儿面先娩出，随后见少量阴道流血。此方式出血量相对较少，临床上多见。

（2）母体面娩出式：胎盘从边缘开始剥离，中央最后剥离。其特点是先有较多量阴道流血，随后胎盘母体面娩出。此方式出血量较多，临床上少见。

（二）产程观察

观察子宫收缩的强度、频率，有无胎盘剥离的征象及阴道出血的颜色和量。

（三）处理措施

1. 新生儿处理

（1）清理呼吸道：断脐后继续清除新生儿呼吸道内的黏液和羊水，可用新生儿吸痰器或导尿管清除，以防新生儿发生吸入性肺炎。当确认呼吸道通畅而新生儿仍未啼哭时，可用手轻拍新生儿足底。新生儿大声啼哭表示呼吸道已通畅。

（2）阿普加（Apgar）评分：以出生后 1 分钟的心率、呼吸、肌张力、喉反射、皮肤颜色为依据，判断新生儿有无窒息及严重程度，每项为 0～2 分，满分为 10 分（表 4-2）。8～10 分为正常新生儿；4～7 分为轻度窒息，又称青紫窒息，需经清理呼吸道、人工呼吸、吸氧、药物治疗等措施才能恢复；0～3 分为重度窒息，又称苍白窒息，需行喉镜在直视下气管内插管并给氧等紧急抢救。对缺氧严重的新生儿，应在出生后 5 分钟、10 分钟再次评分，直至两次评分均≥8 分。1 分钟评分反映胎儿在宫内和出生当时的情况，5 分钟及以后评分反映复苏效果，与预后关系密切。

表 4-2　新生儿阿普加（Apgar）评分法

体征	0 分	1 分	2 分
心率	0	＜100 次 / 分	≥100 次 / 分
呼吸	0	浅慢且不规则	佳
肌张力	松弛	四肢稍屈曲	四肢活动好
喉反射	无反射	有些动作	咳嗽、恶心
皮肤颜色	全身苍白	躯干红，四肢青紫	全身红润

（3）处理脐带：用两把血管钳在距离脐轮 10～15cm 处夹住脐带，于中间剪断，用 75% 乙醇消毒脐带根部及脐轮周围。在距离脐根部 0.5cm 处用无菌粗线结扎第一道，再在结扎线上 0.5cm 处结扎第二道。结扎时力度应适当，过松易引起出血，过紧可导致脐带断裂。在第二道结扎线外 0.5cm 处剪断脐带，挤出残余血液，用 20% 高锰酸钾或 5% 聚维酮碘溶液消毒脐带断面，待干后以无菌纱布覆盖，再用脐绷带包扎。目前临床还有应用气门芯套扎法、脐带夹、血管钳等方法处理脐带。处理脐带时，应注意新生儿保暖。

（4）处理新生儿：擦净新生儿体表的羊水和血迹，检查体表有无明显畸形，测体重、身长，抱示母亲看清性别。将新生儿足印和母亲拇指印印于新生儿记录单上，将标有新生儿性别、体重、出生时间、母亲姓名及床号、住院号的腕带系在新生儿手腕上，裹好包被，用抗生素眼药水滴眼，以防眼结膜炎。

2. 协助胎盘娩出　确认胎盘完全剥离后，助产者左手轻轻按压宫底，嘱产妇屏气，同时右手拉住脐带向下向外牵拉。当胎盘娩出至阴道口时，双手捧住胎盘向一个方向旋转并缓缓向外牵拉，协助胎盘、胎膜完整娩出。若有胎膜撕裂，则用血管钳夹住断裂端上方，按原来方向旋转，直至胎膜全部娩出。

3. 检查胎盘、胎膜　将胎盘铺平，用纱布将母体面凝血块擦去，检查胎盘小叶有无缺损，然后将胎盘提起，检查胎膜是否完整、胎儿面有无断裂血管，及时发现副胎盘。

4. 检查软产道　胎盘娩出后，应仔细检查宫颈、阴道、尿道口周围、小阴唇内侧及会阴有无裂伤。有裂伤按解剖层次缝合。

5. 预防产后出血　胎盘娩出后，按摩子宫刺激其收缩以减少产后出血，同时注意观察，并收集出血量。正常分娩出血量多不超过 300mL，遇有产后出血高危人群，如有产后出血史、多胎妊娠、羊水过多、巨大儿、滞产等产妇，可在胎儿前肩娩出时肌注缩宫素 10～20U，或稀释后静脉注射，促进胎盘迅速剥离以减少出血。若胎盘未完全剥离而出血多者，应行手取胎盘术（图 4-13）。

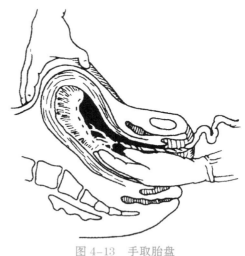

图 4-13　手取胎盘

6. 产后留观　第三产程结束后，产妇留在产房内观察 2 小时，注意观察子宫收缩情况、子宫底高度、阴道出血量、膀胱充盈程度、会阴及阴道有无血肿，注意观察生命体征。如无异常，护送产妇回休养室，并做好交接班。嘱产妇 2 小时排尿 1 次。

7. 早吸吮　胎儿娩出后 30 分钟，将新生儿抱给母亲，协助其肌肤接触和首次哺乳。早吸吮可促进产妇子宫收缩，减少产后出血，并能促进乳汁分泌。

项目五　分娩镇痛

分娩时的剧烈疼痛可使产妇精神紧张、焦虑烦躁、进食减少、消耗增加，导致产妇衰竭、胎儿窘迫、宫缩乏力、产程延长等，因此所有的产妇都希望无痛分娩。目前我国常用的方法是导乐陪伴分娩和药物性镇痛分娩。

一、导乐陪伴分娩

导乐陪伴分娩是指由具有分娩经验及良好沟通技巧的妇女或助产士充当导乐，在产前、产时和产后陪伴产妇，给予产妇精神上的鼓励和支持，介绍可采用的各种体位，指导有效减轻分娩疼痛的方法和建议，使其顺利分娩。其优点是完全无副作用。目前也有医院推行丈夫陪伴分娩，既增加了产妇的安全感，又增加了丈夫的责任感，有利于提高产时服务质量，促进母婴安全，同时又有利于巩固夫妻感情，促进家庭化分娩成功，是一项值得推广的产时服务技术。

二、非药物性镇痛分娩

1. 控制呼吸 是指在分娩过程中，根据宫缩的强度、频率和持续时间主动地调整呼吸频率和节律的方法。在第一产程早期，采用胸式呼吸，要深而慢，宫缩开始和结束时用鼻子吸气，用口呼气，间歇时停止。第一产程末，呼吸快而浅。第二产程时深吸气后屏气。为保护会阴，防止撕裂，可使用喘－吹式呼吸方式。通过控制呼吸可以缓解由于分娩产生的压力，增强产妇的自我控制意识。

2. 按摩镇痛 用手指压迫髂前上棘、髂嵴或耻骨联合，或由丈夫或陪伴的助产士按摩下腹部，或用双手握拳压迫腰骶部，可与呼吸法相结合。

3. 放松技巧 首先通过有意识地刻意放松某些肌肉，然后逐渐放松全身肌肉。放松的方法多样，如触摸肌肉紧张部位、想象某些美好事物、听轻松愉快的音乐等，使全身肌肉放松，在分娩过程中不致因不自觉的紧张而造成不必要的肌肉紧张和疲倦。

4. 转移注意力 根据大脑高度注意某一刺激时可以抑制对其他刺激的反应这一原理，给产妇播放喜爱的音乐以转移其注意力，从而降低对宫缩的感应力，增加对疼痛的耐受力。

5. 电磁刺激 采用神经电刺激仪 HANS 在产程中镇痛。

6. 针灸法 根据中医的针灸麻醉理论，利用电刺激相应穴位，使产妇自身产生镇痛性物质，产生镇痛效果。

7. 热水浴 在未进入活跃期之前可以进行热水浴，水的浮力可以减轻人体关节所承受的压力，使人放松，减轻分娩疼痛。水温比体温稍高即可，但应有人陪伴。胎膜已破则不宜水浴。

三、药物性镇痛分娩

如在采取非药物性镇痛方法后仍不能缓解分娩过程中的剧烈疼痛，也可遵医嘱使用硬膜外自控镇痛泵技术（PCEA）、蛛网膜下腔与硬膜外间隙联合阻滞技术（CSE）、一氧化二氮（N_2O）（笑气）吸入、麻醉等方法。

所有镇痛方法都存在优点或缺点，不是每一个孕妇都适用药物性镇痛，需要在产科医生的检查、监督下，条件适合的才能进行药物性镇痛分娩。

复习思考

1. 决定正常分娩的四个因素。

2. 临产的诊断及产程的分期。

3. 三个产程的临床表现及处理措施。

扫一扫，知答案

扫一扫，看课件

模块五

正常产褥

【学习目标】

掌握：

1. 正常产褥期母体的变化。

2. 产褥期妇女的处理与保健措施。

熟悉：

产褥期产妇的临床表现。

了解：

产褥期健康指导。

产褥期指从胎盘娩出至产妇全身各器官（除乳腺外）恢复或接近正常未孕状态所需的一段时期，一般为 6 周。在此期间，产妇的全身各系统，尤其是生殖系统发生了较大的生理变化，并且伴随着新生儿的出生，产妇和整个家庭都将经历心理和社会的适应过程。因此，这一段时期是产妇身心恢复、家庭适应的关键时期，做好产褥期的保健对母婴身心健康具有重要的意义。

项目一 产褥期母体变化

产褥期母体各系统都会发生变化，其中生殖系统和乳房的变化最明显。

一、生殖系统

1. 子宫 是生殖系统变化最大的器官。妊娠子宫自胎盘娩出后逐渐恢复至未孕状态的过程称为子宫复旧，约需时 6 周，主要表现为子宫体肌纤维缩复、子宫内膜再生、子宫颈恢复和子宫下段变化。

（1）子宫体肌纤维缩复：子宫体肌纤维的缩复不是肌细胞数目的减少，而是肌细胞体积的缩小。随着子宫肌纤维不断缩复，子宫体逐渐缩小，于产后1周缩小至约妊娠12周大小，在耻骨联合上方可触及；于产后10日子宫降至骨盆腔内，腹部检查摸不到宫底；产后6周，子宫恢复至正常未孕大小。

（2）子宫内膜再生：胎盘、胎膜从子宫蜕膜的海绵层分离排出后，遗留的蜕膜分为两层，表层蜕膜逐渐变性、坏死、脱落，随恶露自阴道排出；深层即子宫内膜的基底层逐渐再生新的功能层，形成新的子宫内膜，这一过程约需3周；但胎盘附着部位的内膜修复较慢，约需6周。

（3）子宫颈、子宫下段变化：胎盘娩出后的子宫颈松软、壁薄，外口皱起如袖状。产后2～3日宫口可容纳2指；产后1周，宫颈内口关闭，宫颈管复原；产后4周，子宫颈恢复至未孕形态。因分娩时多在宫颈外口3点及9点处发生轻度损伤，使初产妇的宫颈外口由产前的圆形变为产后的"一"字形横裂。产后由于子宫下段收缩，逐渐恢复至未孕时的子宫峡部。

2. 阴道　分娩后，阴道腔扩大、阴道壁松弛、肌张力低下，黏膜皱襞因过度伸展而减少甚至消失。产褥期，阴道腔逐渐缩小、阴道壁肌张力逐渐恢复，黏膜皱襞约在产后3周重新出现，但于产褥期结束时阴道尚不能完全恢复至未孕时的紧张度。

3. 外阴　分娩后外阴出现轻度水肿，于产后2～3日自行消退。会阴部若有轻度撕裂或会阴切口缝合后，均能在3～5日内愈合。处女膜因在分娩时撕裂形成残缺痕迹，称处女膜痕。

4. 盆底组织　盆底肌及其筋膜，由于分娩时过度扩张导致弹性减弱，且常伴有肌纤维部分断裂。如在产褥期过早参加重体力劳动或者剧烈运动，可引起阴道壁膨出，甚至子宫脱垂；如在产褥期能坚持康复运动，盆底肌可能恢复接近未孕状态。

二、乳房

产后乳房的主要变化是泌乳。随着胎盘娩出，产妇体内呈现低雌激素、高泌乳激素水平，开始泌乳。当婴儿吸吮刺激乳头时，由乳头传来的感觉信号，经传入神经纤维抵达下丘脑，通过抑制下丘脑多巴胺等抑制因子，使垂体泌乳素呈脉冲式释放，促进乳汁分泌。吸吮动作还反射性地引起神经垂体释放缩宫素，缩宫素使乳腺腺泡周围的肌上皮收缩，使乳汁喷出。因此，吸吮是保持不断泌乳的关键；不断排空乳房，也是维持泌乳的重要条件。此外，乳汁的分泌还与产妇的营养、睡眠、情绪及健康状况密切相关，故必须保证产妇的休息、睡眠、饮食，避免精神刺激。母乳中含有丰富的营养物质，而哺乳有利于产妇生殖器官及有关器官组织更快地恢复，因此，母乳喂养对母儿均有益处。

三、血液及循环系统

产褥早期，血液仍处于高凝状态，有利于胎盘剥离面形成血栓，减少产后出血量。纤维蛋白原、凝血酶、凝血酶原于产后 2～3 周降至正常。红细胞计数及血红蛋白值逐渐增多，白细胞总数可增至（15～30）×10⁹/L，中性粒细胞和血小板数增多，淋巴细胞稍减少，一般于产后 1～2 周恢复至正常水平。红细胞沉降率于产后 3～4 周降至正常。

产后最初 3 日内，由于子宫缩复和子宫胎盘血循环的停止，大量血液从子宫涌入体循环，使循环血量增加 15%～25%，患有心脏病的产妇此时易发生心力衰竭。增加的循环血量于产后 2～3 周恢复至未孕状态。

四、消化系统

产后 1～2 周内胃肠功能逐渐恢复正常。产妇因分娩时能量的消耗及体液大量的流失，产后 1～2 日内常感口渴，喜进流质或半流质饮食，但食欲差，以后逐渐好转。产褥期产妇因卧床时间长，缺少运动，肠蠕动减弱，腹肌及盆底肌肉松弛，容易发生便秘和肠胀气。

五、泌尿系统

妊娠期体内潴留的大量水分在产褥早期主要由肾脏排出，故产后最初 1 周内尿量增多。妊娠期发生的肾盂及输尿管扩张，产后需 2～8 周恢复正常。因分娩过程中膀胱受压，导致黏膜水肿、充血及肌张力降低，加之会阴伤口疼痛、不习惯卧床排尿等原因，产褥期容易发生尿潴留。

六、内分泌系统

胎盘娩出后，雌激素和孕激素水平急剧下降，至产后 1 周降至未孕水平。胎盘生乳素于产后 6 小时已测不出。垂体催乳激素因哺乳于产后下降，但仍高于非孕水平；不哺乳者则于产后 2 周降至非孕水平。月经的恢复及排卵也受哺乳的影响，不哺乳产妇一般在产后 6～10 周月经复潮，哺乳期产妇月经复潮较迟，平均在产后 4～6 个月恢复排卵。哺乳期产妇首次月经复潮前多有排卵，因此哺乳期产妇月经未来潮前仍有受孕的可能。

七、腹壁

腹部皮肤受妊娠子宫增大的影响，部分弹力纤维断裂，腹直肌呈不同程度分离，使产后腹壁明显松弛。妊娠期出现的下腹部正中色素沉着在产褥期逐渐消退。初产妇腹部紫红色妊娠纹变为银白色。

项目二　产褥期临床表现

一、症状

1. 恶露　产后随子宫蜕膜的脱落，经阴道排出的含有血液、坏死的蜕膜等组织的液体，称为恶露。正常恶露有血腥味，但无臭味。

（1）血性恶露：量多，色鲜红，含大量的血液、少量胎膜及坏死蜕膜组织。血性恶露持续 3～4 日，出血量渐少，浆液增多。

（2）浆液恶露：色淡红，含少量血液、较多的坏死蜕膜组织、宫颈黏液、阴道排液，并有细菌。浆液恶露持续 10 日左右。

（3）白色恶露：出现于产后 14 日左右，色泽较白、黏稠，含坏死蜕膜组织、表皮细胞、大量白细胞和细菌。白色恶露约持续 3 周。

2. 产后宫缩痛　产褥早期因宫缩引起的下腹部阵发性剧烈疼痛称产后宫缩痛。子宫疼痛时呈强直性收缩，产妇一般可以承受，于产后 1～2 日出现，持续 2～3 日自然消失。

3. 会阴伤口　分娩时因会阴部撕裂或侧切缝合后，于产后 3 日内可出现局部水肿、疼痛，拆线后症状自然消失。会阴撕裂伤或切开缝合后，若局部出现疼痛加重、红肿、硬结及分泌物应考虑会阴伤口感染。

4. 褥汗　产褥早期，孕妇潴留的水分通过皮肤排出大量的汗液，以夜间睡眠和初醒时尤为明显，于产后 1 周自行好转。

5. 排尿困难及便秘　产后 2～3 日内产妇往往多尿，但容易发生排尿困难，特别是产后第 1 次小便。因膀胱充盈可影响有效的子宫收缩，导致产后出血。第 1 次排尿后需评估尿量，预防尿潴留。产妇因卧床休息多、食物中缺乏维生素及肠蠕动减弱，常发生便秘。

6. 乳房胀痛与乳头皲裂　若产后 1～3 日没有及时哺乳或排空乳房，导致乳腺管不通而形成硬结，产妇可出现乳房胀痛，触摸乳房时有坚硬感，并有明显触痛。初产妇因孕期乳房护理不良、哺乳方法不当，或在乳头上使用肥皂及干燥剂等，容易发生乳头皲裂。乳头皲裂时，表现为乳头红、裂开，有时有出血，哺乳时疼痛。

二、体征

1. 生命体征　①体温：产后产妇的体温多正常，有些产妇体温稍升高，但不超过 38℃，多在 24 小时内恢复正常，可能与产程中过度疲劳、产程延长或机体脱水有关。产后 3～4 日因乳房血管、淋巴管极度充盈，也可有 37.8～39℃发热，称泌乳热，一般持续 4 ～ 16 小时后降至正常。②脉搏：产后脉搏略缓慢，60 ～ 70 次 / 分。③呼吸：深慢，14 ～ 16 次 / 分。④血压：在产褥期无明显变化，但患妊娠期高血压疾病的产妇，血压于产后明显降低。

2. 子宫复旧 产后当日，子宫底平脐或在脐下 1 指。产后第 1 日，宫底稍上升至平脐，以后每日下降 1 ～ 2 cm。产后 10 日降入骨盆腔内，在耻骨联合上方触不到宫底。

项目三 产褥期处理与保健

一、一般处理

1. 环境及卫生 应提供舒适、安静、通风良好、空气清新的环境。保持床单的清洁、整齐、干净，指导产妇及时更换会阴垫、衣服。保证产妇有足够的营养和睡眠，护理活动应不打扰产妇的休息。

2. 饮食 产后 1 小时可让产妇进流质或清淡半流质饮食，以后可进普通饮食。食物应富有营养、足够热量和水分。若哺乳，应多摄入蛋白质丰富和汤汁类食物，同时适当补充维生素和铁剂。

3. 活动 产后应鼓励产妇尽早下床活动，以增强血液循环、促进伤口愈合，增强食欲，预防下肢静脉血栓形成，促进康复。由于产后盆底肌肉松弛，应避免负重劳动或蹲位活动，以防止子宫脱垂。行剖宫产术者，可先床上活动，可适当推迟下床活动时间。

二、处理措施

1. 子宫复旧 认真评估恶露情况，产后应严密观察子宫收缩、宫底高度，每次观察均应按压宫底，以免血块积压影响子宫收缩，同时记录宫底高度、恶露性质和量。以后每日在同一时间评估子宫复旧情况及恶露。如发现异常应及时排空膀胱、按摩子宫，按医嘱给予子宫收缩剂；如恶露有异味，常提示有感染的可能。产后 24 小时内，禁止用热水袋外敷止痛，以免子宫肌肉松弛造成出血过多。

2. 会阴 产后用 0.05% 聚维酮碘液或 2‰ 苯扎溴铵（新洁尔灭）溶液擦洗会阴，每日 2 ～ 3 次，擦洗的原则为由上到下，从内到外。会阴切口单独擦洗，以切口为中心向外擦洗。擦过肛门的棉球和镊子应弃之。会阴水肿者，可用 50% 硫酸镁湿热敷或远红外线灯照射，大的血肿应切开处理；有硬结者，用大黄、芒硝外敷或用 95% 乙醇湿热敷；切口疼痛剧烈或产妇有肛门坠胀感，应考虑阴道壁及会阴部血肿。如伤口感染，应提前拆线引流，并定时换药。

3. 排尿与排便 保持大小便通畅。鼓励产妇早日下床活动及做产后操，多饮水，多吃蔬菜和含纤维素的食物，以保持大便通畅。

三、健康教育

1. 生活指导

（1）一般指导：居室应清洁通风，注意饮食保证营养，合理安排婴儿休息，讲究个人卫生和会阴部清洁，保持良好的心境，适应新的家庭生活方式。

（2）适当活动：经阴道分娩的产妇，产后 6 ~ 12 小时内即可起床轻微活动，于产后第 2 日可在室内走动。行剖宫产的产妇，可适当推迟活动时间。产后 2 周开始做膝胸卧位，可预防或纠正子宫后倾。

（3）产后健身操：产后健身操可促进腹壁及盆底肌张力的恢复，预防尿失禁、子宫脱垂及膀胱直肠膨出。应根据产妇的情况，由弱到强循序渐进地练习。

2. 疾病知识指导

（1）喂养指导：强调母乳喂养的重要性，评估产妇母乳喂养的知识和技能，对知识缺乏的产妇及时进行宣教；保证合理的睡眠和休息，保持精神愉快，并注意乳房的卫生，特别是哺乳母亲上班期间应注意摄取足够的水分和营养，并合理安排工作与哺乳时间；告知产妇及家属如遇到喂养问题时可选用的咨询方法，如医院的热线电话、保健人员的具体联系方法等。

（2）计划生育指导：产褥期内禁止性交，根据产后检查情况，恢复正常性生活，并指导产妇选择适当的避孕措施。一般哺乳者宜选用工具避孕，不哺乳者可选用药物避孕。正常分娩者产后 3 个月可放置宫内节育器，剖宫产者术后半年可放置。

（3）产后检查：包括产后访视及产后健康检查。产后访视一般进行 3 次，由社区医疗保健人员在产妇出院后 3 日内、产后 14 日、产后 28 日进行，主要了解产妇及新生儿的健康状况。其内容包括：①了解产妇饮食、睡眠及大小便情况；②观察子宫复旧及恶露；③检查乳房，了解哺乳情况；④观察会阴伤口或剖宫产腹部伤口的情况，发现异常及时给予指导。产后健康检查一般在医院进行，嘱产妇于产后 42 日带孩子一起到医院进行一次全面检查，以了解产妇全身情况，特别是生殖器官的恢复情况及新生儿发育情况。

复习思考

1. 简述正常产褥期妇女的生殖系统的变化特点。

2. 简述产褥期妇女子宫复旧的处理要点。

3. 简述如何对产褥期妇女进行健康指导。

扫一扫，知答案

扫一扫，看课件

模 块 六

高危妊娠

【学习目标】

掌握：

1. 围生期的范围。

2. 高危妊娠的概念。

熟悉：

1. 高危妊娠的范畴。

2. 胎儿电子监护的常见图形。

了解：

胎盘功能检查方法。

案例导入

李女士，28岁，妊娠31周，近2周经常感觉头晕，双下肢水肿。查体：血压160/100mmHg，胎心率146次/分，化验尿蛋白（++）。

思考：

1. 该孕妇属于高危妊娠吗？

2. 该孕妇会有哪些危险呢？

3. 应对该孕妇进行哪些检查？

项目一　围生医学的概念

围生医学是研究在围生期内对围生儿及孕产妇卫生保健的一门科学，对降低围生期母儿死亡率和病残儿发生率、保障母儿健康具有重要意义。国际上对围生期范围的规定有 4 种，我国现阶段的围生期是指从妊娠满 28 周（即胎儿出生体重 ≥ 1000g，或身长 ≥ 35cm）至产后 1 周。

项目二　高危妊娠的监测

一、高危妊娠的概念及范畴

（一）概念

高危妊娠是指妊娠期有个人或社会不良因素，以及有某种并发症或合并症等，可能危害孕妇、胎儿与新生儿或者导致难产者。

（二）高危妊娠的范畴

高危妊娠包括了所有的病理产科。具有下列情况之一者属于高危妊娠：

1. 基本情况　年龄 < 18 岁或 ≥ 35 岁；身高 ≤ 145cm，体重 < 45kg 或 ≥ 80kg，结婚两年不孕，轻度智力低下、文盲孕妇及一级亲属有遗传病史者。

2. 有异常妊娠分娩史者　有自然流产、早产、围产儿死亡、各种难产及手术产史，有巨大儿、低出生体重儿、先天性缺陷儿或遗传性疾病儿分娩史等。

3. 有妊娠期并发症及其他产科异常情况　妊娠期高血压疾病、前置胎盘、胎盘早剥、羊水过多或过少、早产或过期妊娠、多胎妊娠、母儿血型不合、产道异常、胎位异常（横位、臀位）、胎膜早破、妊娠期接触有害物质（如放射线、同位素、农药、化学物质）、一氧化碳中毒及服用过对胎儿有影响的药物、病毒感染（巨细胞病毒、疱疹病毒、风疹病毒）史等。

4. 其他因素　大量吸烟、酗酒、吸毒、未进行产前检查、家庭经济状况低下等。

二、胎儿宫内情况的监护

（一）确定胎龄

根据末次月经、早孕反应、胎动出现时间及 B 超检查等推断胎龄。

（二）估计胎儿生长发育情况

通过测量宫底高度和腹围，判断胎儿大小是否与孕周相符；B 超检查胎儿器官的发育情况，测定胎头双顶径值（BPD），从妊娠 22 周起 BPD 每周增加约 0.22cm，可了解胎儿发育情况。

（三）了解判断胎儿宫内的安危

1. 胎动计数　孕妇可自测胎动，判断胎儿宫内安危。胎动 ≥ 6 次 /2 小时表示正常，<

6 次 /2 小时或减少 50% 者表示胎儿宫内缺氧。

2.胎心听诊 通过腹部胎心听诊，可发现胎心率的异常变化，从而了解胎儿宫内安危。

3.B 超检查 可了解胎儿大小、胎动、羊水情况，发现胎儿畸形，判定胎位及胎盘位置，了解胎盘成熟度。

4.胎儿电子监护 临床已广泛使用，能连续观察并记录胎心率的动态变化，也可了解胎心与胎动及宫缩之间的关系，评估胎儿宫内安危。对于妊娠期有胎心或胎动异常、高危妊娠至妊娠晚期或已临产者，均应做胎儿电子监护。

（1）胎心率（FHR）的监测

基线胎心率：即在无胎动及无宫缩影响下记录的胎心率。正常胎心率为 110 ~ 160 次 / 分，当 FHR > 160 次 / 分或 < 110 次 / 分，历时 10 分钟以上者为心动过速或心动过缓。

周期性胎心率：即与宫缩有关的胎心率变化。①加速：在宫缩时胎心率基线暂时增加 15bpm 以上，持续时间 15 秒以上，是胎儿良好的表现。②减速：宫缩时出现暂时性胎心率减慢，分为 3 种：a. 早期减速：多是胎头受压、脑血流量一过性减少的表现，多无临床意义（图 6-1）；b. 变异减速：多为子宫收缩时脐带受压、迷走神经兴奋所致（图 6-2）；c. 晚期减速：是胎儿缺氧的表现（图 6-3）。

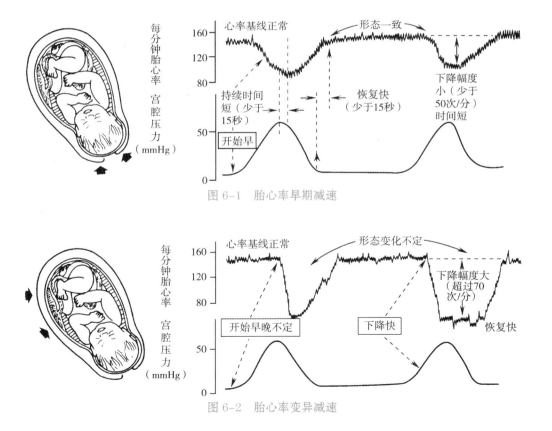

图 6-1 胎心率早期减速

图 6-2 胎心率变异减速

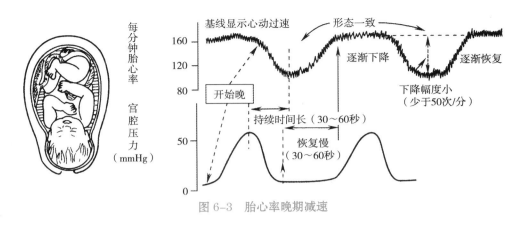

图 6-3　胎心率晚期减速

（2）预测胎儿宫内储备能力

无应激试验（NST）：观察胎动时胎心率的变化，了解胎儿的储备功能。正常时 20 分钟至少有 3 次以上胎动，伴有胎心率加速 > 15bpm，持续 15 秒以上，为有反应型，说明胎儿储备能力良好。若胎动时无胎心率加速或达不到以上标准，为无反应型，提示胎儿储备能力差。

缩宫素激惹试验（OCT）：又称宫缩应激试验（CST）。静脉滴注缩宫素诱导宫缩，若多次宫缩后连续重复出现晚期减速，为 OCT 阳性，提示胎盘功能减退。宫缩后不出现晚期减速为 OCT 阴性，提示胎盘功能尚佳。

5. 胎儿心电图　通过胎儿心脏活动的客观指标及早诊断胎儿宫内缺氧及先天性心脏病。

6. 羊膜镜检查　分娩期胎膜未破，宫口能容受时，可用羊膜镜观察羊水情况，判断胎儿安危。

7. 胎儿头皮血 pH 测定　胎儿头皮血 pH 7.25 ～ 7.35 为正常值，当 pH < 7.20 提示胎儿有严重缺氧并引起酸中毒。

三、胎盘功能检查

1. 胎动计数　是了解胎盘功能最简单而常用的方法。

2. 测定孕妇尿雌三醇（E_3）值　妊娠晚期 24 小时尿 E_3 < 10mg，或测定值突然减少 50% 以上，均提示胎盘功能减退。

3. 测定孕妇尿雌激素与肌酐比值（E/C）　取任意尿测 E/C，若 E/C > 15 为正常值，10 ～ 15 为警戒值，≤ 10 为危险值。

4. 测定孕妇血清胎盘生乳素（hPL）值　妊娠足月 hPL < 4mg/L 或突然降低 50%，提示胎盘功能减退。

5. 缩宫素激惹试验（OCT）　OCT 阳性者为胎盘功能低下。

6. B 超检查　通过 B 超测定羊水量、胎盘情况等可了解胎盘功能。

四、胎儿成熟度检查

1. 正确推算妊娠周数 经仔细询问妊娠史，推算孕周确实≥ 37 周表示胎儿已成熟。

2. B 超检查 胎头双顶径（BPD）值＞ 8.5cm，提示胎儿已成熟。

3. 测宫高腹围 胎儿体重（g）＝宫高（cm）× 腹围（cm）+200（若已入盆 +500），当估计胎儿体重≥ 2500g 时提示胎儿已成熟。

4. 羊水检查 经腹壁羊膜腔穿刺抽取羊水检查。

（1）检测羊水卵磷脂 / 鞘磷脂比值（L/S）：该比值＞ 2，提示胎儿肺成熟。若能测出羊水中磷酸酰甘油，表示胎儿肺成熟，此值更可靠。

（2）其他：检测羊水肌酐值可了解胎儿肾脏成熟度；检测羊水胆红素类物质值可提示胎儿肝脏成熟情况；检测羊水淀粉酶值可提示胎儿唾液腺是否成熟；检测羊水含脂肪细胞出现率，可了解胎儿皮肤成熟与否。

五、胎儿先天畸形及遗传性疾病的产前检查

1. 超声检查 能筛查无脑儿、脑积水、脊柱裂、联体儿等多种胎儿畸形。

2. 羊水检查 羊水甲胎蛋白（AFP）值或羊水乙酰胆碱酶值升高，有开放性神经管异常的可能性。

3. 染色体核型分析 利用羊水、绒毛、胎儿细胞培养，检测胎儿染色体疾病。

4. 基因检测 利用 DNA 分子杂交、聚合酶链反应等技术，检测胎儿基因核苷酸序列，诊断胎儿基因病。

项目三 围生期用药对胎儿及新生儿的影响

妊娠期或哺乳期用药，可通过胎盘或乳汁作用于胎儿或新生儿。药物对胚胎、胎儿和新生儿的影响程度与用药时的胎龄、药物危害等级、用药量、用药时间长短等密切相关，特别是胎龄。受精后 2 周内即着床前期，受精卵与母体组织尚未建立血液联系，此时用药对其影响不大。受精卵着床后至妊娠 12 周左右，是胚胎、胎儿各器官高度分化、迅速发育、不断形成的重要阶段，是药物的致畸敏感期。妊娠 12 周以后直至分娩，药物致畸的敏感性明显减弱，但对有些未分化完全的器官，如生殖系统，仍有可能受到不同程度的影响。神经系统在整个妊娠期间都持续分化发育，故药物影响一直存在。此外，分娩期产程中用药可能会对新生儿产生影响，因此围生期要合理用药。

围生期用药的宗旨是将母婴安全放在首位，合理用药。

1. 合理用药 兼顾孕产妇和胎儿两方面，充分考虑围生期的特殊性，选择对胚胎及胎儿无损害、对孕产妇所患疾病最有效的药物。用药强调因人而异，避免千篇一律，并随病

情变化及时调整、更换。

2. 用药原则　必有明确指征，避免不必要的用药；必在医生指导下用药，不要擅自用药；能用一种药物，避免联合用药；尽量用疗效肯定的老药，避免用对胎儿影响尚难确定的新药；尽量小剂量用药，避免大剂量用药；致畸敏感期尽量不用药。

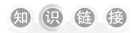
知 识 链 接

美国食品药品监督管理局（FDA）根据药物对人类的不同致畸情况，将药物对胎儿危害的等级标准分为 A、B、C、D、X 等五个等级。

A 级：在人类有对照组的研究中，证明对胎儿无损害。此类药物最安全，但比较少，如适量维生素。

B 级：动物试验表明无胎儿危害，但没有人体实验研究；或对动物有不良影响，但在有良好控制的人体研究中对胎儿无不良影响。此类药物比较安全，对胎儿基本无害，如青霉素、头孢菌素类、克霉唑、红霉素及胰岛素等。

C 级：或缺乏动物及人体的足够研究，或在动物实验中对胚胎不利，但缺乏对人类的资料。对孕妇用此类药需要权衡利弊，确认利大于弊时方能使用，如庆大霉素、异烟肼、异丙嗪等。

D 级：有证据表明对胎儿有危害。除非用药后对孕产妇有绝对效果，否则不考虑应用，如硫酸链霉素等。

X 级：有证据表明对胚胎有危险，妊娠期间禁止使用，如果必须使用，则需要终止妊娠，如甲氨蝶呤、己烯雌酚等。

囊胚着床后至妊娠 12 周是药物的致畸期，不宜应用 C、D、X 级药物。

复习思考

1. 我国目前规定的围生期范围是指哪个阶段？

2. 某孕妇妊娠 32 周，自觉胎动减少，来医院就诊。经胎心监护检查 NST 为有反应型，这是什么意思呢？

3. 一妊娠 35 周孕妇，因前置胎盘反复出血需要决定何时终止妊娠，但担心胎儿是否成熟，现在分娩孩子有无危险。请问：该怎样判断胎儿是否成熟？

扫一扫，知答案

扫一扫，看课件

模 块 七

妊娠病理

【学习目标】

掌握：

1. 流产的定义、分类、临床表现、诊断及治疗。

2. 早产的定义、临床表现、诊断及治疗。

3. 输卵管妊娠的定义、临床表现、诊断及治疗。

4. 妊娠期高血压疾病的分类、临床表现、诊断及治疗。

5. 前置胎盘的定义、分类、临床表现、诊断及治疗。

6. 胎盘早剥的定义、分类、临床表现、诊断及治疗。

熟悉：

1. 流产、输卵管妊娠、妊娠期高血压疾病、胎盘早剥的病因、病理。

2. 早产的病因，早产、胎膜早破的预防。

3. 过期妊娠、死胎、胎膜早破、羊水过多、羊水过少的定义、临床表现、诊断及治疗。

4. 双胎妊娠的诊断及治疗。

了解：

1. 流产、输卵管妊娠、妊娠期高血压疾病、前置胎盘、胎盘早剥的鉴别诊断。

2. 过期妊娠、死胎、胎膜早破、羊水过多、羊水过少的病因。

案例导入

王女士，25 岁，停经 56 天，阴道少量流血 3 天，伴轻微下腹痛，来院就诊。检查子宫如孕 8 周大小，宫口闭，少量血液自宫颈口流出。尿 hCG（＋）。

B超下可见宫内妊娠囊，形态正常，有心管搏动。

思考：该患者的诊断是什么？如何治疗？

项目一　流　产

凡妊娠不足 28 周、胎儿体重不足 1000g 而终止者，称为流产。发生在妊娠 12 周前者，称为早期流产。发生在妊娠 12 周或之后者，称为晚期流产。流产有自然流产和人工流产之分。本节仅介绍自然流产。

一、病因病理

（一）病因

导致流产的原因较多，主要有以下几方面：

1. 胚胎因素　胚胎和胎儿染色体异常是早期流产最常见的原因，多为染色体数目异常，如三体、X 单体等，染色体结构异常引起流产并不常见。除遗传因素外，感染、药物等因素也可引起胚胎染色体异常。

2. 母体因素

（1）全身性疾病：孕妇患全身性疾病，如严重感染、严重贫血、心力衰竭、高热疾病、血栓性疾病、慢性肝肾疾病或高血压等，有可能导致流产。

（2）生殖器官异常：如子宫畸形（如子宫发育不良、子宫中隔、双子宫等）、子宫黏膜下肌瘤及部分肌壁间肌瘤、子宫腺肌瘤等，可影响胚胎着床和发育而导致流产。宫颈内口松弛、宫颈重度裂伤等可导致胎膜早破而发生晚期流产。

（3）内分泌异常：如黄体功能不足、甲状腺功能减退症、严重糖尿病控制不良等，可导致流产。

（4）强烈应激与不良习惯：妊娠期腹部手术、外伤、性交过度，以及过度紧张、焦虑、恐惧等精神创伤，可引起流产。孕妇过量吸烟、酗酒、过量饮咖啡、吸毒等均可能导致流产。

（5）免疫功能异常：包括自身免疫功能异常和同种免疫功能异常。

3. 父亲因素　精子染色体异常可能导致流产。

4. 环境因素　过多接触放射线和某些有害的化学物质（如砷、铅、苯、甲醛、氯丁二烯、氧化乙烯等），均可能引起流产。

（二）病理

流产的病理过程因其发生的时间不同而异。

1. 早期流产 胚胎多数先死亡，继之发生底蜕膜坏死出血，胚胎的绒毛与蜕膜层剥离，剥离的胚胎组织引起子宫收缩而被排出，故常表现为先出现阴道流血后腹痛。妊娠 8 周内，胎盘绒毛与子宫蜕膜联系还不牢固，流产时妊娠产物可完全与子宫壁剥离而排出，出血不多。妊娠 8 ～ 12 周时，绒毛发育已深入蜕膜层，流产时妊娠产物不易完全剥离，影响子宫收缩，出血较多。

2. 晚期流产 妊娠 12 周以后因胎盘已形成，流产时往往先出现腹痛，然后排出胎儿、胎盘。

二、临床表现

停经后阴道流血和腹痛是流产的主要临床症状。早期流产为先出现阴道流血，后出现腹痛。晚期流产的临床过程与早产及足月产相似，先出现腹痛（阵发性子宫收缩），后出现阴道流血。

三、临床类型

自然流产的发展过程简示如下（图 7-1）：

1. 先兆流产 表现为停经后出现少量阴道流血，量比月经量少，有时伴有轻微下腹痛、下坠感或腰背痛。妇科检查：宫颈口未开，胎膜未破，子宫大小与停经周数相符。经休息及

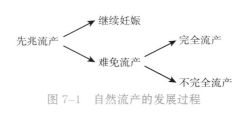

图 7-1　自然流产的发展过程

有效处理后症状消失，可继续妊娠；若症状加重，可发展为难免流产。

2. 难免流产 指流产不可避免。在先兆流产的基础上，阴道流血量增多，阵发性下腹痛加剧，或出现阴道流液（因胎膜破裂）。妇科检查：宫颈口已扩张，组织物尚未排除，有时可见胚胎组织或胎囊堵塞于宫颈口内，子宫大小与停经周数相符或略小。

3. 不全流产 难免流产继续发展，部分妊娠物排出宫腔，部分残留于宫腔内或堵塞于宫颈口处，影响子宫收缩，阴道流血不止，严重时可发生失血性休克。妇科检查：宫颈口扩张，宫颈口可见妊娠物堵塞，出血不断，子宫小于停经周数。

4. 完全流产 指妊娠物已全部排出，阴道流血逐渐停止，腹痛逐渐消失。妇科检查：宫颈口已关闭，子宫接近正常大小。

5. 稽留流产 又称过期流产。指胚胎或胎儿已死亡，但滞留于宫腔内未能及时自然排出者。有先兆流产症状或无任何症状。胚胎或胎儿死亡后，子宫不再增大反而缩小，早孕反应消失。若已至妊娠中期，孕妇自觉胎动消失。妇科检查：宫颈口关闭，子宫较停经周数小，质地变硬，不能闻及胎心音。

6. 复发性流产 指同一性伴侣连续自然流产 3 次或 3 次以上者。复发性流产大多数是

早期流产，少数是晚期流产。大多数专家认为连续发生 2 次自然流产即应重视并予评估。

7. 流产合并感染　流产过程中，若阴道流血时间长，有组织残留于宫腔内或人工流产术后，可能引起宫腔感染。感染常为厌氧菌和需氧菌混合感染。严重感染可并发盆腔炎、腹膜炎、败血症及感染性休克等。

四、诊断

根据病史、临床表现，诊断流产并不困难，少数需行辅助检查。确诊流产后，还需确定其临床类型。常用的辅助检查方法是：

1. B 型超声检查　根据妊娠囊的形态、有无胎心搏动、妊娠囊的位置，可协助确诊流产类型及指导正确的治疗。

2. 妊娠试验　尿早早孕诊断试纸条法，对诊断妊娠有价值。血 hCG 连续定量测定，可进一步了解流产的预后。

3. 孕激素测定　测定血孕酮水平，可以协助判断先兆流产的预后。

五、鉴别诊断

各种类型流产的鉴别诊断要点如下（表 7-1）。早期流产应与异位妊娠、葡萄胎、功能失调性子宫出血及子宫肌瘤等相鉴别。

表 7-1　各种类型流产的鉴别诊断

类型	病史			妇科检查	
	出血量	下腹痛	组织物排出	子宫颈口	子宫大小
先兆流产	少	无或轻	无	闭	与孕周相符
难免流产	由中至多	加剧	无	扩张	相符或略小
不全流产	由少至多	减轻	部分排出	扩张或有组织物堵塞	小于妊娠周数
完全流产	由少至无	无	全部排出	闭	正常或稍大

六、治疗

1. 先兆流产　卧床休息，禁忌性生活，对精神紧张者可给予少量对胎儿无害的镇静剂。黄体功能不全者可给予黄体酮注射液 10 ～ 20mg，每日或隔日 1 次肌内注射，口服维生素 E 治疗；甲状腺功能低下者可口服小剂量甲状腺片。治疗期间应密切注意病情变化，动态了解胚胎发育情况。

2. 难免流产　一旦确诊，应及早清除胚胎及胎盘组织。早期流产应及时行清宫术，并认真检查妊娠物，必要时送病理检查。晚期流产可用缩宫素促进子宫收缩，使胎儿及胎盘娩出，必要时刮宫以清除宫腔内残留的妊娠物。应给予抗生素预防感染。

3. 不全流产 一经确诊，及时行刮宫术或钳刮术，清除宫内残留组织。出血多伴休克者，应同时输血输液，并给予抗生素预防感染。

4. 完全流产 流产症状消失，如无感染征象，一般不需特殊处理。

5. 稽留流产 处理较困难。胎盘组织机化，与子宫壁紧密粘连，因此刮宫困难。晚期流产稽留时间过长可能发生凝血功能障碍，处理前应先行凝血功能检查，做好备血、输液准备。如凝血功能正常，先口服炔雌醇 1mg，每日 2 次，连用 5 天，以提高子宫肌肉对缩宫素的敏感性。子宫小于 12 孕周者，行刮宫术，刮宫时应特别小心，避免子宫穿孔，不能一次刮净者，5 ～ 7 日后再次刮宫。子宫大于 12 孕周者，静脉滴注缩宫素或应用米非司酮加米索前列醇，促使胎儿及胎盘排出。如出现凝血功能障碍，应尽快使用肝素、纤维蛋白原及输新鲜血液、冰冻血浆等，待凝血功能好转后再进一步处理。

6. 复发性流产 找到复发性流产的原因，对因处理。对原因不明的复发性流产，行主动免疫治疗有一定疗效，但仍有争议。

7. 流产合并感染 出血不多者，先控制感染，再刮宫。出血多者，抗感染、输血的同时用卵圆钳夹出大块组织，使出血量减少，待感染控制后再彻底刮宫。感染性休克者，积极纠正休克，病情稳定后再清宫。脓肿形成者，予以引流，必要时切除子宫。

项目二 早 产

早产是指妊娠满 28 周至不满 37 足周之间分娩者。此期娩出的胎儿称为早产儿，出生体重多小于 2500g。早产儿各器官发育尚不成熟，出生孕周越小，体重越轻，预后越差。

一、分类及原因

按原因早产可分为：自发性早产、未足月胎膜早破早产和治疗性早产三类。

1. 自发性早产 自发性早产的高危因素包括：妊娠间隔时间小于 18 个月或大于 5 年、早产史、早孕期有先兆流产、细菌性阴道病、宫内感染、子宫过度膨胀、胎盘因素、孕期高强度劳动、牙周病、不良生活习惯、贫困和低教育人群。

2. 未足月胎膜早破早产 病因及高危因素包括：细菌性阴道病、宫颈功能不全、宫内感染、子宫过度膨胀、子宫畸形、PPROM 史、体重指数＜ 19.8kg/m^2、营养不良、吸烟、辅助生殖技术受孕等。

3. 治疗性早产 由于母体或胎儿的健康原因不允许继续妊娠，在不足 37 周前采取引产或剖宫产终止妊娠，即为治疗性早产。

二、临床表现及诊断

主要临床表现为子宫收缩，其过程与足月临产相似。早产可分为先兆早产和早产临产两个阶段。有规律或不规律子宫收缩，伴宫颈管进行性缩短，即为先兆早产。符合以下条件为早产临产：①出现规律性子宫收缩（20 分钟 ≥ 4 次或 60 分钟 ≥ 8 次），伴宫颈的进行性改变；②宫颈扩张 1cm 以上；③宫颈展平 ≥ 80%。

三、预防

1. 定期产前检查，指导孕期卫生，积极治疗泌尿生殖道感染，孕晚期节制性生活。

2. 加强高危妊娠管理，积极治疗妊娠合并症和并发症。

3. 宫颈内口松弛者，妊娠 14 ～ 18 周行宫颈内口环扎术。

4. 对怀疑宫颈功能不全者，可选用黄体酮阴道制剂、宫颈环扎术、子宫托等方法治疗。

四、治疗

治疗原则：若胎膜完整，在母胎情况允许时尽量保胎至 34 周。

1. 卧床休息　先兆早产需住院并相对卧床休息。早产临产应绝对卧床休息。

2. 促胎肺成熟治疗　妊娠 < 34 周，1 周内有可能分娩者应使用地塞米松注射液 6mg 肌内注射，每 12 小时 1 次，共 4 次，促进胎儿肺成熟。

3. 抑制宫缩　先兆早产者，通过抑制宫缩，能明显延长孕周。目前常用药物有：β - 肾上腺素受体激动剂、硫酸镁、阿托西班、钙通道阻滞剂、前列腺素合成酶抑制剂。

4. 控制感染　做阴道分泌物细胞学检查，有条件者可做羊水感染指标的相关检查。阳性者应根据药敏试验选用对胎儿安全的抗生素。

5. 终止早产的指征　下列情况，需终止早产治疗：①宫缩进行性加强，经过治疗无法控制者；②继续妊娠对母胎的危险大于胎儿肺成熟对胎儿的好处；③有宫内感染者；④孕周已达 34 周。

6. 分娩期处理　大部分早产儿可经阴道分娩。产程中应给产妇吸氧，密切观察胎心变化；第二产程可做会阴后 - 侧切开，缩短第二产程，预防早产儿颅内出血。对早产胎位异常者，在权衡新生儿存活利弊的基础上，可考虑剖宫产。

项目三　异位妊娠

受精卵在子宫体腔以外着床称为异位妊娠，习惯称为宫外孕。异位妊娠包括输卵管妊娠、卵巢妊娠、腹腔妊娠、宫颈妊娠及阔韧带妊娠等，其中以输卵管妊娠最常见，占异位妊娠的95%。本节阐述输卵管妊娠。

输卵管妊娠是妇产科常见的急腹症，是孕产妇死亡的原因之一。输卵管妊娠因其发生的部位不同又可分为间质部、峡部、壶腹部和伞部妊娠（图7-2）。以壶腹部妊娠最多见，其次是峡部，伞部和间质部少见。

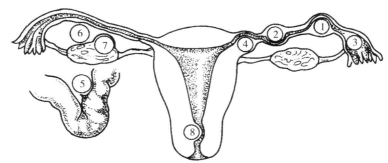

① 输卵管壶腹部妊娠　② 输卵管峡部妊娠　③ 输卵管伞部妊娠　④ 输卵管间质部妊娠

⑤ 腹腔妊娠　⑥ 阔韧带妊娠　⑦ 卵巢妊娠　⑧ 宫颈妊娠

图 7-2　异位妊娠的发生部位

一、病因

1. 输卵管炎症　是输卵管妊娠的主要病因，可分为输卵管黏膜炎和输卵管周围炎。输卵管黏膜炎可以使输卵管腔黏膜皱褶粘连，管腔变窄，或纤毛受损，导致受精卵在输卵管运行受阻；输卵管周围炎使输卵管周围粘连，输卵管扭曲，管腔狭窄，蠕动减弱等影响受精卵的运行。这些因素均妨碍了受精卵的顺利通过和运行而形成输卵管妊娠。

2. 输卵管妊娠史或手术史　曾有输卵管妊娠史者，再次妊娠复发的几率达10%。曾有输卵管绝育术及手术史者，输卵管妊娠的发生率为10%～20%。尤其是腹腔镜下电凝输卵管及硅胶环套术绝育者，可因输卵管瘘或再通而导致输卵管妊娠。

3. 输卵管发育不良或功能异常　输卵管过长、弯曲、肌层发育差、黏膜纤毛缺乏、输卵管憩室等，均可造成输卵管妊娠。输卵管蠕动、纤毛活动及上皮细胞的分泌异常，可影响受精卵的正常运行。此外，精神因素可引起输卵管痉挛和蠕动异常，干扰受精卵运送。

4. 其他　辅助生殖技术的应用、避孕失败、子宫肌瘤或卵巢肿瘤压迫输卵管、子宫内膜异位症等均可增加输卵管妊娠的发生率。

二、病理

（一）输卵管妊娠的转归

1. 输卵管妊娠流产　多见于输卵管壶腹部妊娠，多在妊娠8～12周发病。由于种植在输卵管的受精卵蜕膜形成不完整，发育中的囊胚常突向管腔，最终突破包膜而出血，胚泡与管壁分离，若整个囊胚完整剥离落入管腔，刺激输卵管逆蠕动经伞端排出到腹腔，形成输卵管妊娠完全流产，出血一般不多。若囊胚剥离不完整，妊娠产物部分排出到腹腔，部分附着于输卵管壁，形成输卵管妊娠不全流产，则出血多，不易止血（图7-3）。

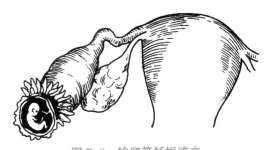

图 7-3 输卵管妊娠流产

2. 输卵管妊娠破裂 多见于输卵管峡部妊娠，多在妊娠6周左右发病。囊胚生长发育时，绒毛侵袭输卵管肌层及浆膜层，最终穿破浆膜，形成输卵管妊娠破裂。输卵管肌层血管丰富，破裂所致的出血远比输卵管妊娠流产严重，短期内可使患者休克，也可反复出血，在盆腔与腹腔内形成积血和血肿。输卵管间质部妊娠虽少见，但由于间质部管腔周围肌层较厚，血运丰富，破裂常发生于孕12～16周，其破裂如同子宫破裂，症状极为严重，短时间内即可出现低血容量休克症状。

3. 陈旧性宫外孕 输卵管妊娠流产或破裂未及时治疗，长期反复内出血所形成的盆腔血肿机化变硬并与周围组织粘连，称为陈旧性宫外孕。

4. 继发性腹腔妊娠 输卵管妊娠流产或破裂时，胚胎被排入腹腔或阔韧带内，多数死亡，偶有存活者。若存活胚胎的绒毛组织附着于原位或排至腹腔后重新种植而获得营养，可继续生长发育，形成继发性腹腔妊娠。

（二）子宫的变化

输卵管妊娠和正常妊娠一样，体内甾体激素分泌增加，致使月经停止来潮，子宫增大变软，子宫内膜也可出现蜕膜反应。若胚胎受损或死亡，体内激素水平下降，蜕膜自宫壁剥离而发生阴道流血，蜕膜随血液一起排出。排出的组织见不到绒毛，组织学检查无滋养细胞。

三、临床表现

输卵管妊娠的临床表现与受精卵着床的部位、病理结局，以及出血量多少和时间长短等有关。

（一）症状

1. 停经 多有6～8周停经史。20%～30%的患者无明显停经史，可能是将异位妊娠的不规则阴道流血误认为月经。

2. 腹痛 是输卵管妊娠患者的主要症状。输卵管妊娠流产或破裂之前，常表现为一侧下腹部隐痛或酸胀感。当发生输卵管妊娠流产或破裂时，患者突感一侧下腹部撕裂样疼痛,常伴有恶心、呕吐。血液若局限于病变区,主要表现为一侧下腹部疼痛,当血液积聚于直肠子宫陷凹处时,出现肛门坠胀感。血液由下腹部流向全腹,疼痛向全腹部扩散,若血液刺激膈肌,可引起肩胛部放射性疼痛及胸部疼痛。

3. 阴道流血 胚胎死亡后,常有不规则阴道流血,色暗红或深褐,量少,一般不超过月经量,少数患者阴道流血类似月经。阴道流血常伴有蜕膜管型或蜕膜碎片排出,病灶去除后,阴道流血方能停止。

4. 晕厥与休克 腹腔内大量出血及剧烈腹痛,患者可出现晕厥或休克。出血量越多、速度越快,症状出现越迅速、越严重,但与阴道流血量不成正比。

5. 腹部包块 若输卵管妊娠流产或破裂所形成的血肿时间较久者,因血液凝固并与周围组织或器官发生粘连可形成包块,包块较大或位置较高者,腹部可扪及。

(二)体征

1. 一般情况 腹腔内出血较多时,患者呈贫血貌,面色苍白,脉搏快而细弱,血压下降等休克表现。

2. 腹部检查 下腹明显压痛及反跳痛,以患侧为著,轻度腹肌紧张。出血多时,叩诊有移动性浊音。部分患者下腹可触及包块。

3. 盆腔检查 阴道内常有来自宫腔的少许血液。子宫略大较软。输卵管妊娠未发生流产或破裂者,触及输卵管肿大和轻压痛。输卵管妊娠流产或破裂者,阴道后穹隆饱满、触痛;将宫颈轻轻上抬或向左右摆动时引起剧烈疼痛,称为宫颈举痛或摇摆痛,是输卵管妊娠的主要体征之一;内出血多时,子宫有漂浮感;一侧附件区可触及边界不清、触痛明显的包块,若病变持续较久时,可触及质硬、边界清楚的肿块。

四、诊断

有典型输卵管妊娠流产或破裂的症状及体征者,诊断并不困难。但在输卵管妊娠流产或破裂之前,或症状不典型者,则容易被忽略或误诊,需密切监护病情变化,以及采用下列辅助检查协助诊断:

1. hCG 测定 hCG 测定是早期诊断异位妊娠的重要方法。异位妊娠患者体内的 hCG 水平较宫内妊娠低。连续监测血 hCG,若倍增时间大于 7 日,异位妊娠可能性极大;倍增时间小于 1.4 日,异位妊娠可能性极小。

2. B 型超声检查 宫腔内未探及妊娠囊,一侧附件区探及低回声包块,内含妊娠囊。如输卵管妊娠流产或破裂,腹腔内、子宫直肠陷凹有液性暗区。

3. 阴道后穹隆穿刺 是一种简单可靠的诊断方法,适用于疑有腹腔内出血的患者。如抽出暗红色不凝血液,说明腹腔有内出血存在。

4. 腹腔镜检查 为异位妊娠诊断的金标准,而且可在确诊的同时行镜下手术治疗。

5. 诊断性刮宫　很少应用，通过诊刮将宫腔刮出物或排出物做病检，如果仅见蜕膜未见绒毛，有助于诊断异位妊娠。如果见到绒毛，则考虑宫内妊娠。

五、鉴别诊断

输卵管妊娠应与流产、急性盆腔炎、急性阑尾炎、卵巢囊肿蒂扭转、黄体破裂等疾病相鉴别。

六、治疗

本病的治疗包括药物治疗和手术治疗。

1. 药物治疗　主要适用于早期输卵管妊娠，要求保留生育能力的年轻患者。符合下列条件可采用药物治疗：①无药物治疗的禁忌证；②输卵管妊娠未发生破裂；③妊娠囊直径≤4cm；④血 hCG < 2000U/L；⑤无明显内出血。常用药物为甲氨蝶呤（MTX）。治疗期间注意药物的不良反应，应用 B 超和 hCG 进行严密监测，注意患者的病情变化和药物的毒性反应。若病情无改善，甚至发生急性腹痛或输卵管破裂症状，则应立即手术治疗。

2. 手术治疗　适应证：①生命体征不稳定或有腹腔内出血征象者；②诊断不明确者；③异位妊娠有进展者；④随诊不可靠者；⑤经保守治疗无效或有保守治疗禁忌证者。手术有两种方式，即保守手术和根治手术。保守手术为保留患侧输卵管，适用于有生育要求的年轻患者，特别是对侧输卵管已切除或有明显病变者。根治手术为切除患侧输卵管，适用于无生育要求的输卵管妊娠、内出血并发休克的患者。

项目四　过期妊娠

凡平时月经规则，妊娠达到或超过 42 周尚未分娩者，称过期妊娠。过期妊娠可导致胎儿宫内窘迫、胎粪吸入综合征、过熟综合征、巨大儿、难产及围生儿死亡等。

一、病因与病理

1. 病因　目前尚不清楚，可能与内分泌异常、头盆不称、家族遗传及胎儿畸形等因素有关。

2. 病理

（1）胎盘：有两种类型：一是胎盘功能正常，胎盘外形和镜检均与正常胎盘相似，但重量略增加；二是胎盘功能减退，绒毛表面出现纤维蛋白沉积及钙化灶。

（2）羊水：过期妊娠的羊水量可减少至 300mL 以下，羊水粪染率明显增高。

（3）胎儿：可出现三种情况，即正常生长致巨大胎儿、胎儿过熟综合征、胎儿生长受限。

二、对母儿的影响

（1）对围产儿的影响：巨大儿、胎儿过熟综合征、胎儿窘迫、胎粪吸入综合征及新生儿窒息等发病率增高，围产儿死亡率高。

（2）对母体的影响：产程延长和难产率增高，使母体产伤及手术产率增高。

三、临床表现

妊娠达到或已超过 42 周仍未临产，由于胎盘的病理变化，易发生胎儿宫内窘迫和巨大儿、胎心音异常等临床表现。

四、诊断

诊断的关键是核实孕周，确定胎盘功能是否正常。

1. 了解平时的月经史、避孕史，根据末次月经时间、早孕反应开始出现的时间、胎动开始出现的时间、宫底高度、B 型超声检查结果等加以推算。

2. 通过胎动计数、测尿雌三醇与肌酐（E/C）比值、胎儿电子监护仪检测、B 型超声监测及羊膜镜检查等综合判断胎盘功能。

五、处理

尽量避免过期妊娠，妊娠 41 周后，应考虑终止妊娠。根据宫颈成熟度、胎儿大小、胎儿安危状况综合分析，选择恰当的分娩方式。

1. 若宫颈成熟度差，引产前先促进宫颈成熟。目前常用的促宫颈成熟的方法是 PGE_2 阴道制剂和宫颈扩张球囊。

2. 宫颈已成熟即可行引产术，常用静脉滴注缩宫素，诱发宫缩直至临产。胎头已衔接者，通常先行人工破膜，1 小时后开始滴注缩宫素引产。

3. 进入产程后，鼓励产妇左侧卧位、吸氧，严密观察宫缩、胎心、羊水性状及产程进展，及早发现胎儿窘迫，并及时处理。应做好抢救新生儿的一切准备。羊水Ⅲ度污染者应在喉镜直视下吸出气管内容物。

4. 过期妊娠时，胎盘功能减退，胎儿储备能力下降，应适当放宽剖宫产指征。

项目五　多胎妊娠

多胎妊娠指一次妊娠宫腔内同时有两个或两个以上胎儿。近年来因辅助生殖技术广泛开展,多胎妊娠发生率明显增高。多胎妊娠的并发症与死亡率均高于单胎妊娠,应加倍重视。多胎妊娠中以双胎妊娠多见,故本节仅讨论双胎妊娠。

一、类型及特点

1. **双卵双胎** 由两个卵子分别受精形成,发生率占双胎妊娠的70%,与遗传、应用促排卵药物及多胚胎宫腔内移植有关。因两个卵子的遗传基因不完全相同,故两个胎儿的性别和血型可以相同也可以不同,外貌、指纹、精神类型等不同。胎盘多为两个,也可融合成一个。有两个羊膜腔。

2. **单卵双胎** 由一个受精卵分裂形成,发生率占双胎妊娠的30%,形成原因不明。两个胎儿具有相同的遗传基因,故性别、血型及外貌等均相同。由于受精卵在早期发育阶段发生分裂的时间不同,形成4种类型:双羊膜囊双绒毛膜单卵双胎、双羊膜囊单绒毛膜单卵双胎、单羊膜囊单绒毛膜单卵双胎、联体双胎。

二、诊断

1. **病史** 双卵双胎多有家族史,妊娠前用过促排卵药或接受了体外受精多胚胎移植治疗。

2. **临床表现** 早孕反应重,子宫增大超过妊娠月份,妊娠中期后体重增加迅速,下肢水肿、静脉曲张等压迫症状出现早且明显,妊娠晚期常有呼吸困难、胃部饱满及活动不便等。

妊娠中晚期腹部可触及多个小肢体,胎头较小,在不同部位可听到两个胎心。

3. **辅助检查** 超声检查是目前确诊双胎妊娠最主要的辅助检查方法。

三、并发症

1. **孕妇并发症** 如妊娠期高血压疾病、妊娠期肝内胆汁淤积症、贫血、羊水过多、胎膜早破、宫缩乏力、胎盘早剥、产后出血、流产。

2. **围产儿并发症** 如早产、脐带异常、胎头交锁及胎头碰撞、胎儿畸形。

3. **单绒毛膜双胎特有的并发症** 如双胎输血综合征、选择性胎儿生长受限、一胎无心畸形、单绒毛膜单羊膜囊双胎。

四、治疗

1. 妊娠期

(1)补充足够的营养,以适应两个胎儿生长发育的需要。

(2)及时防治妊娠期并发症。

（3）防治早产（卧床休息，减少活动量，34周前出现产兆应抑制宫缩，一旦出现宫缩或阴道流液应住院治疗等）。

（4）密切监测胎儿的生长发育情况及胎位变化。

2. 终止妊娠的指征 ①合并急性羊水过多，孕妇腹部过度膨胀，严重不适者；②胎儿畸形者；③母亲有严重并发症，不允许继续妊娠者；④预产期已到，尚未临产，胎盘功能减退者。

3. 分娩期 多数能经阴道分娩。产程中应注意：严密观察产程、胎心及胎位的变化，做好输液、输血、抢救新生儿的准备。产程中若出现宫缩乏力可给予低浓度缩宫素缓慢静滴。

当第一胎儿娩出后，立即夹紧胎盘侧脐带，以防第二个胎儿失血，助手在腹部固定第二个胎儿为纵产式。行阴道检查了解胎位及排除脐带脱垂，并监测胎心、宫缩及阴道流血等情况。若无异常，等待自然分娩，通常在20分钟左右第二个胎儿娩出，如等待15分钟仍无宫缩，可行人工破膜或静脉滴注低浓度缩宫素，促进子宫收缩。如发现脐带脱垂、胎盘早剥、第二个胎儿为横位，立即行产钳助产、内倒转术、臀牵引术等阴道助产术，甚至是剖宫产，迅速娩出胎儿。

剖宫产指征：①第一个胎儿为肩先露、臀先露；②宫缩乏力，经处理无效者；③胎儿宫内窘迫，短时间内不能经阴道分娩者；④严重妊娠并发症需尽快终止妊娠者；⑤联体双胎孕周＞26周者。

无论阴道分娩还是剖宫产，均应积极防治产后出血，如临产前应备血，胎儿娩出前建立静脉通路，第二个胎儿娩出后立即使用宫缩剂等。

项目六　死　胎

妊娠20周以后，胎儿在子宫内死亡，称为死胎。胎儿在分娩过程中死亡，称为死产，也是死胎的一种。

一、病因

1. 脐带及胎盘因素 如脐带脱垂、脐带绕颈缠体、脐带打结、前置胎盘、胎盘早剥、急性绒毛膜羊膜炎等，导致胎儿缺氧。

2. 胎儿因素 如胎儿生长受限、胎儿畸形、双胎输血综合征、胎儿感染、母儿血型不合、严重遗传性疾病等。

3. 孕妇情况 如严重的妊娠合并症、并发症，子宫收缩力过强，子宫畸形，子宫破裂，子宫张力过大等。

二、临床表现

1. 胎动停止，子宫不再继续增大。乳房胀感消失、缩小。部分孕妇可有阴道流血或污秽褐色黏液排除。胎儿一般于死后 2 ～ 3 周自然排出。

2. 腹部检查发现子宫底高度及腹围缩小，触不到胎动，胎心消失。

3. 胎儿死亡时间长者，孕妇可出现全身疲乏、食欲不振、腹部下坠、体重减轻。死胎在宫腔内停留时间过久可引起母体凝血功能障碍。

三、诊断

孕妇自觉胎动停止，子宫停止增长，检查听不到胎心，子宫小于孕周，B 型超声检查可确诊。

四、处理

死胎一经确诊，详尽完善病史后尽快引产。原则是尽量经阴道分娩，剖宫产仅限于特殊情况下使用。胎儿死亡 4 周尚未排出，应行凝血功能检查。注意预防产后出血和感染。

项目七　妊娠期高血压疾病

妊娠期高血压疾病是妊娠与血压升高并存的一组疾病，发病率为 5% ～ 12%。该组疾病严重影响母婴健康，是我国孕产妇及围产儿死亡的主要原因之一。

一、高危因素与病因

1. 高危因素　流行病学调查发现，与妊娠期高血压疾病密切相关的因素有：孕妇年龄 $\geqslant$ 40 岁；抗磷脂抗体阳性；子痫前期病史；子痫前期家族史；初次产检时 BMI $\geqslant$ 35kg/m^2；高血压、慢性肾炎、糖尿病；本次妊娠为初产妇、多胎妊娠、妊娠间隔时间 $\geqslant$ 10 年及孕早期收缩压 $\geqslant$ 130mmHg 或舒张压 $\geqslant$ 80mmHg。

2. 病因　本病病因尚不明了，可能与子宫螺旋小动脉重铸不足、炎症免疫过度激活、血管内皮细胞受损、遗传因素、营养缺乏、胰岛素抵抗等有关。

二、病理生理变化

本病的基本病理变化是全身小动脉痉挛。由于小动脉痉挛，造成管腔狭窄，致外周阻力增加，引起高血压；肾血管内皮细胞受损，通透性增加，体液和蛋白质渗出，产生蛋白尿；肾小球滤过功能下降，肾小管重吸收功能增加，水钠潴留，表现为水肿。

全身各个组织器官因缺血和缺氧而受到损害，出现不同的临床征象，严重时可导致抽搐、昏迷、脑水肿、脑出血、心肾功能衰竭、肺水肿、肝细胞坏死及硬膜下出血、视力障碍甚至失明、胎盘功能下降、胎儿生长受限、胎儿窘迫、胎盘早期剥离及凝血功能障碍等。

三、分类及临床表现

妊娠期高血压疾病的分类及临床表现（表 7-2）。

表 7-2　妊娠期高血压疾病的分类及临床表现

分类		临床表现
妊娠期高血压		妊娠期出现高血压，收缩压≥ 140mmHg 和（或）舒张压≥ 90mmHg，于产后 12 周内恢复正常；尿蛋白（−）；产后方可确诊。少数患者可伴有上腹部不适或血小板减少
子痫前期	轻度	妊娠 20 周后出现收缩压≥ 140mmHg 和（或）舒张压≥ 90mmHg，伴蛋白尿≥ 0.3g / 24h，或随机尿蛋白（＋）
	重度	出现下述任一情况可诊断为重度子痫前期：①血压持续升高：收缩压≥ 160mmHg 和（或）舒张压≥ 100mmHg；②蛋白尿≥ 5.0g/24h 或随机蛋白尿≥（+++）；③肾功能异常：少尿或血清肌酐＞ 106μmol/L；④低蛋白血症伴胸腔积液或腹腔积液；⑤肝功能异常，AST 或 ALT 升高；⑥持续上腹部疼痛，肝包膜下血肿或肝破裂症状；⑦持续头痛或视觉障碍或其他脑神经症状；⑧血液系统异常，血小板＜ 100×10⁹/ L；血管内溶血、贫血、黄疸或血 LDH 升高；⑨肺水肿、心力衰竭；⑩羊水过少或胎儿生长受限；⑪妊娠 24 周以前发病
子痫		子痫前期孕妇出现不能用其他原因解释的抽搐。表现为抽搐、口吐白沫、深昏迷；数秒钟后发展为典型的全身高张阵挛惊厥、有节律的肌肉收缩和紧张，持续 1 ～ 1.5 分钟，抽搐时呼吸暂停；此后抽搐停止，恢复呼吸，最后意识恢复，但易激惹、烦躁
慢性高血压并发子痫前期		妊娠前没有蛋白尿，妊娠后出现蛋白尿≥ 0.3g/24h；或妊娠前有蛋白尿，妊娠后蛋白尿明显增加或血压进一步升高或血小板计数＜ 100×10⁹/ L
妊娠合并慢性高血压		妊娠 20 周前收缩压≥ 140mmHg 和（或）舒张压≥ 90mmHg（除外滋养细胞疾病），妊娠期无明显加重；或妊娠 20 周后首次诊断为高血压并持续到产后 12 周以后

四、诊断

根据病史、临床表现及辅助检查即可做出诊断，同时应注意有无并发症及凝血机制障碍。

1. **病史**　有本病的高危因素及上述临床表现，注意有无头痛、视力改变、上腹不适等。

2. **高血压**　同一手臂至少 2 次测量，收缩压≥ 140mmHg 或舒张压≥ 90mmHg。血压升高至少应出现两次以上，间隔 4 小时或以上。

3. **尿蛋白**　24 小时内尿液中的蛋白含量≥ 0.3g，或随机尿蛋白≥ 3g/L，或尿蛋白定性≥（+），为蛋白尿。

4.辅助检查

（1）常规检查：血常规，尿常规，肝肾功能，血脂，尿酸，凝血功能，心电图，胎心监测，B型超声检查胎儿、胎盘、羊水。

（2）子痫前期、子痫视病情发展、诊治需要酌情增加以下检查：眼底检查，凝血功能检查，电解质，B型超声等影像检查肝、胆、胰、脾、肾等脏器，血气分析，心脏彩超及心功能测定，脐动脉血流指数、子宫动脉等血流变化，头颅CT或MRI检查等。

五、鉴别诊断

子痫前期应与慢性肾炎合并妊娠相鉴别，子痫应与癫痫、脑血管畸形破裂出血、脑肿瘤、脑炎、脑膜炎、低血糖昏迷及糖尿病昏迷等相鉴别。

六、治疗

（一）治疗原则

妊娠期高血压疾病治疗的目的是控制病情、延长孕周、确保母儿安全。治疗的基本原则是：休息、镇静、解痉，有指征地降压、利尿，密切监测母胎情况，适时终止妊娠。根据病情轻重，给予个性化治疗。

1. 妊娠期高血压　休息、镇静、监测母胎情况、酌情降压治疗。

2. 子痫前期　镇静，解痉，有指征地降压、利尿，密切监测母胎情况，适时终止妊娠。

3. 子痫　控制抽搐，病情稳定后终止妊娠。

4. 慢性高血压并发子痫前期　同时兼顾慢性高血压和子痫前期的治疗。

5. 妊娠合并慢性高血压　以降压治疗为主，注意子痫前期的发生。

（二）一般治疗

1. 妊娠期高血压患者可在家或住院治疗，轻度子痫前期患者应住院评估是否需要住院治疗，重度子痫前期及子痫患者应住院治疗。

2. 注意休息，保证充足的睡眠，取左侧卧位。保证充足的蛋白质和热量。不建议限制食盐摄入。

3. 对于精神紧张、焦虑或睡眠欠佳者可睡前口服地西泮2.5～5mg。

（三）解痉

解痉的首选药物为硫酸镁。用药方案：静脉给药结合肌内注射。

1. 静脉给药　首次负荷剂量25%硫酸镁10～20mL，加于10%葡萄糖20mL中，缓慢静脉推注，15～20分钟推完；继之每小时1～2g静滴维持。

2. 肌内注射　依据血压情况，决定是否加用。用法为：25% 硫酸镁 20 mL 加 2% 利多卡因 2mL，臀肌深部注射，每日 1 ～ 2 次。

3. 注意事项　硫酸镁每日总量为 25 ～ 30g，疗程 24 ～ 48 小时。血清镁离子有效治疗浓度为 1.8 ～ 3.0mmol/L，超过 3.5mmol/L 即可发生镁中毒。镁中毒首先表现为膝反射减弱或消失，继之出现全身肌张力减退、呼吸困难、复视、语言不清，严重者可出现呼吸肌麻痹，甚至呼吸、心跳停止，危及生命。因此，用药前及用药过程中均应注意定时检查膝反射是否减弱或消失，呼吸是否 ≥ 16 次 / 分钟，尿量是否 ≥ 17mL/h 或 ≥ 400mL/24h，有条件时监测血镁浓度。硫酸镁治疗时需备 10% 葡萄糖酸钙，一旦出现中毒反应，立即停用硫酸镁并静脉缓慢推注 10% 葡萄糖酸钙 10mL。

（四）镇静

适当使用镇静剂可消除患者的紧张、焦虑症状，改善睡眠，当应用硫酸镁无效或有禁忌证时可用于预防并控制子痫。常用药物有：

1. 地西泮　2.5 ～ 5mg 口服，每日 3 次或睡前服用；10mg 肌内注射或静脉缓慢推入（＞ 2 分钟）可用于预防子痫发作。

2. 冬眠药物　冬眠合剂（氯丙嗪 50mg、异丙嗪 50mg、哌替啶 100mg）通常以 1/3 或 1/2 量肌内注射，或加于 5% 葡萄糖液 250mL 中静脉滴注。冬眠合剂现仅用于硫酸镁治疗效果不佳者。

3. 苯巴比妥　具有较好的镇静、抗惊厥、抗抽搐效果。子痫发作时 0.1g 肌内注射；预防子痫发作时 30mg 口服，每日 3 次。但因该药可导致胎儿呼吸抑制，分娩前 6 小时应慎用。

（五）降压

收缩压 ≥ 160mmHg 和（或）舒张压 ≥ 110mmHg 的孕妇必须降压治疗。收缩压 ≥ 140mmHg 和（或）舒张压 ≥ 90mmHg 的孕妇可以使用降压治疗。妊娠前高血压已用降压药治疗的孕妇应继续降压治疗。常用的降压药物为拉贝洛尔、硝苯地平、肼屈嗪、尼莫地平、甲基多巴等。

（六）利尿

一般不主张应用，但当全身水肿、急性心力衰竭、肺水肿、脑水肿、肾功能不全时，可酌情使用呋塞米、甘露醇等。

（七）分娩时机和方式

1. 终止妊娠的时机

（1）妊娠期高血压、轻度子痫前期的孕妇可期待至足月。

（2）重度子痫前期患者：妊娠 ＜ 26 周经治疗病情不稳定者建议终止妊娠；妊娠 26 ～ 28 周，则根据母胎情况及当地母儿诊治能力决定是否期待治疗；妊娠 28 ～ 34

周，如病情不稳定，经积极治疗 24 ～ 48 小时病情仍加重，促胎肺成熟后终止妊娠；妊娠 ≥ 34 周，胎儿成熟可考虑终止妊娠；妊娠 37 周后应终止妊娠。

（3）子痫：子痫控制 2 小时后可考虑终止妊娠。

2. 终止妊娠的方式　妊娠期高血压疾病患者如无剖宫产指征，原则上考虑阴道试产。但如果短期内不能阴道分娩，病情有可能加重，可考虑放宽剖宫产指征。

（八）子痫处理

子痫是妊娠期高血压疾病所致母儿死亡的最主要原因，应积极处理。处理原则为控制抽搐、纠正缺氧和酸中毒，控制血压，抽搐控制后终止妊娠。

1. 一般急诊处理　子痫发作时需保持气道通畅，维持呼吸、循环功能稳定，密切观察生命体征、尿量（应留置导尿管监测）等。避免声、光刺激。预防坠地伤、唇舌咬伤。

2. 控制抽搐　首选硫酸镁，当患者有硫酸镁应用禁忌或硫酸镁治疗无效时，可考虑应用地西泮、苯妥英钠或冬眠合剂控制抽搐。

用药方案：① 25% 硫酸镁 20mL 加于 25% 葡萄糖液 20mL 静脉推注（＞ 5 分钟），继之用以每小时 2 ～ 3g 静脉滴注，维持血药浓度，同时应用有效镇静药物，控制抽搐；② 20% 甘露醇 250mL 快速静脉滴注，降低颅压。

3. 控制血压　收缩压 ≥ 160mmHg，舒张压 ≥ 110mmHg 时要积极降压，以预防心脑血管并发症。

4. 纠正缺氧和酸中毒　应用面罩和气囊吸氧，根据二氧化碳结合力及尿素氮值，给予适量的 4% 碳酸氢钠纠正酸中毒。

5. 终止妊娠　抽搐控制后 2 小时可考虑终止妊娠。对于早发性高血压治疗效果较好者，可适当延长孕周，但须严密监护孕妇和胎儿情况。

（九）产后处理

子痫患者产后需继续应用硫酸镁 24 ～ 48 小时，至少住院密切观察 4 日。重度子痫前期患者产后也应继续使用硫酸镁 24 ～ 48 小时，预防产后子痫。子痫前期患者产后 3 ～ 6 日症状仍可能反复出现甚至加重，因此应每日监测血压及尿蛋白。如血压 ≥ 160/110mmHg 应继续给予降压治疗。注意监测和记录产后出血量，患者应在重要器官功能恢复正常后方可出院。

项目八　前置胎盘

胎盘正常情况下附着于子宫体的底部、后壁、前壁或侧壁。孕 28 周后，若胎盘附着在子宫下段，下缘达到或者覆盖子宫颈内口，位置低于胎儿先露部，称为前置胎盘。前置胎盘是妊娠晚期阴道流血最常见的原因，是妊娠期的严重并发症之一。

一、病因

目前尚不清楚，可能与下列因素有关：

1. 子宫内膜病变或损伤 多次流产及刮宫、产褥感染、盆腔炎、剖宫产、子宫手术史等引起的子宫内膜损伤或子宫内膜炎症，再次受孕时子宫蜕膜血管形成不良，供血不足，胎盘为了摄取足够的营养而增大胎盘面积，因而伸展到子宫下段。

2. 胎盘异常 胎盘面积过大、副胎盘、膜状胎盘等均可使胎盘延伸至子宫下段，形成前置胎盘。

3. 受精卵滋养层发育迟缓 受精卵到达子宫腔后，滋养层尚未发育到可以着床的阶段，故受精卵继续下移，着床于子宫下段而形成前置胎盘。

二、临床分类

根据胎盘下缘与子宫颈内口的关系，将前置胎盘分三种类型（图 7-4）：

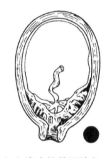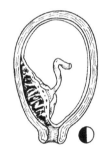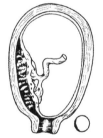

（1）完全性前置胎盘　　　　　（2）部分性前置胎盘　　　　　（3）边缘性前置胎盘

图 7-4　前置胎盘的类型

1. 完全性前置胎盘 或称中央性前置胎盘，胎盘组织完全覆盖子宫颈内口。

2. 部分性前置胎盘 胎盘组织部分覆盖子宫颈内口。

3. 边缘性前置胎盘 胎盘下缘附着于子宫下段，边缘达到宫颈内口，但未覆盖宫颈内口。

胎盘附着于子宫下段，胎盘边缘并未达到宫颈内口，但非常接近宫颈内口，称胎盘低置。胎盘下缘与宫颈内口的关系可随宫颈管的消失、宫口扩张而改变。因此，前置胎盘的类型可随妊娠的继续、产程的进展而发生变化。如临产前的完全性前置胎盘，可因临产后宫颈口扩张而变为部分性前置胎盘。故目前均以处理前的最后一次检查来确定其类型。

前次有剖宫产史，此次妊娠为前置胎盘的，称为凶险性前置胎盘。此类型前置胎盘发生胎盘植入的危险约为 50%。

三、临床表现

1. 症状 前置胎盘的典型症状是妊娠晚期或临产时发生无诱因、无痛性反复阴道出血。妊娠晚期子宫下段肌纤维被动伸展，牵拉宫颈内口，宫颈管缩短；临产后规律宫缩使宫颈管消失，宫口扩张，附着在子宫下段及宫颈内口的胎盘不能相应地随之扩展，与其附着处之间发生错位分离，血窦破裂而出血。由于子宫下段不断扩张，故可多次反复出血，出血量也越来越多。出血时间、出血频率、出血量多少与前置胎盘类型有关。完全性前置胎盘初次出血时间较早，约在妊娠28周，出血频繁，出血量较多；边缘性前置胎盘出血较迟，多在妊娠晚期或临产后，出血量较少；部分性前置胎盘的初次出血时间、出血量及反复出血次数介于二者之间。

2. 体征 患者的一般情况与出血量有关。大量出血时呈现面色苍白，血压下降甚至休克。腹部检查：子宫大小与妊娠周数相符，子宫较软、无压痛，若出血量过多，可引起胎儿窘迫，甚至胎死宫内。由于胎盘附着在子宫下段，先露不易入盆，故先露高浮，有时可出现胎位异常。如果胎盘附着于子宫前壁，在耻骨联合上方可闻及胎盘杂音。

四、诊断

1. 病史 患者既往有多次刮宫史、多产史、子宫手术史、辅助生殖技术、高龄孕妇或双胎等病史，妊娠晚期或临产后反复发生无诱因、无痛性阴道出血，有上述病史及临床表现者，对前置胎盘的类型可做出初步诊断。

2. B型超声检查 可清楚地看到子宫壁、胎先露部、胎盘及宫颈的位置，并可根据胎盘下缘和宫颈内口的关系，确定胎盘类型。这是目前最安全、有效的检查方法。

3. 分娩后检查胎盘 如为前置胎盘者，可见陈旧性黑紫色血块附着于胎盘母体面，胎膜破口距胎盘边缘小于7cm。

五、鉴别诊断

前置胎盘应与胎盘早剥、脐带帆状附着、前置血管破裂、胎盘边缘血窦破裂及宫颈病变等相鉴别。

六、对母儿的影响

1. 产时、产后出血 前置胎盘不仅引起产前出血，亦多并发产时、产后出血。妊娠晚期或临产后胎盘自附着处剥离而发生该处宫壁血窦破裂而出血。胎儿分娩后，子宫下段肌肉菲薄、收缩力差，血窦不易闭合，容易发生产后出血。

2. 植入性胎盘 因子宫蜕膜发育不良等原因，胎盘绒毛可植入子宫肌层，使胎盘剥离不全而发生大出血。

3. 产褥感染　胎盘剥离面距离阴道较近，加之多数产妇因反复失血而致贫血，体质虚弱，抵抗力下降，因此易发生产褥感染。

4. 围产儿预后不良　前置胎盘因母体出血、休克而发生胎儿窘迫，甚至胎死宫内。有时为挽救孕妇或胎儿生命，需提前终止妊娠，故早产率增加，新生儿死亡率高。

七、治疗

治疗原则是抑制宫缩、制止出血、纠正贫血、预防感染。根据前置胎盘的类型、阴道流血量的多少、有无休克、胎儿存活情况、是否临产、宫口开大程度等综合考虑，选择恰当的处理方法。

1. 期待疗法　适用于妊娠 < 34 周，胎儿体重 < 2000g，胎儿存活，阴道流血量不多，全身情况好的孕妇。若无阴道流血，可以不必住院，定期超声检查，了解胎盘与宫颈内口的关系。一旦出现阴道流血，需住院治疗。取侧卧位，绝对卧床休息，血止后方可轻微活动；禁止性生活、阴道检查、肛门检查；严密观察阴道流血情况；每日定时间断吸氧，每次 20 分钟；纠正贫血及应用止血药物；必要时可给予宫缩抑制剂、镇静剂；密切监护胎儿宫内生长情况，估计孕妇近日需终止妊娠者，若胎龄 < 34 周，应促胎肺成熟。

2. 紧急转送　患者阴道大量流血或怀疑凶险性前置胎盘，而当地无条件处理时，应止血，建立静脉通道，输液输血，抑制宫缩，由有经验的医师护送，迅速转送上级医院治疗。

3. 终止妊娠　①对阴道大出血或反复多次出血致贫血甚至休克者，无论胎儿成熟与否，为了母亲安全应终止妊娠；②胎龄达 36 周以后；③胎儿成熟度检查提示胎儿肺成熟者；④胎龄在 34 ~ 36 周，出现胎儿窘迫征象，或胎儿电子监护仪发现胎心率异常者，应终止妊娠。根据具体情况，选择终止妊娠的方式。

（1）剖宫产术：是处理前置胎盘的主要手段，对母儿相对安全。剖宫产指征包括：完全性前置胎盘；部分性和边缘性前置胎盘出血量较多，先露高浮，胎龄达 36 周以上，短时间内不能结束分娩，有胎心、胎位异常。

（2）阴道分娩：边缘性前置胎盘、枕先露、阴道流血不多、无头盆不称和胎位异常，估计在短时间内能结束分娩者可予试产。

八、预防

做好避孕措施，避免多次刮宫，防止多产，以免发生子宫内膜损伤或子宫内膜炎；降低剖宫产率，减少感染，计划妊娠的妇女应戒烟、戒酒、戒毒，避免被动吸烟；加强产前检查及宣教，早期诊断前置胎盘，及时正确处理。

项目九　胎盘早剥

妊娠 20 周后或分娩期，正常位置的胎盘在胎儿娩出前，部分或全部从子宫壁剥离，称为胎盘早剥。胎盘早剥的发病率国内报道为 0.46%～2.1%。本病具有起病急、进展快的特点，若处理不及时可危及母儿生命。

一、病因

目前尚不清楚，可能与下列因素有关：

1. 孕妇血管病变　严重妊娠期高血压疾病、慢性高血压、慢性肾脏疾病或全身血管病变时，胎盘早剥发生率高。其原因是底蜕膜螺旋小动脉痉挛或硬化，引起远端毛细血管壁缺氧缺血、坏死、破裂出血，形成胎盘后血肿，使胎盘与子宫壁剥离。

2. 机械性因素　外伤或腹部受撞击或挤压、脐带过短或脐带绕颈的胎儿下降时，均有可能引起胎盘早剥。

3. 宫腔内压力骤减　羊水破膜时流出过快，双胎妊娠第一胎儿娩出后，宫腔压力突然降低，子宫骤然收缩，胎盘与子宫错位而剥离。

4. 子宫静脉压升高　妊娠晚期或分娩时，孕产妇长时间取仰卧位，增大的子宫压迫下腔静脉，回心血量减少，血压下降，子宫静脉淤血，静脉压升高，导致蜕膜静脉淤血或破裂，引起胎盘早剥。

5. 其他　经产妇、高龄孕妇、孕妇吸烟、孕妇滥用可卡因、孕妇代谢异常、孕妇有血栓形成倾向、子宫肌瘤等易发生胎盘早剥。

二、病理及类型

胎盘早剥的主要病理变化是底蜕膜出血，在子宫壁与胎盘母体面之间形成血肿，使胎盘从附着处分离。胎盘早剥按病理分为显性剥离、隐性剥离及混合性出血三种类型（图 7-5）。

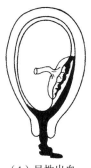 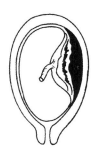 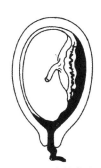

（1）显性出血　　　　　（2）隐性出血　　　　　（3）混合性出血

图 7-5　胎盘早剥的类型

1. 显性剥离 胎盘后血肿的血液冲开胎盘边缘，沿胎膜与子宫壁之间经宫颈管流出称为显性剥离。

2. 隐性剥离 若胎盘边缘及胎膜仍附着于子宫壁，或胎先露已固定于骨盆入口，使血液积聚在胎盘与子宫壁之间，形成胎盘后血肿，称为隐性剥离。

3. 混合性出血 若胎盘后积血越积越多，压力增大，达到一定程度，血液冲开胎盘边缘向外流出，称为混合性出血。

胎盘早剥尤其是隐性剥离时，随着胎盘后血肿的增大及压力增加，使血液渗入子宫肌层，引起肌纤维分离、断裂、变性，当血液渗透到子宫浆膜层时，此时子宫表面出现紫蓝色瘀斑，以胎盘附着处最为明显，称为子宫胎盘卒中，又称库弗莱尔子宫。严重的胎盘早剥，往往发生凝血功能障碍。胎盘剥离面愈大对胎儿危害愈大。

三、临床表现

按病情的严重程度将胎盘早剥分为3度。

Ⅰ度：多见于分娩期，胎盘剥离面积小，以外出血为主，患者无腹痛或者腹痛轻微，贫血体征不明显，腹部检查无明显异常，产后检查见胎盘母体面有凝血块及压迹即可诊断。

Ⅱ度：胎盘剥离面1/3左右。主要症状为突然发生持续性腹痛、腰痛或腰背痛，疼痛程度与胎盘后积血量成正比。无阴道流血或流血量不多，贫血程度与阴道流血量不相符。腹部检查：见子宫大于妊娠周数，宫底随胎盘后血肿增大而升高。胎盘附着处压痛明显（胎盘位于后壁则不明显），宫缩有间歇，胎位可扪及，胎儿存活。

Ⅲ度：胎盘剥离面超过胎盘面积1/2。临床表现较Ⅱ度加重。患者可出现恶心、呕吐、面色苍白、四肢湿冷、脉搏细数、血压下降等休克症状。腹部检查：子宫硬如板状，宫缩间歇时不能松弛，胎位扪不清，胎心消失。若无凝血功能障碍属Ⅲa，有凝血功能障碍属Ⅲb。

四、诊断及鉴别诊断

依据病史、症状、体征，结合辅助检查做出胎盘早剥的诊断并不困难，但应注意与前置胎盘、先兆子宫破裂相鉴别。常用的辅助检查有：

1. B型超声检查 典型声像图显示胎盘与子宫壁之间出现边缘不清的液性低回声区。但B型超声检查阴性结果不能完全排除胎盘早剥。

2. 实验室检查 主要了解贫血程度及凝血功能检查。Ⅱ度及Ⅲ度患者应进行肾功能、二氧化碳结合力、血气分析、DIC筛查试验及纤溶确诊试验等。

五、并发症

1. 弥散性血管内凝血（DIC） 重型胎盘早剥特别是胎死宫内患者可能发生 DIC，一旦发生 DIC，病死率较高，应积极防治。

2. 胎儿宫内死亡 胎盘早剥面积大，出血量多，胎儿可因缺血缺氧而死亡。

3. 产后出血 子宫胎盘卒中时，子宫肌层发生病理改变影响收缩而导致出血；若并发 DIC，产后出血的可能性更大且不易纠正。

4. 急性肾衰竭 大量出血使肾血流量减少，导致肾皮质或肾小管缺血坏死，出现急性肾衰竭。若胎盘早剥伴有妊娠期高血压疾病，肾血管痉挛使肾血流进一步减少。

5. 羊水栓塞 胎盘早剥时，剥离面子宫血管开放，破膜后羊水可沿开放的血管进入母体血循环，导致羊水栓塞。

六、处理

处理原则为早期识别、积极纠正休克、及时终止妊娠、防治并发症。

1. 纠正休克 建立静脉通道，迅速补充血容量。输新鲜血既可补充血容量又能补充凝血因子。

2. 及时终止妊娠 一旦确诊胎盘早剥后应立即终止妊娠。

（1）经阴道分娩：一般情况较好，病情较轻，以显性出血为主，子宫颈口已开大，估计短时间内能迅速结束分娩者，可选择经阴道分娩。分娩过程中密切观察，发现异常情况及时处理，必要时改行剖宫产术。

（2）剖宫产：适用于①Ⅱ度胎盘早期剥离，不能在短时间内结束分娩者；②Ⅰ度胎盘早期剥离，出现胎儿窘迫征象者；③Ⅲ度胎盘早期剥离，孕妇病情恶化，胎死宫内，不能立即分娩者；④破膜后产程无进展者。

3. 并发症处理

（1）产后出血：胎儿娩出后及时应用子宫收缩剂、人工剥离胎盘、持续按摩子宫等。若仍有不能控制的出血，应即时考虑行子宫切除术；若大量出血且血不凝，应按凝血功能障碍处理。

（2）凝血功能障碍：在迅速终止妊娠，去除病因的基础上，阻断促凝物质继续进入母血循环，纠正凝血机制障碍：补充血容量和凝血因子，DIC 高凝阶段及早使用肝素、抗纤溶治疗。

（3）急性肾功能衰竭：及时补充血容量；出现少尿或无尿，应给予呋塞米利尿；出现尿毒症，应及时行血液透析。

项目十　胎膜早破

胎膜在临产前自然破裂，称为胎膜早破。胎膜早破可引起早产、羊水过少、脐带脱垂、胎盘早剥、胎儿窘迫及新生儿呼吸窘迫综合征。孕周越小，围生儿预后越差。

一、病因

1. 生殖道感染　病原微生物上行性感染，引起胎膜炎，使胎膜局部张力下降而破裂。

2. 羊膜腔压力增高　双胎妊娠、羊水过多、巨大儿等使宫腔内压力增高，覆盖于宫颈口的胎膜容易发生破裂。

3. 胎膜受力不均　头盆不称、胎位异常使胎先露部不能衔接，前羊水囊所受压力不均，导致胎膜破裂。

4. 营养因素　缺乏维生素 C、锌及铜，可使胎膜抗张能力下降，易引起胎膜早破。

5. 其他　细胞因子 IL-6、IL-8、TNF-a 升高，可激活溶酶体酶，破坏羊膜，导致胎膜早破；羊膜穿刺不当、人工剥膜、妊娠晚期性生活频繁等均有可能导致胎膜早破。

二、临床表现

孕妇突感有较多液体从阴道流出。肛诊触不到前羊膜囊，将胎先露部上推，见阴道流液，有时可混有胎脂及胎粪。伴明显羊膜腔感染时，阴道流液有臭味，并有发热、母儿心率增快及子宫压痛等。

三、诊断

1. 临床表现　孕妇突感有液体从阴道流出，如流出的羊水少，仅感觉外阴较平时湿润。阴道窥器检查见有液体自宫颈口流出，有时可见混有胎脂及胎粪。

2. 辅助检查

（1）阴道液 pH 测定：正常阴道液 pH 为 4.5～5.5，羊水 pH 为 7.0～7.5。若 pH ≥ 6.5 提示胎膜早破。

（2）阴道液涂片检查：阴道液置于载玻片上，干燥后镜检可见羊齿植物叶状羊水结晶，用 0.5% 硫酸尼罗蓝染色，显微镜下见橘黄色胎儿上皮细胞，用苏丹Ⅲ染色见黄色脂肪小粒，均可确定为羊水。

（3）羊膜镜检查：可直视胎儿先露部，看不到前羊膜囊，即可诊断为胎膜早破。

（4）B 型超声检查：羊水量减少可协助诊断。

（5）检查有无羊膜腔感染：①羊水涂片革兰染色检查细菌；②羊水细菌培养；③羊水白细胞 IL-6 ≥ 7.9ng/mL，提示羊膜腔感染；④ 血 C- 反应蛋白 > 8mg/ L，提示羊膜腔感染；⑤降钙素原轻度升高表示感染存在。

四、对母儿影响

1. 对母体影响 增加羊膜腔感染机会，有时可引起胎盘早剥，羊膜腔感染易发生产后出血。

2. 对胎儿影响 常诱发早产，早产儿易发生呼吸窘迫综合征；并发绒毛膜羊膜炎时，易引起新生儿吸入性肺炎，严重者发生败血症、颅内感染等危及新生儿生命。脐带受压、脐带脱垂都可致胎儿窘迫。

五、治疗

1. 期待疗法 适用于妊娠28～35周、胎膜早破不伴感染、羊水平段≥3cm者。嘱孕妇绝对卧床；避免不必要的肛诊和阴道检查；保持外阴清洁；密切观察产妇生命体征、宫缩、胎心、阴道流液性状和血常规；破膜超过12小时，应给予抗生素预防感染；有宫缩者抑制子宫收缩；促胎肺成熟；纠正羊水过少。

2. 终止妊娠 孕龄＞35周，胎肺成熟，宫颈成熟，无禁忌者可引产。胎儿窘迫，胎头高浮，胎位异常，宫颈不成熟等可选择剖宫产终止妊娠。作好新生儿复苏准备。

六、预防

加强围生期卫生宣教与指导，积极预防与治疗下生殖道感染，妊娠晚期禁止性生活，避免负重和外伤，补充足量的维生素、锌及铜等营养素，宫颈内口松弛者于妊娠14～18周行宫颈环扎术并卧床休息。

项目十一　羊水量异常

一、羊水过多

妊娠期间羊水量超过2000mL，称为羊水过多。其发生率为0.5%～1.0%。羊水量在数日内迅速增多，称为急性羊水过多；羊水量在数周内缓慢增多，称为慢性羊水过多。

（一）病因

羊水过多约1/3原因不明，称为特发性羊水过多。多数明显的羊水过多可能与胎儿畸形、多胎妊娠、胎盘脐带病变及妊娠合并症等因素有关。

（二）诊断

1. 临床表现

（1）急性羊水过多：较少见，多发生在妊娠20～24周。羊水在数日内急剧增多，产生一系列压迫症状。孕妇自觉腹部急剧增大，腹部胀痛，行动不便，呼吸困难，甚至发绀，不能平卧。检查见腹部高度膨隆，腹壁皮肤紧绷，甚至变薄，皮下静脉清晰可见，下肢及外阴水肿或静脉曲张。子宫明显大于妊娠月份，胎位触不清楚，胎心遥远或听不清。

（2）慢性羊水过多：较常见，多发生在妊娠晚期。因羊水在数周内缓慢增多，症状较缓和，故多数孕妇能适应，无明显不适或仅有轻微压迫症状。检查见腹壁皮肤发亮、变薄，触诊时感觉皮肤张力较大，有液体震颤感。宫高、腹围大于妊娠月份，胎位触不清，胎心遥远。

2. 辅助检查

（1）B型超声检查：是诊断羊水过多的重要辅助检查方法。①羊水指数（AFI）：孕妇仰卧，头抬高 30°，以脐为中心，将腹部分为四个象限，各象限羊水最大暗区垂直深度之和为羊水指数，AFI ≥ 25cm 诊断为羊水过多。②羊水最大暗区垂直深度（AFV）：≥ 8cm 诊断为羊水过多。B型超声检查还可以了解胎儿情况，发现胎儿畸形。

（2）胎儿疾病检查：可做羊水细胞培养、羊水生化检查、胎儿脐带血细胞培养。还可用 PCR 技术检测胎儿是否感染巨细胞病毒、细小病毒、梅毒、弓形虫等。

（3）其他检查：行母体糖耐量试验排除糖尿病，怀疑血型不合者可检测母体抗体滴度。

（三）对母儿的影响

1. 对母体的影响 如妊娠期高血压疾病、胎膜早破、胎盘早剥、产后出血发生率增高。

2. 对胎儿的影响 如胎位异常、早产、胎儿窘迫、脐带脱垂增多，围产儿死亡率增加。

（四）治疗

1. 羊水过多合并胎儿畸形 及时终止妊娠。

2. 羊水过多合并正常胎儿 根据羊水过多的程度、孕妇的自觉症状和孕周决定。

（1）症状较轻者，可以继续妊娠。注意休息，适当减少孕妇饮水量，侧卧位，严密观察羊水量的变化及胎儿生长情况。

（2）症状严重而胎肺未成熟者，可考虑在B型超声监测下穿刺放羊水，放出羊水的速度每小时不超过 500mL，一次放羊水量不超过 1500mL。

（3）症状严重，胎肺已成熟，羊水量反复增长者，可终止妊娠。

二、羊水过少

妊娠晚期羊水量少于 300mL，称为羊水过少。其发生率为 0.4%～4.0%。羊水过少严重影响围产儿预后，应高度重视。

（一）病因

部分羊水过少原因不明。常见原因有：胎儿畸形、胎盘功能减退、羊膜病变、妊娠期高血压疾病、孕妇脱水、血容量不足、孕妇服用有抗利尿作用的药物等。

（二）诊断

1. 临床表现 羊水过少的临床症状多不典型。胎动时孕妇感到腹痛，胎盘功能减退者常有胎动减少。检查见宫高、腹围小于妊娠月份，有子宫紧裹胎儿感，子宫敏感，易激惹，临产后易发生不协调性宫缩。阴道检查时前羊膜囊不明显。破膜后羊水流出量极少。

2. 辅助检查

（1）B 型超声检查：是重要的辅助检查方法。羊水指数（AFI）≤ 5cm 诊断为羊水过少。羊水最大暗区垂直深度（AFV）≤ 2cm 诊断为羊水过少。B 型超声检查还能及时发现胎儿畸形及胎儿生长受限。

（2）羊水量直接测量：破膜或剖宫产时用容器收集羊水直接测量。

（3）胎儿染色体检查：排除胎儿染色体异常可做羊水细胞培养，或胎儿脐带血细胞培养，做染色体核型分析、荧光定量 PCR 快速诊断等。

（4）电子胎儿监护：羊水过少时无应激试验（NST）可呈无反应型，子宫收缩时可出现胎心变异减速和晚期减速。

（三）对母儿的影响

1. 对母体的影响 手术分娩率和引产率均增高。

2. 对胎儿的影响 围产儿死亡率增加，胎儿畸形率增高。

（四）治疗

1. 羊水过少合并胎儿畸形 尽快终止妊娠。

2. 羊水过少合并正常胎儿

（1）期待治疗：适用于妊娠未足月、胎肺未成熟者。可采用羊膜腔灌注液体增加羊水，与此同时应用宫缩抑制剂预防早产。

（2）终止妊娠：妊娠已足月、胎儿可宫外存活者，应及时终止妊娠。胎儿储备功能好，无明显宫内缺氧，人工破膜羊水清亮者，可以阴道试产。合并胎盘功能不良、胎儿窘迫，或破膜时羊水少且胎粪污染严重，估计短时间不能结束分娩者，应采用剖宫产终止妊娠。

复习思考

1. 流产分哪些类型？临床表现有何不同？如何治疗？

2. 输卵管妊娠的临床表现有哪些？常用的辅助检查是什么？输卵管妊娠如何治疗？

3. 简述妊娠期高血压疾病的治疗原则。

4. 前置胎盘的类型有哪些？前置胎盘如何处理？

5. 简述胎盘早剥的临床表现及治疗原则。

扫一扫，知答案

扫一扫，看课件

模 块 八

妊娠合并症

【学习目标】

掌握：

1. 妊娠合并心脏病患者最易发生心力衰竭的时期。

2. 心功能代偿分级，心力衰竭的诊断。

3. 妊娠合并心脏病的防治措施。

4. 妊娠合并病毒性肝炎的治疗及预防。

5. 妊娠期缺铁性贫血的诊断标准及治疗。

熟悉：

1. 妊娠、分娩与心脏病的相互影响。

2. 妊娠合并病毒性肝炎的临床表现、诊断与鉴别诊断。

3. 妊娠期缺铁性贫血的预防。

了解：

1. 妊娠与病毒性肝炎的相互影响。

2. 糖尿病与妊娠的相互影响、妊娠期糖尿病的诊断与治疗措施。

3. 妊娠与缺铁性贫血的相互影响，妊娠期缺铁性贫血的病因。

案例导入

　　孕妇刘女士，33 岁，妊娠 2 个月，家务劳动后感心悸、气短、胸闷。查体：心率 118 次 / 分，呼吸 22 次 / 分，心尖区可闻及 Ⅲ 级收缩期杂音，肺底部有湿啰音，下肢水肿。

　　思考：该患者最可能的医疗诊断是什么？为明确诊断还应做何检查，如何处理？

项目一　妊娠合并心脏病

妊娠合并心脏病是孕产妇死亡的重要原因之一，多因心力衰竭或严重感染而死亡，我国发病率为 1%。目前，妊娠合并心脏病中，先天性心脏病居首位，其次是风湿性心脏病、妊娠期高血压疾病性心脏病、围生期心肌病、贫血性心脏病及心肌炎等。

一、妊娠、分娩与心脏病的相互影响

1. 妊娠、分娩对心脏病的影响

（1）妊娠期：血容量于妊娠第 6 周开始增加，至 32～34 周达高峰，较妊娠前增加 40%～45%，从而引起心率加快及心排出量增加，使心脏负担加重。妊娠晚期子宫增大、膈肌上升使心脏向上、向左前移位，导致大血管轻度扭曲，心脏负担进一步加重。

（2）分娩期：第一产程：每次宫缩有 250～500mL 血液被挤入体循环，使回心血量增加。第二产程：除子宫收缩外，产妇用力屏气，腹肌及骨骼肌收缩，使肺循环阻力及周围循环阻力均增加；同时腹压增加使内脏血液涌向心脏，心脏负担最重，最易发生心力衰竭。第三产程：胎儿娩出后腹压骤降，大量循环血液向内脏灌注，回心血量急剧减少；继之，胎盘娩出后胎盘循环停止，子宫血窦内大量血液进入体循环，使回心血量骤增，造成血液动力学急剧变化，使患心脏病的孕妇极易发生心力衰竭。

（3）产褥期：产后 3 日内，除子宫收缩使部分血液进入体循环外，孕期组织间潴留的液体也回流至体循环，使血容量再度增加，仍有发生心衰的可能。

总之，心脏病孕产妇最危险的时期是：妊娠 32～34 周、分娩期及产褥期的最初 3 日内，此时心脏负荷最重，最易发生心力衰竭。

2. 心脏病对妊娠的影响　心脏病不影响受孕，但如孕妇发生心力衰竭，由于缺氧可致流产、早产、死胎、胎儿宫内窘迫、胎儿生长受限、新生儿窒息的发生率明显增加。

二、诊断

1. 妊娠合并心脏病的诊断

（1）详细询问病史，过去有无心脏病，特别是有无风湿性心脏病及风湿热病史，以及过去的诊疗情况，有否心力衰竭史。

（2）检查发现舒张期Ⅱ级以上杂音或Ⅲ级以上粗糙收缩期杂音，严重的心律失常、心房颤动、心房扑动等。叩诊或 X 线显示有明显的心界扩大，个别心室或心房扩大。心电图示心律失常或心肌损害等。

2. 心脏代偿功能分级

Ⅰ级：一般体力活动不受限。

Ⅱ级：一般体力轻度受限制，活动后有心悸、轻度气短，休息时无症状。

Ⅲ级：一般体力活动明显受限制，休息时无不适，轻微活动即感不适、心悸、呼吸困难，或既往有心力衰竭史者。

Ⅳ级：一般体力活动严重受限制，不能进行任何轻微活动，休息时有心悸、呼吸困难等心力衰竭表现。

3. 心力衰竭的诊断

（1）早期心力衰竭：①轻微活动后即出现胸闷、心悸、气短；②休息时心率超过110次／分，呼吸超过20次／分；③夜间常因胸闷，需坐起呼吸，或到窗口呼吸新鲜空气；④肺底有少量湿啰音，咳嗽后不消失。

（2）心力衰竭：①诱因：患有妊娠期高血压疾病、重度贫血、心房颤动、上呼吸道感染等。②临床表现：有气急、紫绀、端坐呼吸、咳嗽或痰中带血。③检查：肺底有持续性啰音，颈静脉充盈，肝脏肿大伴压痛等。

三、防治

1. 妊娠期

（1）心脏病变较轻、心功能Ⅰ～Ⅱ级、既往无心力衰竭史和其他并发症者可以妊娠，但必须加强围生期保健，严密监护，积极预防心衰，控制感染，预产期前2～4周提前入院待产。

（2）心脏病变较重、心功能Ⅲ～Ⅳ级、既往有心力衰竭病史、肺动脉高压、严重心律失常、右向左分流型先天性心脏病（法洛四联征等）、围生期心肌病遗留有心脏扩大、并发细菌性心内膜炎、风湿热活动期等，因孕期极易诱发心力衰竭和严重感染而死亡，不宜妊娠。如已妊娠，应在妊娠12周以前行人工流产术。超过妊娠12周者，终止妊娠手术的风险不亚于继续妊娠和分娩，应密切监护，积极防治心衰，提前入院待产，使之度过妊娠和分娩期。

2. 分娩期 提前选择分娩方式：心功能Ⅰ～Ⅱ级，胎儿不大，胎位正常，宫颈条件良好者，可在严密监护下经阴道分娩，其余可选择剖宫产术。阴道分娩须注意：第一产程严密观察脉搏、呼吸、血压及心功能变化，有心脏功能代偿不全者取半坐位，给氧，同时用强心剂。临产后即用抗生素预防感染，直至产后1周左右无感染征象时停用。第二产程要避免产妇屏气用力，采取会阴切开术、产钳术或胎头吸引术，缩短产程。第三产程时胎儿娩出后，应立即用沙袋压迫腹部，防止腹压骤然降低发生心衰。产后子宫收缩不佳时可肌注缩宫素，但禁用麦角新碱。

3. **产褥期** 严密观察，绝对卧床休息 1 ～ 2 周。心功能 Ⅲ ～ Ⅳ 级者不宜哺乳，应及时回奶。产后抗生素防感染。

4. **避孕与绝育** 患有风湿性心脏病的孕妇年龄越大，分娩时的危险性越大，故不宜再妊娠，应采取避孕或绝育。心功能 Ⅰ ～ Ⅱ 级者行绝育术，心功能 Ⅲ ～ Ⅳ 级者让男方做输精管结扎术。

项目二 妊娠合并急性病毒性肝炎

病毒性肝炎是严重危害人类健康的传染病。孕妇肝炎的发病率为非孕期的 6 倍，重症肝炎者为非孕妇的 66 倍，严重威胁孕产妇及胎儿的生命安全。病原主要包括甲型（HAV）、乙型（HBV）、丙型（HCV）、丁型（HDV）及戊型（HEV）5 种病毒，以乙型肝炎最常见，可发生在妊娠任何时期。

一、妊娠与病毒性肝炎的相互影响

1. **妊娠、分娩对病毒性肝炎的影响** 由于孕产妇特殊的生理变化，可使肝脏负担加重或使原有肝脏疾病的病情复杂化，易发展为重症肝炎，诱发肝性脑病，对孕产妇的健康危害极大，是我国孕产妇死亡的主要原因之一。

2. **病毒性肝炎对妊娠的影响** 肝炎发生在妊娠早期可使早孕反应加重，晚期则使妊娠期高血压疾病的发病率增高；因肝功能受损，凝血因子合成不足，易发生产后出血；重症肝炎常并发 DIC，威胁孕产妇生命。

病毒性肝炎的孕产妇，其流产、早产、死胎、死产和新生儿死亡率均明显增高，胎儿畸形发病率增加约 2 倍。通过母婴传播，增加了围生儿感染的几率。

3. **母婴传播** 病毒性肝炎母婴传播越来越引起人们的注意，其传播因病毒类型的不同而有所不同。

（1）甲型肝炎病毒主要经粪 – 口传播，不会通过胎盘或其他途径传给胎儿。

（2）乙型肝炎病毒通过输血、注射、密切的生活接触等途径传播，母婴传播为主要途径。①垂直传播：HBV 通过胎盘引起宫内传播；②产时传播：分娩时 HBV 通过软产道接触母血、羊水或阴道分泌物进入胎儿体内而引起的传播；③产后传播：接触母亲唾液或母乳喂养传播。

（3）丙型肝炎病毒主要通过输血、输血制品、注射、性生活、母婴传播等途径传播。

（4）丁型肝炎病毒必须同时有 HBV 感染。通过输血、输血制品、注射和密切接触传播，与 HBV 相比，HDV 的母婴垂直传播少见，而性传播相对重要。

（5）戊型肝炎病毒通过粪 – 口途径传播，可经污染的水及食物暴发流行。本病的临床表现类似甲型肝炎，但病情重，孕妇于妊娠后期病死率高达 15% ～ 25%。

二、临床表现

孕妇常见有乏力、食欲减退、恶心、呕吐、腹胀及肝区疼痛等，部分患者有畏寒、发热、黄疸及皮肤一过性瘙痒。妊娠早、中期检查可触及肝区肿大，肝区有触痛或叩击痛。

三、诊断与鉴别诊断

根据是否与肝炎患者有密切接触史，有无输血、注射血制品等病史，有临床表现及血清谷丙转氨酶增高、血清胆红素在 17μmol/L 以上、尿胆红素阳性等，结合病原学可诊断。

应与妊娠剧吐引起的肝损害、妊娠期高血压疾病引起的肝损害、药物性肝损害、妊娠肝内胆汁淤积症（ICP）、妊娠期脂肪肝相鉴别。

四、治疗

肝炎患者原则上不宜妊娠。处理原则与非妊娠期肝炎患者基本相同。

1. 妊娠期

（1）轻型肝炎：①妊娠早期，积极治疗，待病情稳定后行人工流产术。②妊娠中晚期，注意休息，积极治疗，加强监护，避免应用可能损伤肝脏的药物（如雌激素、镇静麻醉药），并预防感染，有黄疸者立即住院，按重症肝炎处理。经各种保守治疗无效，病情继续发展时，亦可考虑终止妊娠。

（2）重型肝炎：保护肝脏，积极预防及治疗肝性脑病。如改善氨异常代谢，限制蛋白质的摄入（每日应＜0.5g/kg），保持大便通畅，预防 DIC 及肾功能衰竭。妊娠末期重症肝炎患者，经积极治疗 24 小时后以剖宫产终止妊娠为宜。

2. 分娩期 分娩前配好新鲜血液备用；宫口开全后可行胎头吸引术或产钳术助产，缩短第二产程；防止产道损伤和胎盘残留；胎肩娩出后立即静脉注射缩宫素减少产后出血。

3. 产褥期 选用对肝脏损害较小的广谱抗生素预防感染；注意新生儿隔离；免疫接种防止母婴传播。产后不宜哺乳，回奶不用雌激素，以免损害肝功能，可口服生麦芽或芒硝外敷退奶。

五、预防

1. 加强卫生宣教工作 注意饮食卫生，避免与肝炎患者接触。患急性乙型肝炎的育龄妇女应避孕，待病情痊愈后至少半年，最好 2 年后再妊娠。

2. 加强围生保健，做好孕期监护 产前门诊应检查肝功和肝炎病毒抗原抗体系统，提高病毒性肝炎的检出率。如 HBsAg 和 HBeAg 阳性的产妇分娩时应严格消毒隔离，防止产道损伤及新生儿产伤、羊水吸入等以减少传播。新生儿出生后预防母婴传染，不宜母乳喂养。

3. 免疫预防 HBsAg 或 HBeAg 阳性的孕妇所分娩的新生儿，在出生后 24 小时内，采取被动免疫和主动免疫相结合的方法，以切断乙型肝炎病毒的母婴传播。

（1）被动免疫法：新生儿出生后立即肌肉注射乙肝免疫球蛋白 0.5mL，产后 1 个月、3 个月再各注射 0.16mL/kg。

（2）主动免疫法：新生儿出生后 24 小时内肌注乙肝疫苗 30μg，出生后 1 个月、6 个月再各注射 10 ～ 20μg。

项目三 妊娠合并糖尿病

妊娠期间的糖尿病有两种情况，一种为妊娠前已有糖尿病的患者妊娠，又称糖尿病合并妊娠；另一种为妊娠前糖代谢正常或有潜在糖耐量减退，妊娠期才出现或发现糖尿病，又称妊娠期糖尿病（GDM）。糖尿病孕妇中 80% 以上为 GDM，糖尿病合并妊娠者不足 20%。我国 GDM 发生率为 1% ～ 5%，近年有明显增高趋势。GDM 患者多数于产后恢复正常，但将来患 2 型糖尿病的机会增加。糖尿病孕妇临床经过复杂，对母儿危害较大，必须引起重视。

一、妊娠与糖尿病的相互影响

1. 妊娠对糖尿病的影响 妊娠可使隐性糖尿病显性化，使无糖尿病史的孕妇发生 GDM，使原有糖尿病患者的病情加重。孕早期空腹血糖较低，若不及时调整胰岛素用量，可能出现低血糖。随着妊娠的进展，抗胰岛素物质增加，胰岛素用量需不断增加。分娩过程中体力消耗较大，进食量少，易发生低血糖，需减少胰岛素用量。产后胎盘分泌的抗胰岛素物质迅速消失，胰岛素用量应立即减少。

由于妊娠期糖代谢的复杂变化，应用胰岛素治疗的孕妇，若未及时调整胰岛素用量，可能会出现血糖过低或过高，严重者甚至导致低血糖昏迷及酮症酸中毒。

2. 糖尿病对妊娠的影响

（1）对母体的影响：糖尿病妇女的受孕率低，流产、羊水过多、妊娠期高血压疾病、难产、产后出血发生率均明显增高，易合并感染，以泌尿系统感染最常见。

（2）对胎儿、新生儿的影响：巨大儿、胎儿生长受限、早产、胎儿畸形发生率均明显增高。新生儿易发生呼吸窘迫综合征、低血糖，严重时危及新生儿生命。

二、诊断

（一）病史

具有糖尿病高危因素，包括糖尿病家族史、年龄＞30岁、肥胖、巨大儿分娩史、无原因反复流产史、死胎、死产、胎儿畸形史等。

（二）临床表现

妊娠期有"三多一少"症状，即多饮、多食、多尿、体重下降，经常感到全身乏力、外阴阴道瘙痒等。本次妊娠并发羊水过多或巨大胎儿者，应警惕合并糖尿病的可能。

（三）辅助检查

1. 实验室检查

（1）血糖测定：2次或2次以上空腹血糖≥7.0mmol/L（126mg/dL），可确诊为糖尿病。

（2）糖筛查试验：用于妊娠期糖尿病的筛查，于妊娠24～28周进行。50g葡萄糖溶入200mL水中，5分钟内服完，服后1小时测血糖≥7.8 mmol/L（140mg/dL）为糖筛查异常。对糖筛查异常的孕妇需进一步检查空腹血糖。

（3）葡萄糖耐量试验（OGTT）：禁食12小时后，口服葡萄糖75g，测空腹及服糖后1、2、3小时的血糖。其血糖异常的标准值分别是：空腹5.6mmol/L、1小时10.3mmol/L、2小时8.6mmol/L、3小时6.7mmol/L。若其中有2项或2项以上达到或超过标准值，即可诊断为妊娠期糖尿病。仅1项高于标准值，诊断为糖耐量异常。

2. 并发症的检查 包括眼底检查、24小时尿蛋白定量测定、尿酮体及肝肾功能检查等。

3. 胎儿监护 可通过产科检查、B超、羊水检查及胎儿电子监护等了解胎儿发育情况及胎儿成熟度，注意有无巨大儿、胎儿生长受限、胎儿畸形等。

三、治疗

1. 不宜妊娠的指标 糖尿病妇女于妊娠前应判断糖尿病的程度，确定妊娠的可能性。对于已有严重的心血管病史、肾功能减退或眼底有增生性视网膜炎者应避孕，不宜妊娠。若已妊娠应尽早终止。

2. 妊娠期管理 允许妊娠者，需在内科、产科的密切监护下，尽可能将血糖控制在正常或接近正常范围内，并选择终止妊娠的最佳时机和方式。饮食控制很重要，对饮食治疗不能控制的糖尿病孕妇注射胰岛素。妊娠早期，需要根据血糖监测的情况及时减少胰岛素用量。妊娠中、后期的胰岛素需要量常有不同程度增加：妊娠32～36周胰岛素用量达最高峰，妊娠36周后用量稍下降。妊娠期血糖控制满意的标准：孕妇无明显饥饿感，空腹血糖控制在 3.3 ～ 5.6mmol/L，餐前 30 分钟为 3.3 ～ 5.8mmol/L，餐后 2 小时为 4.4 ～ 6.7mmol/L，夜间为 4.4 ～ 6.7mmol/L。

3. 分娩时间与方式

（1）分娩时间：原则上在控制血糖，确保母儿安全的前提下，尽量延长孕周以接近预产期。血糖控制不良，伴有严重的合并症及并发症者，则在促胎肺成熟后，立即终止妊娠。

（2）分娩方式：胎儿发育正常，宫颈条件较好者，可经阴道分娩。妊娠合并糖尿病，伴胎位异常、巨大儿或因病情严重需终止妊娠时，多选择剖宫产。

4. 产时及产后　要根据血糖情况调整胰岛素用量，新生儿出生时应留脐血进行检测，注意保暖和吸氧，加强监护，重点防止新生儿低血糖。

项目四　妊娠合并贫血

贫血是妊娠期常见的合并症之一，以缺铁性贫血最为常见，占妊娠期贫血的 95%。另外，还有巨幼细胞性贫血和再生障碍性贫血等。本节主要以缺铁性贫血为代表进行阐述。

一、病因

妊娠期铁的需要量增加是孕妇缺铁的主要原因。以每毫升血液含铁 0.5mg 计算，孕妇由于血容量增加需铁 650 ～ 750mg，胎儿生长发育需铁 250 ～ 350mg，妊娠期共需铁约 1000mg 左右。因此，每日需从食物中摄取至少 4mg 铁。妊娠中、晚期，铁的最大吸收率虽已达 40%，但仍不能满足需求，如不及时给予补充铁剂，则易造成贫血。

二、妊娠与贫血的相互影响

1. 对母体的影响　妊娠可使原有的贫血病情加重，而贫血则使孕妇妊娠风险增加。贫血使母体耐受力差，孕妇易产生疲倦感，而长期倦怠感会影响孕妇在妊娠期的心理适应，从而将妊娠视为一种负担而易影响亲子间的感情及产后心理康复。重度贫血可导致贫血性心脏病、妊娠期高血压疾病性心脏病、产后出血、失血性休克、产褥感染等并发症的发生，危及产妇生命。

2. 对胎儿的影响　因孕妇骨髓和胎儿竞争摄取母体血清铁的过程中，一般以胎儿组织占优势，并且铁通过胎盘的转运为单向性运输，因此胎儿缺铁程度不会太严重。当母体缺铁严重时，会影响骨髓造血功能致重度贫血，则胎儿生长发育所需的营养物质及氧缺乏，造成胎儿生长受限、胎儿窘迫、早产、死胎或死产等不良后果。

三、妊娠期贫血的诊断标准

妊娠期血容量的增加使血液呈稀释状态，出现"生理性贫血"。因此，妊娠期贫血的诊断标准不同于非孕期妇女。WHO的标准为：孕妇外周血血红蛋白＜110g/L及血细胞比容＜0.33为妊娠期贫血，血红蛋白＞60g/L为轻度贫血，血红蛋白≤60g/L为重度贫血。

四、诊断

1. 病史 有月经过多等慢性失血病史，有长期偏食、孕早期呕吐、胃肠功能紊乱导致的营养不良等病史。

2. 临床表现 轻者无明显症状，重者可有头晕、乏力、心悸、气短、食欲减退、腹胀、腹泻、皮肤黏膜苍白、皮肤毛发干燥、指甲脆薄及口腔炎、舌炎等。

3. 实验室检查

（1）血象：外周血涂片为小红细胞低血红蛋白性贫血：血红蛋白＜110g/L，红细胞＜3.5×10^{12}/L，血细胞比容＜0.30，红细胞平均体积（MCV）＜80fL，红细胞平均血红蛋白浓度（MCHC）＜32%，而白细胞及血小板计数均正常。

（2）血清铁浓度：能灵敏地反映缺铁情况。正常成年妇女血清铁为7～27μmol/L，若孕妇血清铁＜6.5μmol/L，可诊断为缺铁性贫血。

（3）骨髓象：红系造血呈轻度或中度增生活跃，以中、晚幼红细胞增生为主，骨髓铁染色见细胞内外铁均减少，且细胞外铁减少更明显。

五、治疗

治疗原则是补充铁剂和去除病因。一般治疗包括增加营养和食用含铁丰富的饮食，胃肠功能紊乱和消化不良者给予对症处理。

1. 补充铁剂 以口服给药为主。口服硫酸亚铁0.3g，每日3次，同时服用维生素C0.1～0.3g以促进铁的吸收。也可予口服10%枸橼酸铁铵10～20mL，每日3次。妊娠后期重度缺铁性贫血或严重胃肠道反应不能口服铁剂者，给予铁剂注射，可用右旋糖酐铁或山梨醇铁，首剂50mg，若无副反应，可增至100mg，每日1次。

2. 输血 多数孕妇补充铁剂后血象很快改善，不需输血。当血红蛋白≤60g/L、接近预产期或短期内需行剖宫产术者，应少量、多次输血，输血不可过多过快，以免加重心脏负担诱发急性左心衰竭。有条件者输浓缩红细胞。

3. 产时及产后的处理 严密监护产程，可阴道助产缩短第二产程。积极预防产后出血，胎儿前肩娩出后，肌注或静滴缩宫素10～20U。如无禁忌证，胎盘娩出后可肌注或静注麦角新碱0.2mg，同时用缩宫素20U加于5%葡萄糖注射液中静滴，持续至少2小时。出血多时及时输血。产程中严格无菌操作，产时产后用抗生素预防感染。贫血严重或有严重并发症者不宜哺乳。

六、预防

孕前积极治疗失血性疾病如月经过多等，增加铁贮备。孕期加强营养，多食富含铁的食物如猪肝、鸡血、豆类等。产前检查时，孕妇必须定期检测血常规，尤其在妊娠后期。妊娠 4 个月起常规补充铁剂，每日口服硫酸亚铁 0.3g。

复习思考

1. 妊娠合并心脏病对母儿有何影响？最危险的时期有哪些？
2. 简述心脏病孕产妇预防心力衰竭的措施。
3. 列出妊娠合并病毒性肝炎的母婴传播途径及阻断母婴传播的方法。
4. 简述妊娠合并糖尿病对母儿的影响及控制血糖的措施。
5. 怎样预防和纠正孕妇缺铁性贫血？

扫一扫，知答案

扫一扫，看课件

模 块 九

异常分娩

【学习目标】

掌握：

1. 协调性宫缩乏力的处理方法。

2. 掌握不同类型产力异常的处理原则。

熟悉：

1. 熟悉狭窄骨盆的分类、诊断及处理原则。

2. 熟悉持续性枕后位、枕横位和臀位的诊断及处理原则。

了解：

1. 宫缩乏力的原因。

2. 常见的软产道异常。

案例导入

　　张女士，28 岁初孕妇，妊娠 39 周多 2 天临产。规律宫缩 16 小时，产妇疲劳，宫缩减弱。查体：宫缩 25～30 秒 /4～5 分钟，胎心 144 次 / 分，阴道检查宫口开大 6cm，胎头平棘，骨盆无明显狭窄。

　　思考：该患者此时的问题是什么？可能的原因？该如何处理？

　　异常分娩又称难产，是指由于产力、产道、胎儿和产妇精神心理等任何一个或一个以上因素异常或不能相互适应，造成分娩过程受阻，胎儿娩出困难，可危及产妇及胎儿生命。

　　在分娩过程中，顺产和难产在一定条件下可相互转化。如果分娩过程中处理不当，顺产可变为难产；相反有可能发生难产者，经正确处理，就可能使难产转化为顺产。因此，严密观察产程，正确处理产程中的异常情况非常重要。

项目一 产力异常

产力异常主要是指子宫收缩力异常。子宫收缩力异常临床上分为子宫收缩乏力和子宫收缩过强两类，每类又分为协调性子宫收缩和不协调性子宫收缩两种（图 9-1）。

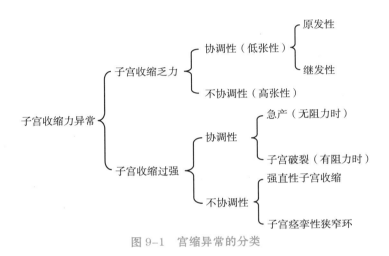

图 9-1 宫缩异常的分类

一、子宫收缩乏力

（一）原因

1. 头盆不称或胎位异常 胎儿先露部下降受阻，不能紧贴子宫下段及子宫颈内口，因而不能引起有效的反射性子宫收缩，常导致继发性子宫收缩乏力。

2. 子宫因素 子宫发育不良、子宫畸形（如双角子宫等）、子宫壁过度膨胀（如双胎、巨大胎儿、羊水过多等）、经产妇子宫肌纤维变性或子宫肌瘤等均能引起子宫收缩乏力。

3. 精神因素 初产妇尤其是高龄初产妇，精神过度紧张使大脑皮层功能紊乱，以及睡眠少、临产后进食少、过多消耗体力、膀胱直肠充盈等，均可导致子宫收缩乏力。

4. 药物影响 临产后不适当地使用大剂量镇静剂、镇痛剂与麻醉剂（如吗啡、氯丙嗪、盐酸哌替啶、巴比妥等），可以使子宫收缩受到抑制。

5. 内分泌失调 临产后产妇体内激素分泌紊乱、电解质紊乱等影响子宫收缩。

（二）临床表现及诊断

1. 协调性子宫收缩乏力（低张性子宫收缩乏力） 临床表现为宫缩具有节律性、对称性和极性，但子宫收缩力弱，持续时间短，间歇期长，宫缩＜ 2 次 /10 分钟，因而导致产程延长。检查发现在宫缩最强时，宫体隆起不明显，手压宫底部肌壁仍有凹陷。

2. 不协调性子宫收缩乏力（高张性子宫收缩乏力） 特点是子宫上多个兴奋点此起彼伏地发动宫缩，致使子宫收缩不协调，失去正常节律性、对称性和极性，宫缩时有可能宫底收缩不强，而是子宫下段强，宫缩间歇期间子宫肌不能完全松弛，这种宫缩属于无效宫缩。产妇自觉下腹部持续疼痛、紧张、烦躁不安，严重者脱水、肠胀气、尿潴留，甚至胎儿宫内窘迫。产科检查：下腹部有压痛，胎位触不清，胎心不规律，宫口扩张停滞，潜伏期延长。

（三）对母儿影响

1. 对产妇的影响 由于产程延长、产妇疲劳，进食往往减少，可出现疲乏无力、肠胀气、排尿困难甚至尿潴留等，严重者脱水、酸中毒、低钾血症，影响子宫收缩，使手术产率增加。由于宫缩乏力，第二产程延长，膀胱被压在胎头与耻骨联合之间时间过久，可致局部组织缺血、水肿、坏死，从而形成膀胱阴道瘘或尿道阴道瘘。产程延长可使感染机会增加，由于胎膜相对早破，肛查或阴道检查次数增加和手术产的机会增加等使感染机会增加。产后宫缩乏力可引起产后出血，并使产褥感染率增加。

2. 对胎儿的影响 协调性子宫收缩乏力容易造成胎头内旋转异常及胎先露下降迟缓，增加手术产机会，使新生儿产伤、窒息、颅内出血等发生率增加。不协调性宫缩乏力使子宫壁不能完全放松，容易发生胎儿宫内窘迫、新生儿窒息等。

（四）治疗

有明显头盆不称或胎位异常，估计不能经阴道分娩者，应及时行剖宫产术。

1. 协调性宫缩乏力 无头盆不称和胎位异常，估计可经阴道分娩者，应加强宫缩。

（1）一般处理：消除紧张情绪（如导乐分娩、陪伴分娩等），安静休息，鼓励进食，必要时静脉输液补充能量。过度疲劳或烦躁不安者缓慢静脉注射地西泮 10mg 或在潜伏期肌内注射哌替啶 100mg。严密监测宫缩、胎心和产程进展情况。

（2）加强宫缩的方法：①人工破膜：宫颈口扩张 ≥ 3cm，无头盆不称、胎头已衔接者，可在宫缩间歇期行人工破膜（表 9-1），以使胎头直接紧贴子宫下段和宫颈内口，引起子宫反射性宫缩加强。破膜后注意观察胎心变化、羊水情况，并记录破膜时间。②缩宫素静脉滴注：适用于协调性宫缩乏力、宫颈口扩张 ≥ 3cm、胎心好、胎位正常、无头盆不称者。缩宫素滴注过程中，需有专人观察记录宫缩、胎心、血压。一般将 2.5U 缩宫素加入 0.9% 生理盐水 500mL 静脉滴注，调节滴速为 4 ～ 5 滴 / 分，其后根据宫缩情况每15 ～ 30 分钟调节 1 次滴速，最大给药剂量不超过 60 滴 / 分，使宫缩达到间隔 2 ～ 3 分钟一次，持续 40 ～ 60 秒为宜。若宫缩持续 1 分钟以上，或 10 分钟宫缩 ≥ 5 次，或胎心异常，应立即停止滴注，若发现血压升高应减慢滴注速度。胎儿前肩娩出前禁止肌内注射缩宫素。

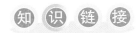

表 9-1　Bishop 宫颈成熟度评分法

指标	分数			
	0	1	2	3
宫口开大	0	1～2	3～4	5～6
宫颈管消退（%）（未消退为 2～3cm）	0～30	40～50	60～70	80～100
先露位置	-3	-2	-1～0	+1～+2
宫颈硬度	硬	中	软	
宫口位置	后	中	前	

注：Bishop 宫颈成熟度评分在 5 分及以上者，人工破膜成功率高

2. 不协调性宫缩乏力　需恢复子宫收缩协调性，给予镇静剂如哌替啶 100mg 肌内注射或地西泮 10mg 静脉注射，产妇充分休息后多能恢复为协调性子宫收缩。在宫缩未恢复协调性之前，严禁使用缩宫素。

二、子宫收缩过强

（一）原因

子宫收缩过强常常由于缩宫素使用不当、精神过度紧张、过度疲劳、宫腔内操作等引起。

（二）临床表现及诊断

1. 协调性宫缩过强　子宫收缩的节律性、对称性和极性都正常，但子宫收缩力过强、过频。若产道无异常阻力（如梗阻等），分娩在短时间内结束，总产程不足 3 小时称为急产，以经产妇多见。因宫缩过强、过频，产程过快，可致产妇软产道撕裂、产褥感染、胎儿宫内窘迫、新生儿窒息、新生儿颅内出血、坠地外伤等。若产道有梗阻，不及时处理可造成子宫破裂。

2. 不协调性宫缩过强

（1）强直性子宫收缩：子宫颈内口以上的肌层普遍处于强烈的痉挛性收缩状态，宫缩无间歇。产妇烦躁不安，持续性腹痛。宫壁僵硬而胎位触不清，胎心听不清，有时可出现病理性缩复环、血尿等先兆子宫破裂的征象，进一步发展可发生子宫破裂。

（2）子宫痉挛性狭窄环：子宫壁局部肌肉呈痉挛性不协调性收缩形成环状狭窄，持续不放松。该环多在子宫上下段交界处，也可在胎体某一狭窄部，以在胎颈、胎腰处多见。其原因往往与产妇精神紧张、过度疲劳及不适当地运用宫缩剂或产科处理中动作粗暴（激惹子宫）有关。产妇持续性腹痛、烦躁不安，产程进展停滞。阴道检查时可触及狭窄环，这种痉挛性狭窄环不随宫缩逐渐上升是其与病理性缩复环的鉴别特征（图9-2）。

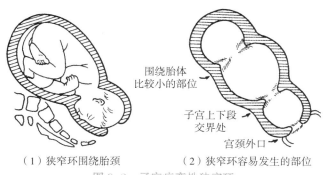

围绕胎体
比较小的部位

子宫上下段
交界处

宫颈外口

（1）狭窄环围绕胎颈　　　　（2）狭窄环容易发生的部位

图9-2　子宫痉挛性狭窄环

（三）治疗

1. 协调性宫缩过强

（1）若产道有梗阻，及时行剖宫产术。

（2）有急产史的产妇，预产期前2～3周不宜远行，应提前1～2周住院待产。临产后不宜灌肠，提前做好接产和新生儿复苏的准备工作。

（3）胎儿娩出时指导产妇宫缩时张口哈气，勿向下屏气，同时尽快准备接产和抢救新生儿。新生儿坠地者，肌注维生素 K_1 预防颅内出血，并肌注破伤风抗毒素。

（4）产后仔细检查软产道撕裂损伤情况并予缝合，若属未消毒接产，应给予抗生素预防感染。

2. 不协调性宫缩过强

（1）强直性子宫收缩：给予宫缩抑制剂，如25%硫酸镁静滴，或给予氧化亚氮鼻吸。若为梗阻性原因所致，应立即改为剖宫产。如经抑制宫缩处理，子宫强直性收缩不解除，或出现胎儿窘迫，也应急诊剖宫产。

（2）子宫痉挛性狭窄环：及时纠正导致痉挛性狭窄环的原因，停止对子宫的一切刺激（如阴道内操作、应用缩宫素等）；给予镇静剂，如哌替啶100mg肌内注射或地西泮10mg肌内注射或静脉注射。经上述处理，若宫缩恢复正常，可予自然分娩或阴道助产；若子宫痉挛性狭窄环不能消除，宫口未开全、胎儿先露部高或伴有胎儿窘迫者，均应立即行剖宫产术；若胎死宫内，宫口开全，则可在乙醚麻醉下经阴道分娩。

项目二　产道异常

产道异常可引起胎儿娩出受阻。产道异常包括骨产道异常和软产道异常，其中以骨产道异常多见。

一、骨产道异常

骨产道异常又称为狭窄骨盆，是指骨盆径线过短或形态异常，致使骨盆腔小于胎先露部可通过的限度，阻碍胎先露部下降，影响产程顺利进展。狭窄骨盆常见有四种类型：骨盆入口平面狭窄、中骨盆及出口平面狭窄、三个平面均狭窄（均小骨盆）和畸形骨盆。

（一）骨盆入口平面狭窄

1. 骨盆形状及骨盆测量值 骨盆入口平面狭窄在我国妇女较常见，最常见于扁平骨盆，以骨盆入口平面前后径狭窄为主。根据形态将扁平骨盆分为两种：单纯扁平骨盆（图9-3）和佝偻病性扁平骨盆。骨盆测量：骶耻外径＜18cm，骨盆入口前后径＜10cm，对角径＜11.5cm。

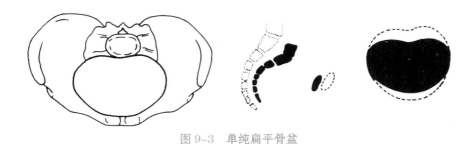

图9-3 单纯扁平骨盆

2. 临床表现及检查 初产妇多呈尖腹，经产妇呈悬垂腹。臀先露、肩先露等胎位异常发生率增高，且易并发胎膜早破及脐带脱垂等。初产妇已临产，胎头衔接受阻，不能入盆，检查胎头跨耻征阳性（图9-4），产程早期胎头常呈不均倾位或仰伸位入盆，出现潜伏期延长或产程停滞。若骨盆入口平面绝对狭窄且伴宫缩过强者，可出现病理性缩复环、肉眼血尿等先兆子宫破裂的征象，若未及时处理则可发生子宫破裂。

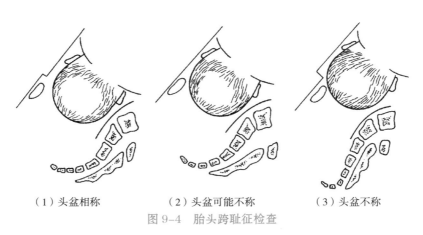

（1）头盆相称　　（2）头盆可能不称　　（3）头盆不称

图9-4 胎头跨耻征检查

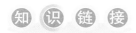

检查头盆是否相称的具体方法：孕妇排空膀胱，仰卧位，两腿伸直。检查者将手放在耻骨联合上方，将浮动的胎头向骨盆腔方向推压。若胎头低于耻骨联合平面，表示胎头可以入盆，头盆相称，称为"跨耻征阴性"；若胎头与耻骨联合在同一平面，表示可疑头盆不称，称为"跨耻征可疑阳性"；若胎头高于耻骨联合平面，表示头盆明显不称，称为"跨耻征阳性"。对出现跨耻征阳性的孕妇，应让其取两腿屈曲半卧位，再次检查胎头跨耻征，若转为阴性，提示为骨盆倾斜度异常，而不是头盆不称。

3. 处理　明显头盆不称、胎头跨耻征阳性者，足月活胎不能入盆不能经阴道分娩，应行剖宫产术结束分娩。轻度头盆不称，胎头跨耻征可疑阳性时，应在严密监护下试产2～4小时，并有专人守护。若胎头衔接，产程进展顺利，胎儿经阴道分娩。如胎头仍不能衔接或出现胎儿窘迫，应及时行剖宫产术结束分娩。

（二）中骨盆及出口平面狭窄

1. 骨盆形状及骨盆测量值　中骨盆平面狭窄常见漏斗骨盆（图9-5）及类人猿型骨盆（又名横径狭窄骨盆）（图9-6）。骨盆测量：坐骨棘间径＜10cm，坐骨切迹宽度＜2横指为中骨盆狭窄；坐骨结节间径＜8cm，耻骨弓角度＜90°，出口横径与后矢状径之和＜15cm为出口狭窄。

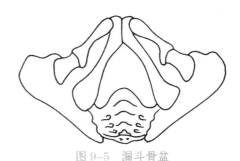

图9-5　漏斗骨盆

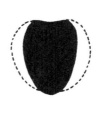

图9-6　类人猿型骨盆

2. 临床表现及检查　中骨盆狭窄主要影响胎头俯屈、内旋转，易发生持续性枕横位或枕后位，常表现为继发性宫缩乏力、第二产程延长、胎头下降延缓及停滞。出口狭窄常与中骨盆狭窄并存，若中骨盆及出口绝对狭窄且未及时处理，可发生子宫破裂。

3. 处理　中骨盆平面狭窄时，若宫口开全、胎头双顶径达坐骨棘水平以下，可经阴道助产分娩。若宫口开全 1 小时以上，产力良好而胎头双顶径仍未达坐骨棘水平，或出现胎儿窘迫征象，应行剖宫产术结束分娩。骨盆出口平面狭窄不应进行试产，应行剖宫产术结束分娩。

（三）均小骨盆

1. 骨盆形状及骨盆测量值　每个平面径线均小于正常值 2cm 或更多，称为均小骨盆，多见于身材矮小、体型匀称的妇女（图 9-7）。

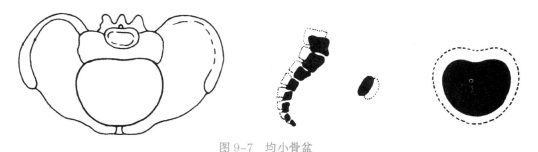

图 9-7　均小骨盆

2. 临床表现及检查　测量身高常 < 145cm，可有骨盆入口平面、中骨盆平面及出口平面狭窄的表现。

3. 处理　若估计胎儿小、产力好、胎位及胎心正常、头盆相称，可以试产；若胎儿较大，有绝对性头盆不称及出现胎儿宫内窘迫征象时，应尽早行剖宫产术。

（四）畸形骨盆

1. 骨盆形状及骨盆测量值　畸形骨盆指骨盆丧失正常形态及对称性所致的狭窄骨盆，形状多样，常失去对称性，如骨软化症骨盆、偏斜骨盆及骨盆骨折所致的外伤性骨盆，骨盆测量多个径线值异常。

2. 临床表现及检查　可有佝偻病、骨结核、脊髓灰质炎及骨外伤等病史，检查见米氏菱形窝不对称、脊柱侧凸、下肢残疾等。

3. 处理　根据骨盆各平面狭窄的情况决定分娩方式。

二、软产道异常

软产道包括子宫下段、宫颈、阴道及外阴，软产道异常也可导致分娩受阻。常见原因有：子宫颈坚韧、宫颈瘢痕、子宫颈癌、子宫肌瘤、阴道壁囊肿、会阴坚韧水肿、软产道畸形（如阴道纵隔、横隔、双阴道、双子宫等）。应结合软产道异常的程度及病变情况决定分娩方式。

项目三 胎位异常

分娩时除枕前位为正常胎位外，其余均为异常胎位。异常胎位占 10% 左右，其中头位异常占 6% ~ 7%，臀位占 3% ~ 4%，横位极少见。头位异常中以持续性枕后位和枕横位最多见。

一、持续性枕后位和枕横位

1. 原因

（1）中骨盆及出口狭窄，胎头俯屈不良、内旋转受阻。

（2）宫缩乏力、腹部松弛、前置胎盘、膀胱充盈、胎儿较大致相对头盆不称等，影响胎头内旋转。

2. 临床表现及诊断　常表现为继发性宫缩乏力、产程延长，产妇在宫口未开全时，一早产生肛门坠胀及排便感，因而过早屏气用力，导致宫颈水肿，产程进一步延长。腹部检查：胎背偏向母体后方或侧方，在腹部前方胎儿肢体触及明显，可及颏部，胎心音在脐下一侧偏外方听诊最清楚。阴道检查：胎头小囟门持续位于骨盆左、右后方或两侧。

3. 处理　有明显头盆不称或高龄初产者可行剖宫产术。在骨盆无异常、胎儿不大时可试产，第一产程中产妇宜取胎背对侧方向卧位，嘱产妇不要屏气，保证休息和营养。第二产程可徒手试转胎头或利用产钳旋转胎头为枕前位或正枕后位，然后阴道助产分娩，注意严密观察胎心变化。胎儿娩出后积极防治产后出血及产后感染。

二、臀位

1. 原因及分类　臀位可因骨盆狭窄、腹壁松弛、胎动过多、胎动过少等引起。臀先露可分为混合臀先露（完全臀先露）、单臀先露（腿直臀先露）、不完全臀先露（单足先露、双足先露、膝先露等）三类。

2. 临床表现及诊断　孕妇自觉肋下或上腹部有圆而硬的胎头。腹部检查：在宫底可触及圆而硬的胎头，在耻骨联合上方扪及较软而不规则的胎臀，胎心音在脐左或右上方听诊清楚，肛查或阴道检查可触及胎臀或胎足。超声检查可明确诊断。臀先露特别是不完全臀先露容易发生胎膜早破、脐带脱垂、软产道裂伤、新生儿产伤等。

3. 处理　定期产前检查可明确诊断，根据妊娠时间决定处理方式。

（1）妊娠期：产前检查发现臀先露，可于妊娠 30 周后纠正胎位。方法有：①胸膝卧位（图 9-8），即孕妇排空膀胱，松解裤带，保持头低臀高姿势。每日 2 次，每次 15 分钟，连续 1 周后复查。②激光或艾灸至阴穴，可配合胸膝卧位。③用以上方法纠正胎位无效者，可在妊娠 32～34 周行外倒转术。

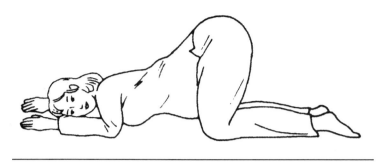

图 9-8 胸膝卧位

（2）分娩期：如为高龄初产、有难产史、狭窄骨盆、估计胎儿体重＞3500g、胎儿窘迫、不完全臀先露者应选择性剖宫产。经阴道分娩者，第一产程应侧卧，减少肛查，不灌肠，防止脐带脱垂的发生，见到胎足不宜过早牵拉，应"堵"外阴，使宫颈口充分扩张。第二产程中多行臀位助产术，使胎儿脐部娩出到胎头娩出时间＜8 分钟（正常为 2～3 分钟）。胎儿娩出后注意防治产后出血和产后感染，仔细检查新生儿是否有产伤，并给予及时处理。

复习思考

1. 协调性宫缩乏力时，该如何应用缩宫素？
2. 骨盆入口狭窄有哪些表现？怎样诊断？如何处理？
3. 持续性枕后位、臀位的处理原则。

扫一扫，知答案

扫一扫，看课件

模 块 十
分娩期并发症

【学习目标】

掌握：

1. 产后出血的概念。

2. 产后出血、子宫破裂、羊水栓塞、脐带先露与脐带脱垂的诊断及处理。

熟悉：

1. 子宫破裂、羊水栓塞、脐带先露与脐带脱垂的概念。

2. 子宫破裂和产后出血的病因和预防。

了解：

1. 羊水栓塞的病因病理。

2. 脐带先露的病因。

案例导入

李某，女，32 岁，G_1P_0，妊娠 39 周入院待产。入院即有规律宫缩，规律宫缩 18 小时，宫口开大 5cm，经缩宫素静脉滴注，4 小时后娩出一活婴，10 分钟后娩出胎盘，经检查胎盘、胎膜完整，宫颈处有一裂伤，缝合修补后阴道仍有出血，色暗红，呈间歇性，血量约 600mL，伴有血块。患者出现眩晕，打哈欠，面色苍白，脉搏细弱；查子宫大而软，宫底升高。

思考：该患者的诊断是什么？该如何处理？

项目一 子宫破裂

子宫破裂是指子宫体部或子宫下段在妊娠晚期或分娩期发生裂伤，为产科严重并发症，直接威胁母儿生命。

一、病因

1. 瘢痕子宫 是近年来导致子宫破裂的常见原因，主要有剖宫产术、子宫肌瘤剥除术、子宫破裂或穿孔修补术、子宫畸形矫形术后等。

2. 胎先露下降受阻 为克服阻力子宫强烈收缩，子宫下段过分伸展变薄或发生破裂，主要见于高龄初产、头盆不称、骨盆狭窄、软产道阻塞等。

3. 滥用宫缩剂 未正确掌握缩宫素的使用指征或剂量过大，或未正确使用前列腺素类制剂等，刺激子宫收缩过强，加之瘢痕子宫或产道梗阻可造成子宫破裂。

4. 阴道助产手术损伤 宫口未开全时强行产钳术或臀牵引术导致子宫颈严重裂伤并向上延及子宫下段，毁胎术、人工剥离胎盘术等由于操作不当均可以造成子宫破裂。

二、临床表现及诊断

（一）先兆子宫破裂

先兆子宫破裂具有四大表现：即子宫病理缩复环形成、下腹部压痛、胎心率改变、血尿形成。

1. 症状 产妇常见烦躁不安、下腹剧痛难忍，呼吸、脉搏加快，排尿困难、血尿，宫缩过强、过频，但先露不下降，产程延长，胎动频繁或消失。

2. 腹部检查 腹部出现病理缩复环，此环上厚下薄，随宫缩逐渐上升，可平脐或达脐上，子宫下段压痛明显，胎心变快、变慢、不规则或听不清。

（二）子宫破裂

根据子宫破裂的程度可以分为完全性子宫破裂和不完全性子宫破裂。

1. 完全性子宫破裂 子宫肌壁全层破裂，宫腔与腹腔相通。继先兆子宫破裂症状后，产妇突感下腹部撕裂样剧痛后，宫缩消失，腹痛缓解，随即迅速进入休克状态。全腹压痛、反跳痛，腹壁下可触及胎体，胎心、胎动消失，子宫缩小于胎体一侧。阴道检查可有鲜血流出，宫颈口回缩，胎先露回升。

2. 不完全性子宫破裂 子宫肌层部分或全部破裂，浆膜层完整，宫腔与腹腔不相通，胎儿及其附属物仍在宫腔内。多见于子宫下段剖宫产切口瘢痕破裂，常缺乏先兆子宫破裂的临床表现，仅在破裂处压痛，体征不明显。若破裂发生在子宫侧壁，可形成阔韧带血肿，查体可在子宫一侧扪及逐渐增大且有压痛的包块，胎心多有异常。

三、治疗

（一）治疗原则

先兆子宫破裂应立即抑制宫缩，尽快行剖宫产术；对子宫破裂应积极抢救休克，同时尽快行手术治疗。

（二）具体治疗

1. 先兆子宫破裂　立即采取有效措施抑制子宫收缩，如乙醚全麻、肌内注射哌替啶100mg 等缓解子宫破裂的进程，立即行剖宫产术。

2. 子宫破裂　在输液、输血、吸氧和抢救休克的同时，无论胎儿是否存活均应尽快手术治疗。子宫破口整齐、距离破裂时间短、无明显感染者，或全身情况差、不能承受大手术者，可行裂口修补术；子宫破口大、不整齐、有明显感染者，应行子宫次全切除术；破口超过宫颈者，应行子宫全切除术。手术前后给予大量广谱抗生素控制感染。

休克者尽可能就地抢救，若必须转院，应输血、输液、包扎腹部后方可转院。

四、预防

1. 做好产前检查，有瘢痕子宫、产道异常等高危因素者，应提前入院待产。

2. 对前次剖宫产切口为子宫体部切口、子宫下段切口有撕裂、术后感染愈合不良者，均应行剖宫产终止妊娠。

3. 正确处理产程，及时发现先兆子宫破裂的征象并恰当处理。

4. 严格掌握宫缩剂的使用指征，使用时应有专人守护，严防发生宫缩过强。

5. 正确掌握产科手术助产的指征及操作规程，阴道助产术后应仔细检查软产道，及时发现损伤，并给予修补。

项目二　产后出血

产后出血是指胎儿娩出后 24 小时内失血量超过 500mL，剖宫产时失血量超过1000mL。最常发生在胎儿娩出后 2 小时内，产后出血为分娩期的严重并发症，居我国产妇死亡原因的首位。

一、病因

子宫收缩乏力、胎盘因素、软产道裂伤及凝血功能障碍是产后出血的主要原因，这些原因可共存、互为因果或相互影响。

（一）子宫收缩乏力

子宫收缩乏力是产后出血最常见的原因，凡是影响子宫肌肉收缩和缩复功能的因素均可引起子宫收缩乏力性出血。常见因素有：

1. 全身因素　产妇精神过度紧张，对分娩恐惧，体质虚弱或合并慢性全身性疾病等。

2. 产科因素　产程延长使体力消耗过多，前置胎盘、胎盘早剥、妊娠期高血压疾病、宫腔感染等可引起子宫水肿或渗血，影响收缩功能。

3. **子宫因素** 子宫肌纤维过分伸展（多胎妊娠、羊水过多、巨大胎儿），子宫肌壁损伤（剖宫产史、肌瘤剔除术后、产次过多等），子宫病变（子宫肌瘤、子宫畸形等）。

4. **药物因素** 临产后过多使用镇静剂、麻醉剂或子宫收缩抑制剂。

（二）胎盘因素

1. **胎盘滞留** 胎盘多在胎儿娩出后15分钟娩出，若30分钟后胎盘仍不娩出，就称为胎盘滞留。胎盘剥离面血窦不能关闭，从而导致产后出血。胎盘滞留的常见原因有膀胱充盈、胎盘嵌顿、胎盘剥离不全。

2. **胎盘植入** 指胎盘绒毛在附着部位与子宫肌层紧密连接。根据胎盘绒毛侵入子宫肌层的深度分为胎盘粘连、胎盘植入、穿透性胎盘植入。胎盘绒毛黏附于肌层表面为胎盘粘连；绒毛深入子宫肌壁间为胎盘植入；绒毛穿过子宫肌层达到或超过子宫浆膜层为穿透性胎盘植入。胎盘植入的常见原因有多次人工流产、宫腔感染损伤子宫内膜，子宫手术史和原发性蜕膜发育不良等。

3. **胎盘部分残留** 指部分胎盘小叶、副胎盘或部分胎膜残留于宫腔，影响子宫收缩而出血。

（三）软产道裂伤

软产道裂伤后未及时检查发现，导致产后出血。软产道裂伤的常见原因有阴道助产（如产钳助产、臀牵引术等）、急产、巨大儿分娩、软产道组织弹性差等。

（四）凝血功能障碍

任何原发或继发的凝血功能异常，均能发生产后出血。胎盘早剥、羊水栓塞、重度子痫前期等产科并发症，可引起弥漫性血管内凝血（DIC），从而导致子宫出血。

二、诊断

（一）病史

产后出血多有异常分娩、软产道损伤等病史，或有全身慢性疾病、凝血功能障碍等病史。

（二）临床表现

产后出血的主要临床表现为胎儿娩出后阴道流血过多及失血性休克、严重贫血等表现。

1. **子宫收缩乏力** 出血特点是胎盘剥离延缓，在未剥离前阴道不流血或仅有少许流血，胎盘剥离后因子宫收缩乏力使子宫间歇性出血，血液呈暗红色，能凝固。腹部检查：宫底升高，子宫质软、轮廓不清，按摩宫底部及应用宫缩剂后，子宫变硬，阴道流血减少或停止。

2. **胎盘因素** 胎儿娩出后10分钟内胎盘未娩出，阴道大量流血，色暗红，应考虑胎盘因素。胎盘部分剥离、胎盘嵌顿、胎盘部分粘连或植入、胎盘残留等是产后出血的常见原因。胎盘嵌顿可发现子宫下段出现狭窄环。胎盘残留往往是在胎盘娩出后检查发现胎盘有缺损或胎膜有缺损，胎盘胎儿面有断裂血管时，应考虑有副胎盘残留。

3. **软产道损伤** 表现为胎儿娩出后持续性阴道流血，鲜红色。软产道损伤包括宫颈裂伤、阴道裂伤和会阴裂伤。会阴裂伤可分为 4 度：Ⅰ 度指会阴皮肤及阴道入口黏膜撕裂，出血不多；Ⅱ 度指裂伤已达会阴体筋膜及肌层，累及阴道后壁黏膜，向阴道后壁两侧沟延伸并向上撕裂，解剖组织不易辨认，出血较多；Ⅲ 度指裂伤向会阴深部扩展，肛门外括约肌已断裂，直肠黏膜尚完整；Ⅳ 度指肛门、直肠和阴道完全贯通，直肠肠腔外露，组织损伤严重，出血量可不多。

4. **凝血功能障碍** 表现为胎儿娩出后持续阴道流血，血液不凝，全身多部位出血，身体瘀斑。根据临床表现和凝血功能检查可做出诊断。

三、治疗

（一）治疗原则

针对出血原因，迅速止血，补充血容量，纠正失血性休克，防止感染。

（二）具体治疗

1. **子宫收缩乏力** 加强宫缩能迅速止血，导尿排空膀胱后可采用按摩子宫、应用宫缩剂、宫腔纱条填塞（图 10-1）、子宫压缩缝合术、结扎盆腔血管、髂内动脉或子宫动脉栓塞、切除子宫等方法止血。

2. **胎盘因素** 疑有胎盘滞留时应立即做宫腔检查，若胎盘已剥离则应立即取出胎盘；若胎盘粘连，可徒手剥离胎盘后取出。如剥离胎盘困难，疑有胎盘植入，切忌强行剥离，行保守治疗或手术切除子宫。胎盘和胎膜残留可行钳刮术或刮宫术，注意防止子宫穿孔。

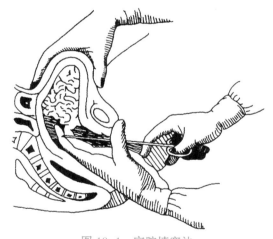

图 10-1 宫腔填塞法

3. **软产道损伤** 应彻底止血，按解剖层次逐层缝合裂伤。

4. **凝血功能障碍** 首先应排除子宫收缩乏力、胎盘因素、软产道损伤等原因引起的出血。尽快输新鲜全血、补充血小板、纤维蛋白原或凝血酶原复合物、凝血因子等，若并发 DIC 应按 DIC 处理。

四、预防

1. **产前预防** 孕早期开始产前检查监护，产后出血风险较高的产妇做好及早处理的准备工作。

2. 产时预防　产程中密切观察产妇情况，合理使用宫缩剂与镇静剂，正确处理第二产程和第三产程。

3. 产后预防　胎盘娩出后，产妇应继续留在产房观察 2 小时，密切观察产妇的一般情况、生命指征、阴道流血和宫缩等情况。鼓励产妇与新生儿早接触、早吸吮，可刺激子宫收缩，减少阴道流血量。

项目三　羊水栓塞

羊水栓塞是指在分娩过程中羊水突然进入母体血液循环引起急性肺栓塞、过敏性休克、弥散性血管内凝血（DIC）、肾衰竭等一系列病理改变的严重并发症。本病也可发生在足月分娩和妊娠 10 ~ 14 周钳刮术时，死亡率高达 60%，是孕产妇死亡的主要原因之一。

一、病因

羊水栓塞是由胎粪污染的羊水中的有形物质（胎儿毳毛、角化上皮、胎脂、胎粪）进入母体血循环所引起。羊膜腔内压力增高（子宫收缩过强）、胎膜破裂、宫颈或宫体损伤处有开放的静脉或血窦，是导致羊水栓塞发生的基本条件。

二、病理生理

羊水进入母体血循环后，可引起一系列病理生理变化，导致机体发生肺动脉高压、过敏性休克、弥漫性血管内凝血和急性肾功能衰竭等。

三、诊断

本病主要依靠典型的临床表现和相应的辅助检查协助诊断，确诊需要死后尸解。

（一）病史

本病主要发生于高龄初产妇和多产妇，有急产、宫缩过强、胎膜早破、胎盘早剥、子宫不完全破裂、剖宫产术等病史。

（二）临床表现

典型的羊水栓塞是以骤然的血压下降、组织缺氧和消耗性凝血病为特征的急性综合征。

1. 心肺功能衰竭和休克　在产程中，尤其是刚刚破膜后，产妇突然发生寒战、气急、烦躁不安、恶心、呕吐等前驱症状，继而出现呼吸困难、发绀、昏迷、抽搐、心率加快、脉搏细数、肺底湿啰音等，严重者于惊叫一声后数分钟内死亡。

2. 出血　经过心肺功能衰竭和休克阶段，继而表现为以子宫出血为主的全身出血倾向，如切口渗血、针眼渗血、全身皮肤黏膜出血、血尿等，且血液不凝固。

3. 急性肾功能衰竭　全身脏器均受损，除心脏外，肾脏是最常受损的器官。存活的患者常出现少尿、无尿及尿毒症的表现。

（三）辅助检查

1. 床旁 X 线胸片见双肺弥漫性点片状浸润影，沿肺门周围分布，伴右心扩大。

2. 床旁心电图或心脏彩色多普勒超声提示右心房、右心室扩大，左心室缩小，ST 段下降。

3. 与 DIC 有关的实验室检查示凝血功能障碍。

4. 血涂片可查到羊水中的有形物质。

四、治疗

紧急抢救措施有：抗过敏，纠正呼吸、循环功能衰竭和改善低氧血症，抗休克，防止 DIC 和肾衰竭发生。

（一）抗过敏，解除肺动脉高压，改善低氧血症

1. 供氧　保持呼吸道通畅，正压给氧，预防及减轻肺水肿，改善心、脑、肾等重要脏器的缺氧状况。

2. 抗过敏　立即给予肾上腺糖皮质激素抗过敏。氢化可的松 100～200mg 加于 5%～10% 葡萄糖液 50～100mL 快速静脉滴注，再用 300～800mg 加于 5% 葡萄糖液 250～500mL 静脉滴注，日量可达 500～1000mg。

3. 解除肺动脉高压　应用解痉药物缓解肺动脉高压，改善肺血流低灌注，预防右心衰竭所致的呼吸、循环衰竭。盐酸罂粟碱、阿托品、氨茶碱、酚妥拉明缓慢静脉推注或静脉滴注，解除肺血管痉挛，消除肺动脉高压。

（二）抗休克

尽快输注新鲜血和血浆补充血容量，休克症状重或血容量已补充而血压不稳者使用升压药物。酸中毒时，用 5% 碳酸氢钠液 250mL 静脉滴注，并及时纠正电解质紊乱。用毛花苷丙或毒毛花苷 K 纠正心衰。

（三）防治 DIC

肝素钠用于治疗羊水栓塞早期的高凝状态，及时输新鲜血或血浆、纤维蛋白原等补充凝血因子，纤溶亢进时给予氨基己酸、氨甲苯酸等抗纤溶药物。

（四）预防肾衰竭

当血容量补足后仍少尿时，用呋塞米 20～40mg 静脉注射，或 20% 甘露醇 250mL 快速静脉点滴（10mL/min）防治肾衰，无效者，应尽早采取血液透析等急救处理。

（五）预防感染

选用肾毒性小的广谱抗生素预防感染。

（六）产科处理

宫口未开全者立即剖宫产终止妊娠，宫口已开全者在抢救的同时行阴道助产术结束分

娩，并密切观察子宫出血情况，对难以控制的大出血且血液不凝者，应行子宫切除术，争取抢救时机。

项目四　脐带先露与脐带脱垂

胎膜未破时脐带位于胎先露部前方或一侧，称为脐带先露或隐性脐带脱垂。胎膜破裂后脐带脱出于宫颈口外，降至阴道内，甚至露于外阴部，称脐带脱垂（图 10-2）。脐带先露与脐带脱垂可引起胎儿急性或慢性缺氧，甚至胎死宫内，是严重威胁胎儿生命的并发症。

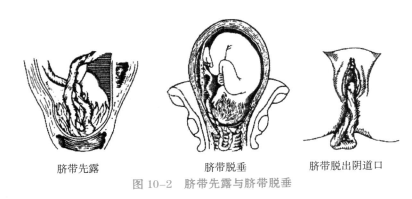

脐带先露　　　　　　脐带脱垂　　　　　脐带脱出阴道口

图 10-2　脐带先露与脐带脱垂

一、病因

凡胎儿先露部与骨盆入口平面不能严密衔接，在两者之间留有空隙者，均可发生脐带脱垂。常见病因有胎位异常，如臀先露、肩先露、枕后位等；胎头浮动，如头盆不称、胎头入盆难等；胎儿过小或羊水过多；脐带过长；脐带附着异常及低置胎盘。

二、对母儿的影响

1. 对母体的影响　剖宫产率及手术助产率增加。

2. 对胎儿的影响　在胎先露部尚未衔接、胎膜未破时，因宫缩时胎先露部下降，一过性压迫脐带导致胎心率异常。胎先露部已衔接、胎膜已破者，脐带受压于胎先露部与骨盆之间，引起胎儿缺氧，导致胎儿窘迫，若脐带血循环阻断超过 7～8 分钟，可胎死宫内。

三、诊断

1. 胎先露部尚未入盆、胎膜未破者，可仅在宫缩时胎先露部被迫下降，脐带可因一时受压致胎心率异常，变换体位或抬高臀部后可缓解，应该考虑有脐带先露的可能。

2. 若胎先露部已入盆、胎膜已破者，脐带受压于胎先露部与骨盆之间，引起胎心率改变，甚至胎心完全消失。

当胎心率出现异常时应立即做阴道检查，注意有无脐带脱垂和脐带血管有无搏动。在胎先露部旁或胎先露部下方，以及在阴道内触及脐带者，或脐带脱出于外阴者，确诊无疑。

四、治疗

（一）治疗原则

早期发现，正确处理，是围生儿能否存活的关键。

（二）具体治疗

1. 脐带先露 胎膜未破，产妇应卧床休息，取臀高头低位，密切观察胎心率，改变体位后脐带有退回的可能。若为头先露，宫缩良好，先露入盆而胎心率正常，宫口进行性扩张，胎心仍保持良好者，可经阴道分娩，否则以剖宫产较为安全；若为臀先露或肩先露者，均应行剖宫产术。

2. 脐带脱垂 破膜后发现脐带脱垂时，胎心尚好，胎儿存活者，应争分夺秒抢救。

（1）宫口开全，头盆相称者，立即行产钳术，臀位时行臀牵引术。

（2）宫口未开全，估计短期内胎儿不能娩出者，应迅速行剖宫产。在准备手术时必须抬高产妇的臀部，以防脐带进一步脱出；阴道检查者可在阴道内用手将胎儿先露部上推，并分开手指置于先露与盆壁之间，使脐带由指缝通过而避免受压，根据触摸脐带搏动监测胎儿情况以指导抢救，直至胎儿娩出为止。

五、预防

加强围生期卫生宣教与指导，指导头盆不称、胎位异常的孕妇提前住院待产；妊娠晚期及临产后，超声检查有助于尽早发现脐带先露；临产后胎先露部迟迟不入盆者，应提高警惕，尽量不做或少做肛查或阴道检查，破膜后应做胎心监护。

复习思考

1. 产后出血最常见的原因有哪些？

2. 38 岁初产妇，临产后因宫缩乏力静脉滴注缩宫素，破膜后不久突然出现烦躁不安、寒战、气急、呛咳、发绀、抽搐，数分钟后死亡。最可能的诊断是什么？

扫一扫，知答案

扫一扫，看课件

模块十一

胎儿及新生儿异常

【学习目标】

掌握：

1. 急性胎儿窘迫的诊断及处理原则。

2. 掌握新生儿窒息的诊断及处理原则。

熟悉：

1. 熟悉胎儿窘迫的发生原因。

2. 熟悉新生儿窒息的复苏方法。

了解：

新生儿窒息的原因。

案例导入

一孕 38 周妇女，诊断为胎盘早剥，剖宫产时见血性羊水。新生儿出生时全身苍白，口周青紫，无呼吸，肢体活动弱，心率 70 次 / 分，喉反射消失，体重估计 3000g。

思考：该新生儿出现了什么情况？该采取什么措施？

项目一　胎儿窘迫

胎儿窘迫指胎儿在宫内有缺氧征象，危及胎儿健康和生命的综合征。胎儿窘迫分为急性和慢性，急性胎儿窘迫主要发生在分娩期，慢性胎儿窘迫常发生在妊娠晚期。

一、病因

1. 母体因素 如严重的心、肺疾病及贫血、感染性疾病、休克等引起孕妇全身血氧含量降低，妊娠期高血压疾病、慢性肾炎、糖尿病等可引起子宫胎盘局部的血氧含量降低。

2. 胎盘脐带因素 如前置胎盘、胎盘早剥、帆状胎盘等胎盘异常；脐带的发育异常，脐带受压、缠绕、打结等使脐带血流减少。

3. 胎儿因素 胎儿先天性疾病，如胎儿心肺畸形或发育不全等。

4. 其他 宫缩过强、产程过长等可影响胎儿血氧供给，孕妇应用过量麻醉剂及镇静剂等抑制呼吸。

二、临床表现及诊断

（一）急性胎儿窘迫

急性胎儿窘迫多因脐带异常、胎盘异常、产程异常、宫缩过强等引起，主要发生在分娩期。其临床表现为：

1. 胎心率异常 是急性胎儿窘迫最早出现的临床征象。胎儿缺氧的初期，交感神经兴奋，胎心率加快 > 160 次 / 分，甚至 > 180 次 / 分；严重缺氧时，迷走神经兴奋，胎心率 < 110 次 / 分，甚至不规律，当胎心率 < 100 次 / 分时为胎儿危险的征象。胎心监护出现基线变异减少，伴频繁晚期减速或重度变异减速。

2. 羊水胎粪污染 胎儿严重缺氧时迷走神经兴奋，肠蠕动增强，肛门括约肌松弛，致使胎粪排入羊水中。羊水胎粪污染分 3 度：Ⅰ 度呈淡绿色、稀薄，Ⅱ 度呈黄绿色、混浊，Ⅲ 度呈棕黄色、黏稠。

3. 胎动异常 缺氧初期表现为胎动过频；缺氧严重时胎动转弱、次数减少，进而消失。

4. 酸中毒 采集胎儿头皮血进行血气分析，当 $pH < 7.20$、$PO_2 < 10mmHg$、$PCO_2 > 60mmHg$ 时可诊断为胎儿酸中毒。

（二）慢性胎儿窘迫

慢性胎儿窘迫多因妊娠期高血压疾病、慢性肾炎、糖尿病等引起，主要发生在妊娠晚期，延续至临产并加重。主要表现为胎儿生长受限（FGR）和胎动减少或消失，一般胎动消失后 24 小时胎心消失。因此，要求妊娠 30 周后的孕妇每天应进行胎动计数，当 < 6 次 /2 小时或胎动骤然减少时应及时就诊。胎心监护及脐动脉多普勒超声血流出现异常。

三、处理

（一）急性胎儿窘迫

应立即采取措施，改善胎儿缺氧状态。

1. 一般处理 左侧卧位，间断吸氧，停用缩宫素，严密观察胎心变化。

2. 病因性治疗 调节宫缩强度，对宫缩过强者可应用宫缩抑制剂如硫酸镁等。

3. 尽快终止妊娠 经以上处理效果不佳且无法即刻阴道自娩者，应尽快手术终止妊娠。

（二）慢性胎儿窘迫

应针对病因、根据孕周、胎儿成熟度和胎儿缺氧的严重程度决定处理方式。

1. 一般处理 主诉胎动减少者，全面检查评估母儿状况。左侧卧位休息，定时吸氧，每天 2～3 次，每次 30 分钟。积极治疗妊娠并发症及合并症，加强胎儿监护。

2. 期待疗法 孕周小，估计胎儿娩出后生存可能性小，尽量保守治疗以期延长胎龄，同时促胎肺成熟，争取胎儿成熟后终止妊娠。

3. 终止妊娠 胎儿已成熟，妊娠接近足月，胎儿慢性缺氧者，可行剖宫产术终止妊娠。

项目二　新生儿窒息

新生儿窒息指胎儿娩出后 1 分钟仅有心跳而无呼吸，或未建立规律呼吸的缺氧状态。本病为新生儿死亡的主要原因之一，是出生后最常见的紧急情况，必须积极抢救和正确处理，以降低新生儿死亡率及预防远期后遗症。

一、病因

新生儿窒息常见的原因有：①胎儿窘迫未得到纠正。②呼吸中枢受抑制或损伤，如因头盆不称、产程延长、产钳助产、宫缩过强等因素，使胎儿脑部长时间缺氧及颅内出血；分娩中应用麻醉剂、镇痛剂等抑制新生儿呼吸中枢。③呼吸道阻塞，如胎儿分娩中吸入大量羊水、胎粪、黏液等未及时清除，阻塞呼吸道。④其他如新生儿肺发育不成熟、严重的呼吸道及心血管先天畸形、膈疝等。

二、临床表现及诊断

新生儿窒息程度可按出生后 1 分钟 Apgar 评分指标进行测评。

1. 轻度（青紫）窒息 Apgar 评分 4～7 分。新生儿躯干红、四肢皮肤青紫；呼吸浅表或不规律；心跳规则，心率多为 80～110 次 / 分钟；对外界刺激有反应，喉反射存在；肌张力好，四肢稍屈。

2. 重度（苍白）窒息 Apgar 评分 0～3 分。新生儿口唇青紫、皮肤苍白；无呼吸或仅有喘息样微弱呼吸；心跳不规则，心率弱而慢，常＜80 次 / 分钟；喉反射消失；对外来刺激无反应，肌张力松弛。

三、治疗

一旦发生新生儿窒息，应及时抢救。高危孕妇有胎儿窘迫，估计娩出时有窒息可能者，应做好复苏准备。新生儿窒息的复苏方法，应按照 ABCDE（A：清理呼吸道；B：建立呼吸；C：维持正常循环；D：药物治疗；E：评价）步骤进行。

1. 快速评估 新生儿出生 3 ～ 5 秒立即快速评估 4 项指标：足月吗？羊水清吗？有呼吸或哭声吗？肌张力好吗？ 4 项中有任何一项为"否"，则进行以下初步复苏。

2. 初步复苏 30 秒内完成。

（1）保暖：将出生后的新生儿立即置于辐射暖台（或其他预热台）上，设置温度为足月儿 28 ～ 30℃、早产儿 30 ～ 32℃，避免烫伤。

（2）摆好体位：头轻度仰伸位（鼻吸气位）。

（3）清理呼吸道：胎头娩出后，不应急于娩胎肩，而应立即用手挤压清除口、咽、鼻部的黏液和羊水。胎儿娩出摆好体位后用吸耳球或一次性吸痰管吸净口、咽、鼻部黏液。如有羊水胎粪污染，且新生儿无活力（呼吸不规则、肌张力弱及心率＜100 次 / 分），应立即在喉镜下行气管插管吸出胎粪。

（4）擦干：温热毛巾快速擦干全身。

（5）刺激：用手拍打或用手指弹足底 2 ～ 3 下，或触摸背部或腹股沟 2 次，以诱发自主呼吸。

（6）评估：评估呼吸、心率、肤色或血氧饱和度，如有自主呼吸、心率＞100 次 / 分、面色红润，进一步观察。

3. 气囊 – 面罩正压人工呼吸 如经上述处理，新生儿仍呼吸暂停或抽泣样呼吸，心率＜100 次 / 分，或持续性中心性紫绀，应进行正压人工呼吸。给予吸入＜100% 的氧气或空气，出生后 90 秒无改善，则改用 100% 氧。最初几次压力为 30 ～ 40cmH$_2$O，以后维持在 20cmH$_2$O，速率为每分钟 40 ～ 60 次。经 30 秒处理后如有自主呼吸，心率＞100 次 / 分，可逐步减少并停止正压人工呼吸。

4. 胸外心脏按压 正压人工呼吸 30 秒后心率＜60 次 / 分钟，应同时进行胸外心脏按压。用双拇指或中食指按压胸骨下 1/3 处，频率为 90 次 / 分，深度为胸廓前后径的 1/3。

5. 药物治疗 经正压人工呼吸，同时胸外心脏按压 30 秒后，心率持续＜60 次 / 分钟，应立即给予 1：10000 肾上腺素 0.1 ～ 0.3mL/kg 脐静脉注入或 0.3 ～ 0.5mL/kg 气管内注入。给药 30 秒后，如心率＜100 次 / 分，且有血容量不足表现时，给予生理盐水

10mL/kg 脐静脉缓慢推入。

6. 复苏后处理　复苏后仍有再次窒息的危险，仍需加强监护。注意保暖，密切观察呼吸、心率、面色、末梢循环、神经反射及大小便情况，给予维生素 K_1、维生素 C 预防颅内出血。

复习思考

1.在分娩过程中，若发现胎心率为 180 次 / 分，该怎样处理？

2.新生儿窒息的复苏步骤有哪些？

3.何为新生儿窒息？新生儿窒息是怎样分度的？

扫一扫，知答案

扫一扫，看课件

模块十二
异常产褥

【学习目标】

掌握：

产褥感染的临床表现、诊断与鉴别诊断及其治疗。

了解：

1. 产褥感染的致病原因。

2. 晚期产后出血的病因、临床表现。

3. 不同病因引起的晚期产后出血的特点。

4. 晚期产后出血的概念、预防措施。

5. 产后抑郁症的病因、诊断标准。

📚 案例导入

产妇产钳助产产后 12 天，发热及下腹疼痛 2 天，一直血性恶露，前来就诊。查体：T38.9℃，BP110/80mmhg，P108 次 / 分，双乳房无红肿及压痛，下腹有压痛及反跳痛。妇科检查：阴道黏膜充血，脓血性分泌物，宫颈闭合，子宫手拳大，质略软，压痛（＋），双附件触痛。

思考：

1. 该产妇可能的诊断是什么？造成的原因是什么？应与哪些疾病相鉴别？

2. 该产妇应如何治疗？怎样避免此种情况的发生？

项目一　产褥感染

产褥感染是指分娩及产褥期病原体侵袭生殖道，引起局部或全身性感染。产后 24 小时至 10 天内，有 2 次体温达到或超过 38℃（口表），称产褥病率。大多数产褥病率的原因是产褥感染，其次是泌尿系感染、乳腺炎、上呼吸道感染等所致。产褥感染是孕产妇死亡的主要原因之一。

一、病因

1. 诱发因素　正常女性阴道对外界致病因子具有自净作用，由于分娩使得女性生殖道的防御功能和自净作用被破坏或降低，机体免疫力、细菌毒力、细菌数量三者之间的平衡失调，导致感染发生。常见的诱发因素有胎膜早破、产后出血、胎盘胎膜残留、产科手术及消毒不严等。

2. 病原体种类　引起产褥感染的病原体以厌氧性链球菌、溶血性链球菌、大肠埃希菌最为常见，其次为需氧性球菌，一般为需氧菌和厌氧菌的混合感染。

3. 感染途径

（1）外源性感染：由外界病原体进入产道所致的感染。通常消毒不严或衣物、用具、各种手术器械被污染及产妇卫生习惯差等均可引起产褥感染。

（2）内源性感染：由产妇体内寄生的病原体所引起。正常女性生殖道的病原体多数并不致病，当机体抵抗力降低和病原体数量、毒力增加时，非致病性病原体便转化为致病性病原体而引起感染。

二、病理及临床表现

1. 急性外阴、阴道、宫颈炎　分娩时会阴部损伤或手术产导致感染，表现为会阴部疼痛，局部伤口红肿、灼热。阴道裂伤及挫伤感染表现为黏膜充血、水肿、溃疡、脓性分泌物增多。宫颈裂伤感染向深部蔓延，可达宫旁组织，引起盆腔结缔组织炎。

2. 子宫感染　包括急性子宫内膜炎、子宫肌炎。病原体经胎盘剥离而侵入，扩散至子宫蜕膜层称为子宫内膜炎，常表现为阴道内有大量脓性分泌物且有臭味；病原体侵入子宫肌层，称为子宫肌炎，表现为腹痛，恶露增多呈脓性，子宫压痛明显，可伴有寒战、高热、头痛及白细胞增高等全身感染症状。

3. 急性盆腔结缔组织炎和急性输卵管炎　病原体沿宫旁淋巴和血行达宫旁组织，出现急性炎性反应而形成炎性包块，同时波及输卵管，形成急性输卵管炎。临床表现为下腹痛伴肛门坠胀，可伴寒战、高热、脉速、头痛等全身症状。若病原体侵袭盆腔严重者可形成"冰冻骨盆"。

4. 急性盆腔腹膜炎及弥漫性腹膜炎 炎症继续发展，扩散至子宫浆膜，形成盆腔腹膜炎。继而发展成弥漫性腹膜炎，临床表现以全身中毒症状为主，表现为高热、恶心、呕吐、腹胀，检查时下腹部明显压痛、反跳痛。

5. 血栓静脉炎 血栓静脉炎的病变单侧居多，产后 1～2 周多见，厌氧菌为常见病原体，在血流淤滞或静脉壁受损的基础上，细菌分泌肝素酶，分解肝素，促成凝血，引起盆腔及下肢血栓性静脉炎。表现为弛张热，下肢持续性疼痛，局部静脉压痛或触及硬索状，血液回流受阻，引起下肢水肿，皮肤发白，习称"股白肿"。

6. 脓毒血症及败血症 感染血栓脱落进入血液循环可引起脓毒血症。若病原体大量进入血液循环并繁殖，形成败血症。表现为持续高热、寒战、全身明显中毒症状，可危及生命。

三、诊断

1. 病史 详细询问病史及分娩全过程，对产后发热者，首先考虑为产褥感染，再排除引起产褥病率的其他疾病。

2. 全身及局部检查 仔细检查腹部、盆腔及会阴伤口，确定感染部位和严重程度。

3. 辅助检查 血常规中白细胞计数升高，B 型超声、彩色多普勒超声、CT 检查发现炎性包块、脓肿，分泌物培养可确定病原体。

四、鉴别诊断

本病主要与急性乳腺炎、上呼吸道感染、泌尿系统感染相鉴别。

五、治疗

1. 支持疗法 加强营养，并补充足够蛋白质、维生素，增强全身抵抗力，纠正水、电解质失衡。取半卧位，有利于恶露引流或使炎症局限于盆腔。清洗外阴，保持外阴清洁。

2. 切开引流 会阴伤口或腹部切口感染，及时行切开引流术；疑盆腔脓肿者，可经腹或后穹隆切开引流。

3. 胎盘胎膜残留处理 经有效抗感染的同时，清除宫腔内残留物。

4. 抗感染 选用广谱、高效的抗生素联合用药抗感染。依据细菌培养和药敏试验结果，选择抗生素的种类和剂量，保持有效血药浓度。若中毒症状严重，短期加用肾上腺皮质激素，提高机体的应激能力。

5. 肝素治疗　血栓静脉炎时，在应用大量抗生素的同时，可加用肝素治疗。同时卧床休息，抬高患肢，局部热敷，缓解疼痛。

六、预防

加强孕期卫生宣传，加强营养，增强体质，临产前 2 个月避免性生活及盆浴。分娩期严格无菌操作，减少不必要的肛门及阴道检查，避免胎膜早破、滞产、产道损伤与产后出血，必要时给予广谱抗生素预防感染。产褥期保持外阴清洁，鼓励早期下床活动，有利于子宫复旧。

项目二　晚期产后出血

分娩 24 小时后，在产褥期内发生大量阴道出血，称为晚期产后出血，以产后 1～2 周发病最常见。

一、病因

1. 胎盘、胎膜残留　胎盘、胎膜残留影响产后子宫收缩而发生的出血为阴道分娩最常见的原因。出血常发生在产褥期 10 天左右。黏附在宫腔内的残留胎盘组织发生变性、坏死、机化，当坏死组织脱落时，暴露基底部血管，引起大量出血。

2. 蜕膜残留　若蜕膜剥离不全长时间残留，影响子宫复旧，继发子宫内膜炎症，引起晚期产后出血。

3. 剖宫产术后子宫切口裂开　引起切口愈合不良造成出血的原因主要有：

（1）子宫下段横切口：两端切断子宫动脉向下斜行分支，造成局部供血不足。多次剖宫产切口处菲薄，瘢痕组织造成局部供血不好，影响切口愈合。因胎头位置过低，造成切口向下延伸撕裂，出现伤口对合不好而影响愈合。

（2）切口选择不合理：如切口过低、切口过高、缝合时不易对齐、愈合不良。

（3）缝合技术不当：如组织对位不佳；手术操作粗暴；出血血管缝扎不紧；切口两侧角部未将回缩血管缝扎，形成血肿；缝扎组织过松、过多、过密，导致切口愈合不良。

（4）切口感染：产程延长、多次阴道检查、前置胎盘、术中出血多等，易发生切口感染。

4. 其他　产后子宫滋养细胞肿瘤、子宫黏膜下肌瘤等，均可引起晚期产后出血。

二、临床表现

1. 症状　多在产后 10 日，表现为持续性血性恶露、反复多次阴道流血，也可突然大量阴道流血。剖宫产子宫切口裂开或愈合不良所致的阴道流血，常是子宫突然大量出血，可导致失血性休克；合并感染时，可有体温升高、下腹疼痛、恶露臭的表现。

2. 体征 子宫复旧不佳可扪及子宫增大、变软，宫口松弛，有时可触及残留组织和血块，伴有感染者子宫明显压痛。

三、诊断

血常规了解贫血和感染情况；B 超检查了解子宫大小、宫腔有无残留物及子宫切口的愈合情况；对宫腔分泌物进行病原菌和药敏试验可以帮助选择有效、广谱抗生素；血 hCG 测定有助于排除胎盘残留及绒毛膜癌；宫腔刮出物或切除子宫标本，应送病理检查。

四、治疗

1. 少量或中等量阴道流血 应给予广谱抗生素、子宫收缩剂及支持疗法。

2. 胎盘、胎膜、蜕膜残留 静脉输液、备血及准备手术的条件下刮宫，操作应轻柔，以防子宫穿孔。刮出物应送病理检查，以明确诊断。术后继续给予抗生素及子宫收缩剂。

3. 剖宫产子宫切口裂开

（1）若仅少量阴道流血也应住院，给予广谱抗生素及支持疗法，密切观察病情变化。

（2）若多量阴道流血，可行剖腹探查。若切口周围组织坏死范围小、炎症反应轻微，可行清创缝合及动脉栓塞术。若组织坏死范围大，切除子宫，同时抗感染、抗休克治疗。

（3）若肿瘤引起的阴道流血，应按肿瘤性质、部位做相应处理。

五、预防

1. 产后应仔细检查胎盘、胎膜，注意是否完整，若有残缺应及时取出。

2. 剖宫产时合理选择切口位置；避免子宫下段横切口两侧角部撕裂，缝合切口时对合整齐。

3. 严格无菌操作，术后应用抗生素预防感染。

项目三　产褥期抑郁症

产褥期抑郁症指产妇在产褥期间出现抑郁症状，是产褥期精神综合征最常见的一种类型。其发病率国外报道约为 30%，通常在产后 2 周内出现症状。

一、临床表现

1. 情绪改变，如心情压抑、情绪淡漠，甚至焦虑、易怒、恐惧，夜间加重，有时表现为不愿见人、孤独或伤心、流泪。

2.自我评价降低，自暴自弃、自罪感，对身边的人充满敌意，与家人关系不协调。

3.创造性思维受损，主动性降低。

4.对生活缺乏信心，感觉生活无意义，出现睡眠障碍、易疲倦、厌食、性欲减退等。严重者出现自杀倾向，或陷于错乱或昏睡状态。

二、诊断

产褥期抑郁症至今尚无统一的诊断标准。美国精神病学会1994年制定了产褥期抑郁症的诊断标准。

1.在产2周内出现下列5条或5条以上的症状，其中必须具备①和②两条：①情绪抑郁；②对全部或多数活动明显缺乏兴趣或愉悦；③体重显著下降或增加；④失眠或睡眠过度；⑤精神运动性兴奋或阻滞；⑥疲劳或乏力；⑦遇事均感毫无意义或有自罪感；⑧思维能力减退或注意力不集中；⑨反复出现想死亡的想法。

2.在产后4周内发病。

三、治疗

本病的治疗包括心理治疗和药物治疗。

1.心理治疗　包括心理支持、咨询与社会干预等。通过心理咨询，解除致病的心理因素。提供情感支持和社会支持，指导产妇进行自我调节，调整好家庭关系，指导其养成良好的睡眠习惯。

2.药物治疗　适用于中重度抑郁症及心理治疗无效的患者，应在专科医师的指导下用药为宜，可根据以往的疗效及个性化选择药物，应用抗抑郁药物如帕罗西汀、氟西汀、舍曲林等。

四、预防

1.加强孕期保健，加强对孕产妇的精神关怀，重视心理卫生的咨询与指导，消除紧张、恐惧心理。

2.加强分娩期保健，运用医学心理学、社会学知识对产妇在分娩过程中多加关爱，减少心理异常的发生。

3.重视产褥期保健，避免精神刺激，减轻产妇的体力和心理负担。

复习思考

1. 产褥感染的常见病因及病理变化有哪些？

2. 阐述产褥感染的处理原则？

3. 如何预防晚期产后出血的发生？

4. 产后抑郁症的诊断标准有哪些？

5. 28 岁初产妇，产后第 4 日，体温 39.5℃，血性恶露量多、有臭味，宫底脐下 1 横指，宫体压痛明显，乳房胀疼，无硬结，有少量乳汁分泌。

思考：

（1）该产妇体温升高最可能的原因是什么？应如何进行治疗？

（2）该产妇最佳的体位是什么？

扫一扫，知答案

扫一扫，看课件

模 块 十 三

妇科病史及体格检查

【学习目标】

熟悉：

1.妇科病史的采集方法及收集内容。

2.妇科检查的方法及步骤。

了解：

妇科疾病常见症状的鉴别要点。

项目一 妇科病史

一、病史采集方法

询问病史时，首先要做到态度和蔼，语言亲切，耐心倾听患者的陈述，必要时给予适当的启发，但要避免暗示。对危急患者，有重点地了解病情后，即行抢救，以免贻误治疗。对外院转诊者，应索阅病情介绍作为重要参考资料。对不能陈述病史者，可由了解病情的家属或亲友代诉。如遇患者有难言之隐，不愿说出真情者，不可反复追问，可先行体格检查和有关辅助检查，待明确病情后再补充。

二、病史内容

（一）一般项目

一般项目包括患者姓名、性别、年龄、籍贯、职业、民族、婚姻状况、住址、入院日期、病史记录日期、病史陈述者。若非本人陈述，应注明陈述者与患者的关系。

（二）主诉

主诉指促使患者就诊的主要症状（或体征）和持续时间，且通过主诉就可以初步估计疾病的大致范围。妇科临床常见的症状有：外阴瘙痒、阴道出血、白带增多、闭经、不孕、下腹痛、下腹部包块等。如患者有多种主要症状，应按其发生时间的顺序书写，如主诉书写为：停经43日，阴道流血3日，腹痛7小时。若患者无任何自觉症状，仅检查时发现子宫肌瘤，主诉应写：检查发现"子宫肌瘤"3日。

（三）现病史

现病史应详细描述疾病发生、发展及诊疗的全过程。现病史为病史的主要组成部分，应以主诉为核心，按时间先后顺序书写。现病史包括起病时间、主要症状特点、有无诱因、伴随症状、发病后的诊疗情况及结果，睡眠、饮食、体重及大小便等一般情况的变化，以及与鉴别诊断有关的阳性或阴性资料等。

（四）月经史

月经史包括初潮年龄、月经周期及经量、经期伴随症状。

如14岁初潮，月经周期28～30日，经期5日，可简写为$14\dfrac{5}{28-30}$。经量可问每日更换卫生巾的次数，有无血块；伴随症状包括经前和经期有无乳房胀痛、水肿、精神抑郁或易激动等不适，有无痛经及疼痛部位、性质、程度及痛经起始和消失的时间。

（五）婚育史

婚育史包括：①婚次及每次结婚年龄，是否近亲结婚，男方健康状况，有无性病史及双方性生活情况等。②生育史包括足月产、早产及流产次数及现存子女数，以4个阿拉伯数字顺序表示。如足产1次，无早产，流产1次，现存子女1人，可记录为1-0-1-1，或仅用孕2产1（G_2P_1）表示。③分娩方式，有无难产史，新生儿出生情况，有无产后出血或产褥感染史。④自然流产或人工流产情况，末次分娩或流产日期。⑤避孕方法及效果。

（六）既往史

既往史包括以往健康情况、曾患何种疾病、手术外伤史、药物过敏史、输血史、预防接种史等。防止遗漏，可按系统有重点地询问。

（七）个人史

个人史包括出生地及曾居住地，生活和居住情况，有无特殊嗜好，有无性乱史。

（八）家族史

注意家族成员中有无遗传性疾病（如血友病、白化病等）、可能与遗传有关的疾病（如糖尿病、高血压、癌瘤及染色体异常等），以及传染病（如肝炎、结核等）。了解父母、兄弟、姐妹及子女健康状况。

项目二 体格检查

体格检查应在采集病史后进行。检查范围包括全身检查、腹部检查和盆腔检查。除病情危急外，应按下列先后顺序进行并记录。

一、全身检查

测量体温、脉搏、呼吸及血压，必要时测量身高、体重。注意患者的精神状态、神志、全身发育、体态、毛发分布、头部器官、颈部、乳房、心、肺、肝、肾、脊柱及四肢。

二、腹部检查

腹部检查是诊断妇科疾病的重要内容，视诊：腹部形态，有无隆起、瘢痕、妊娠纹等；触诊：腹壁厚度，有无压痛、反跳痛及肌紧张，有无包块，扪及包块时要描述包块部位、大小、形状、质地、活动度、是否光滑及有无压痛等；叩诊：有无移动性浊音及液体波动感；听诊：有无肠鸣音，疑为妊娠者应听诊有无胎心音、观察有无胎动等。

三、盆腔检查

盆腔检查又称妇科检查，包括外阴、阴道、宫颈、宫体及双侧附件检查。

（一）基本要求

1. 医师应做到态度严肃、语言亲切、检查仔细、动作轻柔，关心体贴患者。

2. 检查前应排空膀胱，尿失禁患者除外。

3. 臀部下面的垫单或纸单应一次性使用，防止交叉感染。

4. 患者取膀胱截石位进行检查。

5. 经期应避免做盆腔检查；无性生活史者禁做阴道窥器检查和双合诊检查，应做直肠 – 腹部诊。

（二）检查方法及步骤

1. 外阴部检查 观察外阴的发育、阴毛分布情况，注意皮肤黏膜的色泽、色素及质地，有无增厚、变薄或萎缩，有无畸形、炎症、溃疡或肿块。暴露阴道前庭观察尿道口和阴道口，检查尿道口周围黏膜的色泽及有无赘生物；检查阴道口，观察处女膜及处女膜痕；观察有无阴道前后壁膨出、子宫脱垂或尿失禁等。

2. 阴道窥器检查

（1）放置与取出：临床常用鸭嘴形阴道窥器，可以固定，便于阴道内治疗操作。阴道窥器根据阴道的宽窄选用。当放置窥器时，应先将其前后两叶前端并合，表面涂滑润剂以利插入，避免损伤。放置窥器时，检查者用一手拇指食指将两侧小阴唇分开，另一手将窥器避开敏感的尿道周围区，斜行沿阴道侧后壁缓慢插入阴道内，边推进边将窥器两叶转正并逐渐张开，暴露宫颈、阴道壁及穹隆部，然后旋转窥器，充分暴露阴道各壁。取出窥器前，先将前后叶合拢再沿阴道侧后壁缓慢取出（图 13-1）。

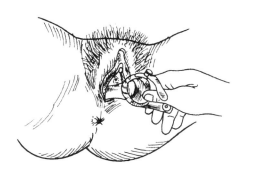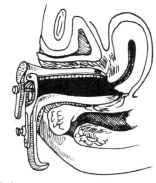

图 13-1　阴道窥器检查

（2）视诊：①检查阴道：观察阴道前后壁、侧壁及穹隆黏膜的颜色，有无溃疡、赘生物或囊肿等，注意阴道内分泌物的量、性质、色泽，有无臭味，阴道分泌物异常者应作滴虫、假丝酵母菌、淋病奈瑟菌及线索细胞等检查。注意有无阴道隔或双阴道等先天畸形等。②检查宫颈：观察宫颈大小、颜色、形状，有无血、肥大、糜烂样改变等，有无撕裂、外翻、腺囊肿、息肉、赘生物，宫颈管内有无出血或分泌物。同时做宫颈细胞学检查和 HPV 检测，可采集宫颈外口鳞 – 柱交接部脱落细胞。

3. 双合诊　是盆腔检查中最重要的项目。检查者一手的两指或一指放入阴道，另一手在腹部配合检查，称为双合诊。目的在于检查阴道、宫颈、宫体、输卵管、卵巢、宫旁结缔组织，以及骨盆腔内壁有无异常。正常子宫的位置一般是前倾略前屈。（图 13-2）。

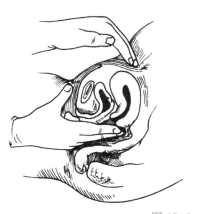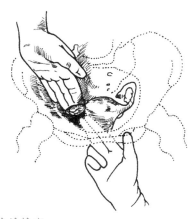

图 13-2　双合诊检查

141

检查方法：检查者戴无菌手套，一手食、中两指蘸润滑剂，顺阴道后壁轻轻插入，检查阴道通畅度、深度、弹性，有无畸形、肿块、瘢痕及阴道穹隆情况。再扪触宫颈形状、大小、硬度及外口情况，有无接触性出血。随后检查子宫体，将阴道内两指放在宫颈后方，另一手掌心朝下手指平放在患者腹部平脐处，当阴道内手指向上向前方抬举宫颈时，腹部手指往下往后按压腹壁，并逐渐向耻骨联合部位移动，通过内、外手指同时分别抬举和按压，相互协调，即能扪清子宫的大小、位置、形状、软硬度、活动度及有无压痛。

4. 三合诊　经直肠、阴道、腹部联合检查，称为三合诊（图 13-3）。三合诊是对双合诊检查不足的弥补。检查者一手的食指放入阴道，中指插入直肠以替代双合诊时的两指，其余检查步骤与双合诊同。通过三合诊能扪清后倾或后屈子宫的大小，发现子宫后壁、宫颈旁、直肠子宫陷凹、宫骶韧带和盆腔后部的病变，估计盆腔内病变的范围，以及其与子宫或直肠的关系，特别是癌肿与盆壁间的关系，以及扪诊阴道直肠隔、骶骨前方或直肠内有无病变。所以三合诊在生殖器官肿瘤、结核、子宫内膜异位症、炎症的检查时尤显重要。

5. 直肠 – 腹部诊　适用于无性生活史、阴道闭锁或有其他原因不宜行双合诊的患者。检查者一手食指伸入直肠，另一手在腹部配合检查，称为直肠 – 腹部诊（图 13-4）。

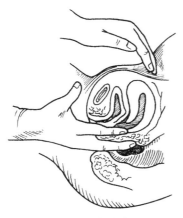
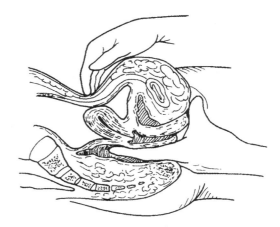

图 13-3　三合诊检查　　　　　　　　图 13-4　直肠 – 腹部诊法

（三）记录

盆腔检查结果按生殖解剖部位的先后顺序记录。

外阴：发育情况及婚产式。有异常发现时，应详加描述。

阴道：是否通畅，黏膜的情况，分泌物的量、色、性状及气味。

宫颈：大小、硬度，有无糜烂样改变，有无接触性出血等。

宫体：位置、大小、硬度、活动度，表面有无突起，有无压痛等。

附件：有无增厚、包块及压痛。若扪及包块，记录包块的位置、大小、硬度、活动度、是否光滑，以及与周围组织的关系等。左右两侧附件分别记录。

项目三 妇科疾病常见症状的鉴别要点

妇科疾病的常见症状有阴道流血、白带异常、下腹痛、外阴瘙痒及下腹部肿块等，掌握这些症状的鉴别要点对妇科疾病的诊治极为重要。

一、阴道流血

阴道流血为最常见的主诉之一，常见病因有卵巢内分泌功能失调、与妊娠有关的子宫出血、生殖器炎症、生殖器肿瘤、损伤、异物和外源性激素及与全身疾病有关的阴道流血。阴道流血的表现有经量增多、周期不规则的阴道流血、无任何周期可辨的长期持续性阴道流血、停经后阴道流血、阴道流血伴白带增多、经间出血、经前或经后点滴出血、绝经多年后阴道流血、外伤后阴道流血。除上述各种不同形式的阴道流血外，年龄对诊断有重要参考价值，如绝经过渡期妇女出现阴道流血，以无排卵性功能失调性子宫出血最多见，但应首先排除生殖道恶性肿瘤。

二、白带异常

白带是由阴道黏膜渗出液、宫颈管及子宫内膜腺体分泌液等混合而成，其形成与雌激素的作用有关。正常白带呈蛋清样或白色稀糊状，黏稠，无腥臭味，量少，对妇女健康无不良影响，称为生理性白带。病理性白带常见：透明黏性白带、黄色或黄白色泡沫状稀薄白带、凝乳块状或豆渣样白带、灰白色匀质鱼腥味白带、脓性白带、血性白带、水样白带。

三、下腹痛

下腹痛为妇女常见的症状，多为妇科疾病所引起。应根据下腹痛的性质和特点，考虑各种不同的妇科情况。下腹痛来自内生殖器以外的疾病并不少见，应注意鉴别。

四、外阴瘙痒

外阴瘙痒是妇科患者常见的症状，其原因分为局部原因及全身原因。外阴阴道假丝酵母菌病和滴虫性阴道炎是引起外阴瘙痒最常见的局部原因。应根据不同的临床表现考虑不同疾病。

五、下腹部肿块

下腹部肿块是妇科患者就医时的常见主诉。腹部肿块可以是子宫增大、子宫附件肿块、肠道肿块、泌尿系肿块、腹壁或腹腔肿块。

1. 子宫增大　常见于妊娠子宫、子宫肌瘤、子宫腺疾病、子宫恶性肿瘤、子宫畸形、宫腔阴道积血或宫腔积脓等原因。

2. 附件肿块　常见于：①输卵管妊娠。②附件炎性包块：肿块多为双侧性，与子宫有粘连，压痛明显。③卵巢子宫内膜异位囊肿：多为与子宫粘连、活动受限、有压痛的囊性包块。④卵巢非赘生性囊肿。⑤卵巢赘生性肿块：若为囊性、可活动者，多为良性囊肿；肿块为实性，表面不规则，活动受限，伴盆腔内扪及结节或胃肠道症状者，多为卵巢恶性肿瘤。

3. 肠道及肠系膜肿块　常见于粪块嵌顿，阑尾周围脓肿，腹部手术或感染后继发的肠管、大网膜粘连，肠系膜肿块，结肠癌。

4. 泌尿系肿块　多见于充盈的膀胱、异位肾。

5. 腹腔肿块　多见于腹腔积液、盆腔结核包裹性积液、直肠子宫陷凹脓肿。

6. 腹壁及腹膜后肿块　常见于腹壁血肿或脓肿、腹膜后肿瘤或脓肿。

复习思考

1. 妇科病史有哪些特点？

2. 盆腔检查的注意事项有哪些？

3. 试述双合诊检查的目的及方法？

4. 妇科的常见症状有哪些？

扫一扫，知答案

模 块 十 四
女性生殖系统炎症

【学习目标】

掌握：

1. 滴虫性阴道炎的病因、诊断、治疗原则。

2. 外阴阴道假丝酵母菌病的病因、诊断、鉴别诊断、治疗原则。

熟悉：

1. 熟悉女性生殖器官的防御机能。

2. 细菌性阴道病、萎缩性阴道炎的临床表现、诊断及治疗。

3. 慢性子宫颈炎、盆腔炎性疾病的临床表现、诊断及治疗。

了解：

1. 女性生殖系统炎症的病原体。

2. 女性生殖系统炎症的传播途径。

案例导入

患者，女，36岁，阴道分泌物增多伴外阴瘙痒1月余，检查见阴道分泌物呈白色泡沫状，阴道壁散在出血点。

思考：

1. 该患者的初步诊断是什么？

2. 为明确诊断，该患者需做哪些检查？如何治疗？

项目一 概 述

女性生殖系统炎症是妇科常见病、多发病。女性生殖器的解剖及生理特点使其具有一定的自然防御功能，但当全身抵抗力下降或局部防御功能受破坏时，病原体便容易侵入，引起生殖道炎症。

一、女性生殖系统的自然防御功能

1. 两侧大阴唇自然合拢、阴道前后壁贴紧、宫颈内口紧闭及宫颈管的"黏液栓"堵塞，可阻止外界的污染及病原体的侵入。

2. 雌激素使阴道上皮细胞增生变厚，上皮细胞内糖原含量增加，糖原在阴道乳酸杆菌的作用下分解为乳酸，保持阴道酸性（pH4 ~ 5），可抑制部分病原体的生长繁殖，称为阴道的自洁作用。

3. 宫颈黏液呈碱性、子宫内膜周期性剥脱、输卵管蠕动及纤毛向宫腔方向摆动，均有利于防止病原体的侵入和生长繁殖。

二、病原体

常见病原体为细菌，如葡萄球菌、链球菌、大肠杆菌、厌氧菌、淋病奈瑟菌、结核杆菌等，另外尚有滴虫、真菌、病毒、衣原体、螺旋体等。

三、传播途径

1. 沿生殖器黏膜上行蔓延，淋病奈瑟菌、沙眼衣原体及葡萄球菌沿此途径扩散。
2. 经淋巴系统蔓延是产后、流产后感染的主要传播途径，多见于链球菌、大肠杆菌、厌氧菌。
3. 经血液循环传播是结核菌感染的主要途径。
4. 腹腔其他脏器感染后，直接蔓延到生殖器官。

项目二 阴道炎

在人体体表和与外界相通的阴道中通常寄居着对人体无害甚至是有益的微生物，即正常菌群，正常情况下阴道与这些微生物之间形成生态平衡，若受到内源性或外源性因素的影响，生态平衡被破坏，则导致炎症发生。常见的阴道炎包括滴虫性阴道炎、阴道假丝酵母菌病、细菌性阴道病、萎缩性阴道炎。

一、滴虫性阴道炎

滴虫性阴道炎是由阴道毛滴虫引起的常见的阴道炎症，也是常见的性传播性疾病。

（一）病原体

阴道毛滴虫适宜在温度 25 ～ 40℃、pH5.2 ～ 6.6 的潮湿环境中生长，在 pH ＜ 5 或 pH ＞ 7.5 的环境中则不生长。阴道毛滴虫主要寄生于女性阴道，还常侵入尿道、尿道旁腺、膀胱、肾盂，以及男性包皮皱褶、尿道及前列腺中。滴虫能消耗或吞噬阴道上皮细胞内的糖原，阻碍乳酸生成，使阴道 pH 升高。月经后阴道内 pH 值接近中性，隐藏在腺体及阴道皱襞中的滴虫常得以繁殖，引起炎症发作。

（二）传播方式

1. 性交直接传播 是主要的传播方式。男性感染者常无症状，为主要传染源。

2. 间接传播 经公共浴池、浴巾、浴盆、游泳池、坐便器、衣物、污染的器械及敷料等传播。

（三）临床表现

1. 症状 潜伏期 4 ～ 28 日。25% ～ 50% 的患者感染初期无症状。主要症状是阴道分泌物增多及外阴瘙痒，或伴有灼热、疼痛及性交痛等。典型分泌物为稀薄脓性、黄绿色、泡沫状、有臭味。分泌物中有白细胞则呈脓性；合并感染则呈黄绿色；呈泡沫状、有臭味是因为滴虫无氧酵解糖类，产生腐臭气体所致。瘙痒部位主要为阴道口及外阴。阴道毛滴虫能吞噬精子，导致不孕。

2. 体征 检查见阴道黏膜充血，严重者有散在出血点，甚至宫颈因出血点而呈"草莓样"，后穹隆处有多量泡沫状灰黄色、黄白色稀薄液体或脓性分泌物。

（四）诊断

根据病史、临床表现，以及在阴道分泌物中查找到滴虫即可确诊。

1. 悬滴法 是最简单的诊断方法，取阴道侧壁的典型分泌物，混于 0.9% 氯化钠溶液中，在低倍显微镜下可见到波状运动的滴虫和增多的白细胞，即可诊断。敏感性为 60% ～ 70%。

2. 培养法 对可疑患者，多次悬滴法未找到滴虫，可采取分泌物培养，准确性达 98%。

（五）治疗

因滴虫性阴道炎可同时合并尿道、尿道旁腺、前列大腺滴虫感染，故需全身用药，为避免重复感染，需夫妻同治。

1. 全身用药 主要为甲硝唑或替硝唑，甲硝唑片 400mg，每日 2 次，连用 7 天；或甲硝唑 2g，单次服用；或替硝唑 2g，单次口服。甲硝唑用药期间及停药 24 小时内、替硝唑用药期间及停药 72 小时内禁止饮酒，哺乳期禁用。

2. 性伴侣的治疗 性伴侣应同时治疗，治愈前应禁止性生活。

3. 治疗失败的处理 初次治疗失败，可重复应用甲硝唑片 400mg，每日 2 次，连用 7

天；或替硝唑 2g，单次服用。仍失败者，改用甲硝唑 2g，每日 1 次，连用 5 天，或替硝唑 2g，每日 1 次，连用 5 天。

4. 妊娠合并滴虫性阴道炎的治疗　治疗有症状的妊娠期滴虫性阴道炎可减轻症状，减少传播。治疗方法：甲硝唑 2g 顿服；或甲硝唑 400mg，每天 2 次，连服 7 天。但甲硝唑治疗能否改善产科并发症尚无定论，应用甲硝唑治疗时，应先征得患者及家属同意。

5. 治疗中的注意事项　有复发者多为重复感染。为避免复发，内裤、毛巾应煮沸 5～10 分钟以杀灭病原体，同时治疗性伴侣，还要注意有无其他性传播疾病。

6. 随访　滴虫性阴道炎患者的再感染率很高，所以对患有滴虫性阴道炎的性活跃女性在最初感染 3 个月后再次进行筛查。

二、外阴阴道假丝酵母菌病

外阴阴道假丝酵母菌病（VVC）是由假丝酵母菌引起的常见的外阴阴道炎症，曾称"外阴阴道念珠菌病"。国外资料显示，约 75% 妇女一生中至少患过 1 次外阴阴道假丝酵母菌病，45% 妇女经历过 2 次或 2 次以上的发病。

（一）病原体及诱发因素

本病 80%～90% 的病原体为白假丝酵母菌，10%～20% 为光滑假丝酵母菌、近平滑假丝酵母菌、热带假丝酵母菌等。假丝酵母菌适宜在酸性环境中生长，pH 值多在 4.0～4.7，通常 < 4.5。假丝酵母菌对热的抵抗力不强，加热至 60℃ 1 小时即死亡；但对干燥、日光、紫外线及化学制剂等抵抗力较强。

白假丝酵母菌为条件致病菌，10%～20% 的非孕妇女及 30% 的孕妇阴道中有此菌寄生，但菌量极少，呈酵母相，无症状。只有在全身及阴道局部细胞免疫力下降、假丝酵母菌大量繁殖并转变为菌丝相时，才会出现症状。常见的发病诱因有：应用广谱抗生素、妊娠、糖尿病、大量应用免疫抑制剂。其他诱因有胃肠道假丝酵母菌、应用大剂量雌激素，穿紧身化纤内裤及肥胖也有利于假丝酵母菌生长。

（二）传染途径

1. 主要为内源性传染，假丝酵母菌可寄生于人体的阴道、口腔、肠道，一旦条件适宜可以起感染。三个部位的假丝酵母菌可互相传染。

2. 少部分患者可通过性交直接传染。

3. 极少通过接触污染的衣物间接传染。

（三）临床表现

1. 症状　主要表现为外阴瘙痒、灼痛、性交痛及尿痛，部分患者阴道分泌物增多。尿痛为排尿时尿液刺激水肿的外阴所致。分泌物的特征为色白、稠厚，呈凝乳或豆腐渣样，系由脱落的阴道上皮细胞和白假丝酵母菌组成。

2. 体征 检查见外阴红斑、水肿，常伴有抓痕。小阴唇内侧及阴道黏膜附有白色块状物，擦去后见黏膜充血水肿，急性期还可能见到糜烂及浅表溃疡。

（四）诊断

有阴道炎症状或体征的妇女，在阴道分泌物中找到假丝酵母菌的芽生孢子或假菌丝即可确诊。

1. 悬滴法 可用 10% 氢氧化钾溶液湿片法，在显微镜下找到芽孢和菌丝即可确诊。

2. 培养法 若有症状而多次湿片法为阴性，或为顽固病例，可采用培养法确诊。

（五）治疗

消除诱因，根据患者情况选择局部或全身应用抗真菌药物。

1. 消除诱因 积极治疗糖尿病，及时停用广谱抗生素、雌激素及皮质类固醇激素。保持外阴清洁干燥，勤换内裤，用过的内裤、盆及毛巾均应用开水烫洗。

2. 单纯性外阴阴道假丝酵母菌病的治疗 可局部用药，也可全身用药，主要以局部短疗程抗真菌药物为主。全身用药与局部用药的疗效相似，治愈率 80% ～ 90%。唑类药物的疗效高于制霉菌素。

（1）局部用药 可选用下列药物放于阴道内：①咪康唑栓剂，每晚 1 粒（200mg），连用 7 日；或每晚 1 粒（400g），连用 3 日；或 1 粒（1200mg），单次用药。②克霉唑栓剂，每晚 1 粒（150mg），塞入阴道深部，连用 7 日；或每日早、晚各 1 粒（150mg），连用 3 日；或 1 粒（500mg），单次用药。③制霉菌素栓剂，每晚 1 粒（10 万 U），连用 10 ～ 14 日。

（2）全身用药 未婚妇女及不能耐受局部用药者，可选用口服药物。常用药物：氟康唑 150mg，顿服。

3. 复杂性外阴阴道假丝酵母菌病的治疗

（1）严重外阴阴道假丝酵母菌病的治疗：在单纯性外阴阴道假丝酵母菌病的基础上应延长治疗时间。若为局部用药，延长为 7 ～ 14 日；若口服氟康唑 150mg，则 72 小时后加服 1 次。症状严重者，局部应用唑类霜剂或低浓度糖皮质激素软膏。

（2）复发性外阴阴道假丝酵母菌病的治疗：包括强化治疗和巩固治疗。根据药敏试验选择药物，强化治疗达到病原学治愈后，巩固治疗半年。

（3）妊娠合并外阴阴道假丝酵母菌病的治疗：以局部治疗为主，7 日疗法效果佳，禁用唑类药物口服。

4. 性伴侣治疗 无需对性伴侣进行常规治疗。对有症状的男性应进行假丝酵母菌检查及治疗，预防女性重复感染。

5. 随访 若症状持续存在或诊断后 2 个月内复发者，需再次复诊。对复发性外阴阴道假丝酵母菌病在治疗后 7 ～ 14 日、1 个月、3 个月和 6 个月各随访 1 次，3 个月及 6 个月随访时建议进行真菌培养。

三、细菌性阴道病

细菌性阴道病为阴道内正常菌群失调所致的一种混合感染，但临床及病理特征无炎症改变。

（一）病因

正常阴道内以产生过氧化氢的乳杆菌占优势，细菌性阴道病时，乳杆菌减少，导致其他细菌大量繁殖，主要有加德纳菌、厌氧菌（动弯杆菌、普雷沃菌、紫单胞菌、类杆菌、消化链球菌等）及人型支原体，其中以厌氧菌居多。其阴道菌群失调的原因可能与频繁性交，多个性伴侣或阴道灌洗有关。

（二）临床表现

1. 症状 10%～40%的患者无临床症状，有症状者主要表现为阴道分泌物增多，有鱼腥臭味，性交后加重，可伴有轻度外阴瘙痒或烧灼感。

2. 体征 检查见阴道黏膜无充血表现，分泌物为灰白色，稀薄，均匀一致，常黏附于阴道壁，但黏度很低，容易从阴道壁拭去。

（三）诊断

下列4项中有3项阳性即可临床诊断为细菌性阴道病。

1. 稀薄、匀质、白色的阴道分泌物，常黏附于阴道壁。

2. 显微镜下检查阴道分泌物，可见线索细胞。线索细胞为阴道脱落的表层细胞边缘贴附着颗粒状物，颗粒状物即各种厌氧菌。

3. 阴道分泌物 pH＞4.5。

4. 取阴道分泌物少许放在玻片上，加入10%氢氧化钾溶液1～2滴，产生烂鱼肉样腥臭气味，即为胺臭味试验阳性，为胺遇碱释放氨所致。

（四）治疗

治疗原则为抗厌氧菌药物，主要有甲硝唑、替硝唑、克林霉素。

1. 全身用药 首选甲硝唑400mg，每日2次，口服，共7日；或克林霉素300mg，每日2次，连服7日。

2. 局部用药 甲硝唑栓剂200mg，每晚1次，连用7日；或2%克林霉素软膏阴道涂布，每次5g，每晚1次，连用7日。

3. 性伴侣的治疗 性伴侣不需常规治疗。

4. 妊娠期细菌性阴道病的治疗 因本病与不良妊娠结局有关，妊娠期细菌性阴道病无论有无症状均需治疗。用药方案为甲硝唑400mg，每日2次，连用7日；或克林霉素300mg，口服，每日2次，连用7日。

5. 随访 治疗后无症状者不需常规随访。对症状持续或症状重复出现者，应复诊并接受治疗。对妊娠期细菌性阴道病需要随访治疗效果。

四、萎缩性阴道炎

萎缩性阴道炎常见于自然绝经或人工绝经后的妇女，也可见于产后闭经或药物假绝经治疗的妇女。

（一）病因

因卵巢功能衰退，雌激素水平降低，阴道壁萎缩，黏膜变薄，上皮细胞内糖原减少，阴道内 pH 增高，多为 5.0～7.0，乳杆菌不再为优势菌，局部抵抗力降低，其他致病菌过度繁殖或容易入侵引起炎症。

（二）临床表现

1. 症状 主要症状为阴道分泌物增多，外阴灼热不适及瘙痒，可伴有性交痛。分泌物稀薄，呈淡黄色，严重者呈脓性、脓血性。

2. 体征 检查见外阴萎缩，阴道黏膜充血、菲薄、皱襞消失，有散在小出血点，有时见浅表溃疡，严重者溃疡面可与对侧粘连形成阴道狭窄或闭锁。

（三）诊断

根据病史及临床表现，诊断一般不难，但需常规宫颈刮片，必要时分段诊刮、活检，以排除子宫、宫颈、阴道的恶性病变。

（四）治疗

治疗原则为抑制细菌生长，增强阴道抵抗力。

1. 抑制细菌生长 阴道局部应用抗生素，如甲硝唑 200mg 或诺氟沙星 100mg，每晚放入阴道深部，连用 7～10 日。

2. 增加阴道抵抗力 针对病因，补充雌激素是治疗的关键。可用雌三醇软膏局部涂抹，每日 1～2 次，连用 14 日。为防止阴道炎复发，亦可全身用药，对同时需要性激素替代治疗的患者，可给予替勃龙 2.5mg，每日 1 次，也可选用其他雌孕激素制剂连续联合用药。

项目三　子宫颈炎

子宫颈炎是子宫颈的急、慢性炎症，包括子宫颈阴道部炎症和子宫颈黏膜炎症。临床上多见的子宫颈炎是急性子宫颈黏膜炎，若急性子宫颈炎未及时诊治或病原体持续存在，可导致慢性子宫颈炎。

急性子宫颈炎指子宫颈发生急性炎症，又称急性宫颈炎，包括局部充血、水肿，上皮变性、坏死，黏膜、黏膜下组织、腺体周围有大量中性粒细胞浸润，腺腔中有脓性分泌物。

慢性子宫颈炎是指宫颈间质内有大量淋巴细胞、浆细胞等慢性炎细胞浸润，可伴有宫颈腺上皮及间质的增生和鳞状上皮化生。慢性子宫颈炎可由急性宫颈炎症迁延而来，也可为病原体持续感染所致，病原体与急性宫颈炎相似。

一、病因及病原体

1. 性传播疾病病原体 性传播疾病病原体，如淋病奈瑟菌及沙眼衣原体，主要见于性传播疾病的高危人群。沙眼衣原体及淋病奈瑟菌均感染宫颈管柱状上皮，沿黏膜面扩散引起浅层感染，病变以宫颈管明显。

2. 内源性病原体 部分宫颈炎的病原体与细菌性阴道病、生殖支原体感染有关，但部分患者的病原体不清楚。

二、病理

1. 急性宫颈炎 检查见宫颈红肿，宫颈管黏膜充血、水肿，脓性分泌物可经宫颈外口流出。

2. 慢性宫颈炎 包括慢性子宫颈管黏膜炎、宫颈息肉、宫颈肥大。

三、临床表现

1. 症状 大部分患者无明显症状。有症状者主要表现为阴道分泌物增多，呈黏液脓性，阴道分泌物刺激可引起外阴瘙痒及灼热感，可伴有经间期出血、性交后出血等症状。若合并尿路感染，可出现尿频、尿急、尿痛。

2. 体征 妇科检查可见宫颈充血、水肿、黏膜外翻，有脓性分泌物附着甚至从宫颈管流出，宫颈管黏膜质脆，容易诱发出血。若为淋病奈瑟菌感染，累及尿道旁腺、前庭大腺，可见尿道口、阴道口黏膜充血、水肿及多量脓性分泌物。

四、诊断

出现两个特征性体征之一，显微镜检查子宫颈或阴道分泌物示白细胞增多，可做出急性子宫颈炎的初步诊断。

1. 两个特征性体征 ①于子宫颈管或子宫颈管棉拭子标本上，肉眼见到脓性或黏液脓性分泌物。②用棉拭子擦拭子宫颈管时，容易诱发子宫颈管内出血。

2. 白细胞检测 可检测宫颈管分泌物或阴道分泌物中的白细胞，后者需排除引起白细胞增高的阴道炎症。

（1）宫颈管脓性分泌物涂片做革兰染色，中性粒细胞＞30个/高倍视野。

（2）阴道分泌物湿片检查白细胞＞10个/高倍视野。

3. 病原体检测 应做衣原体及淋病奈瑟菌的检测，以及确诊有无细菌性阴道炎及滴虫性阴道炎。检测衣原体及淋病奈瑟菌常用的检测方法除宫颈分泌物涂片行革兰染色外，还有分泌物培养、核酸检测及酶联免疫吸附法（ELISA）等。

五、治疗

急性宫颈炎主要针对病原体进行抗生素治疗，以免转为慢性。慢性宫颈炎以局部治疗为主，根据不同的病理类型采用不同的治疗方法。

（一）急性宫颈炎

1. 抗生素治疗

（1）经验性抗生素治疗：在未获得病原体检测结果前，对有性传播疾病高危因素的患者，采用针对衣原体的经验性抗生素治疗，如阿奇霉素1g单次顿服；或多西环素100mg，每日2次，连服7日。

（2）针对病原体的抗生素治疗：对于获知病原体者，选择针对病原体的抗生素。

单纯性急性淋病奈瑟菌性宫颈炎：常用药物有第三代头孢菌素，如头孢曲松钠250mg，单次肌内注射；或头孢克肟400mg，单次口服；或氨基糖苷类抗生素中的大观霉素4g，单次肌内注射。

沙眼衣原体感染所致的宫颈炎：治疗药物主要有①四环素类：如多西环素100mg，每日2次，连服7日。②喹诺酮类：如左氧氟沙星500mg，每日1次，连服7日。③红霉素类：主要有阿奇霉素1g，单次顿服；或红霉素500mg，每日4次，连服7日。

2. 性伴侣的处理 若子宫颈炎患者的病原体为淋病奈瑟菌和沙眼衣原体，应对其性伴侣进行相应的检查和治疗。

（二）慢性宫颈炎

对糜烂样改变者，若为无症状的生理性柱状上皮异位，则无需处理；若伴有分泌物增多、乳头状增生或接触性出血，可给予局部物理治疗，如激光、冷冻、微波等方法。物理治疗注意事项：治疗前，应常规行宫颈癌筛查；急性生殖道炎症列为禁忌；治疗期间宜在月经干净后3～7天内；治疗后有阴道分泌物增多，甚至有大量水样排液，术后1～2周脱痂时可有少许出血；创面未完全愈合期间（4～8周）禁盆浴、性交和阴道冲洗；物理治疗有引起术后出血、宫颈狭窄、不孕及感染的可能，治疗后应定期复查，直到创面愈合。

1. 慢性子宫颈管黏膜炎 需了解有无沙眼衣原体及淋病奈瑟菌的再次感染，性伴侣是否已进行治疗，阴道微生物群失调是否持续存在。针对病因给予治疗。对病原体不清者，可试用物理治疗。

2. 子宫颈息肉　行息肉摘除术，术后将切除的息肉送病理组织学检查。

3. 子宫颈肥大　一般无需治疗。

项目四　盆腔炎性疾病及其后遗症

一、盆腔炎性疾病

盆腔炎性疾病是指女性上生殖道的一组感染性疾病，以性活跃期、有月经的妇女多见，包括子宫内膜炎、输卵管炎、输卵管卵巢脓肿、盆腔腹膜炎。炎症可局限于一个部位，也可以同时累及几个部位，以输卵管炎、输卵管卵巢炎最常见。若未能及时、彻底治疗，可导致炎症反复发作，导致慢性盆腔痛、输卵管妊娠及不孕。

（一）病原体及其致病特点

盆腔炎性疾病的病原体有外源性及内源性两个来源，两种病原体可单独存在，但通常为混合感染。

1. 内源性病原体　来自原寄居于阴道内的菌群，包括需氧菌及厌氧菌，以两类菌混合感染多见。主要的需氧菌及兼性厌氧菌有金黄色葡萄球菌、溶血性链球菌、大肠埃希菌；厌氧菌有脆弱类杆菌、消化球菌、消化链球菌。厌氧菌感染的特点是容易形成盆腔脓肿、感染性血栓静脉炎，脓液有粪臭并有气泡。

2. 外源性病原体　主要为性传播疾病的病原体，如淋病奈瑟菌、沙眼衣原体。其他有支原体，包括人型支原体、生殖支原体及解脲支原体。

（二）感染途径

1. 沿生殖道黏膜上行性蔓延　是非妊娠期、非产褥期盆腔炎性疾病的主要感染途径。病原体侵入外阴、阴道后，或阴道内的病原体沿宫颈黏膜、子宫内膜、输卵管黏膜，蔓延至卵巢及腹腔。淋病奈瑟菌、沙眼衣原体及葡萄球菌等常沿此途径扩散。

2. 经淋巴系统蔓延　是产褥感染、流产后及宫腔操作后感染的主要感染途径。病原体经生殖道创伤处的淋巴管侵入盆腔结缔组织及内生殖器的其他部分。链球菌、大肠埃希菌、厌氧菌多沿此途径蔓延。

3. 经血循环传播　病原体先侵入人体的其他系统，再经血循环感染生殖器。此为结核菌感染的主要途径。

4. 直接蔓延　腹腔邻近脏器感染后，直接蔓延到内生殖器，如阑尾炎可引起右侧输卵管炎。

（三）高危因素

年龄为 15 ～ 25 岁女性、频繁性活动、性卫生不良、经期性交、下生殖道感染、宫腔内手术操作后感染、邻近器官炎症直接蔓延等均为发生盆腔炎性疾病的高危因素。了解高危因素有利于盆腔炎性疾病的正确诊断及预防。

（四）病理及发病机制

1. 急性子宫内膜炎及子宫肌炎 子宫内膜充血、水肿，有炎性渗出物，甚至内膜坏死、脱落。镜下见大量白细胞浸润，炎症向深部侵入形成子宫肌炎。

2. 急性输卵管炎、输卵管积脓、输卵管卵巢脓肿 急性输卵管炎症因病原体传播途径的不同而有不同的病变特点。

（1）炎症经子宫内膜向上蔓延：首先引起输卵管黏膜炎，输卵管黏膜肿胀、间质水肿及充血、大量中性粒细胞浸润，引起输卵管黏膜粘连，管腔及伞端闭锁，若有脓液积聚于管腔内则形成输卵管积脓。

（2）病原菌通过宫颈的淋巴播散：病原菌通过宫旁结缔组织，首先侵及浆膜层，发生输卵管周围炎，病变以输卵管间质炎为主。轻者输卵管轻度充血、肿胀；严重者输卵管明显增粗、弯曲，纤维素性脓性渗出物增多，造成与周围组织粘连。卵巢常与发炎的输卵管伞端粘连而发生卵巢周围炎，称为输卵管卵巢炎，习称附件炎。炎症可通过卵巢排卵的破孔侵入卵巢实质形成卵巢脓肿，脓肿壁与输卵管积脓粘连并穿通，形成输卵管卵巢脓肿。

3. 急性盆腔腹膜炎 盆腔器官炎症严重时，可蔓延到盆腔腹膜，导致盆腔腹膜充血、水肿，并有少量含纤维素的渗出液，形成盆腔脏器粘连。当有大量脓性渗出液积聚于直肠子宫陷凹处时，可形成盆腔脓肿，较多见。脓肿可破入腹腔引起弥漫性腹膜炎。

4. 急性盆腔结缔组织炎 病原体经淋巴管进入盆腔结缔组织而引起结缔组织充血、水肿及中性粒细胞浸润，以宫旁结缔组织炎最常见。

5. 败血症及脓毒血症 当病原体数量多、毒性强、患者抵抗力降低时，常发生败血症。发生感染后，若身体其他部位发现多处炎症病灶或脓肿者，应考虑有脓毒血症存在，但需经血培养证实。

（五）临床表现

1. 症状 差异较大，轻者可无症状或症状轻微。常见症状为下腹痛、发热、阴道分泌物增多。

（1）腹痛为持续性，活动或性交后加重。

（2）严重者可有寒战、高热、头痛、食欲缺乏。

（3）月经期发病可出现经量增多、经期延长。

（4）若有腹膜炎，可出现消化系统症状，如恶心、呕吐、腹胀、腹泻等。

（5）若有脓肿形成，可形成局部压迫刺激症状。如膀胱刺激症状，可引起尿频、尿急、尿痛及排尿困难。直肠刺激症状，可致腹泻、里急后重感和排便困难。

2. 体征 体征差异较大，轻者无明显异常发现；严重病例可呈急性病容，体温升高，心率加快。

（1）腹部检查：下腹部有压痛、反跳痛及肌紧张，叩诊鼓音，肠鸣音减弱或消失。

（2）盆腔检查：阴道可见脓性臭味分泌物；宫颈充血、水肿，将宫颈表面分泌物拭去，若见脓性分泌物从宫颈口流出，说明宫颈管黏膜或宫腔有急性炎症；后穹隆触痛明显，须注意是否饱满；宫颈举痛；宫体稍大，有压痛，活动受限；子宫两侧压痛明显，若为单纯输卵管炎，可触及增粗的输卵管，压痛明显；若为输卵管积脓或输卵管卵巢脓肿，可触及包块且压痛明显，不活动；宫旁结缔组织炎时，可扪及宫旁一侧或两侧片状增厚，或两侧宫骶韧带高度水肿、增粗，压痛明显；若有盆腔脓肿形成且位置较低时，可扪及后穹隆或侧穹隆有肿块且有波动感。

（六）诊断

根据病史、症状、体征及实验室检查可做出初步诊断。

1. 实验室检查 血常规显示白细胞计数、中性粒细胞数升高，血沉加快。

2. 宫腔分泌物或血培养 可找到致病菌。

3. 超声检查 提示盆腔内有炎性渗出或炎性包块。

（七）鉴别诊断

盆腔炎性疾病应与急性阑尾炎、输卵管妊娠流产或破裂、卵巢囊肿蒂扭转或破裂等急腹症相鉴别。

（八）治疗

主要为抗生素药物治疗，必要时手术治疗。抗生素治疗可清除病原体，改善症状和体征，减少后遗症。抗生素的治疗原则：经验性、广谱、及时及个体化。

1. 门诊治疗 若患者一般状况好，症状轻，能耐受口服抗生素，并有随访条件，可在门诊治疗。常用方案：①氧氟沙星400mg口服，每日2次，同时口服甲硝唑400mg，每日2～3次，连用14日。②头孢西丁钠2g，单次肌注，同时口服丙磺舒1g，然后改为多西环素100mg，每日2次，连用14日，同时口服甲硝唑400mg，每日2次，连用14日。

2. 住院治疗 若患者一般情况差，病情严重，伴有发热、恶心、呕吐，或有盆腔腹膜炎，或有输卵管卵巢脓肿，或门诊治疗无效，或不能耐受口服抗生素，或诊断不清，均应住院给予以抗生素药物治疗为主的综合治疗。

（1）支持治疗：半卧位，卧床休息有利于脓液积聚于直肠子宫陷凹而使炎症局限。给予高热量、高蛋白、高维生素流食或半流食，补充液体，注意纠正电解质紊乱及酸碱失衡。

（2）抗生素治疗：给药途径以静脉滴注为主，收效快。常用的配伍方案如下：

1) 头霉素类或头孢菌素类药物：如头孢替坦二钠 2g，静脉滴注，每 12 小时 1 次。加多西环素 100mg，每 12 小时 1 次，静脉或口服。头孢菌素类还可选用头孢呋辛钠、头孢曲松钠、头孢噻肟钠。临床症状改善至少 24 小时后转为口服药物治疗，多西环素 100mg，每 12 小时 1 次，连用 14 日。对不能耐受多西环素者，可用阿奇霉素，每次 500mg，每日 1 次，连用 3 日。对输卵管卵巢脓肿的患者，可加用克林霉素或甲硝唑对抗厌氧菌。

2) 克林霉素与氨基糖苷类药物联合方案：克林霉素 900mg，每 8 小时 1 次，静脉滴注；庆大霉素先给予负荷量（2mg/kg），然后给予维持量（1.5mg/kg），每 8 小时 1 次，静脉滴注。临床症状、体征改善后继续静脉应用 24～48 小时，克林霉素改为口服，每次 450mg，每日 4 次，连用 14 日。

3) 青霉素类与四环素类药物联合方案：氨苄西林 / 舒巴坦 3g，静脉滴注，每 6 小时 1 次，加多西环素 100 mg，每日 2 次，连服 14 日。

4) 喹诺酮类药物与甲硝唑联合方案：氧氟沙星 400mg，静脉滴注，每 12 小时 1 次；甲硝唑 500mg，静脉滴注，每 8 小时 1 次。

（3）手术治疗：主要用于治疗抗生素控制不满意的输卵管卵巢脓肿或盆腔脓肿。手术指征有：药物治疗无效、脓肿持续存在、脓肿破裂。手术原则以切除病灶为主，应根据病变程度、患者年龄、一般状态、有无生育要求来决定手术方式和手术范围。

（4）对症治疗：高热时可采用物理降温，腹胀可行胃肠减压。

（九）性伴侣的治疗

患者治疗期间应避免无保护性性生活。对患者出现症状前 60 日内接触过的性伴侣应进行检查和治疗。

（十）随访

对于抗生素治疗的患者，应在 72 小时内随诊，明确临床症状有无改善。治疗后 72 小时内症状应改善，如症状无改善，需进一步检查，重新进行评价，必要时行手术探查。对沙眼衣原体及淋病奈瑟菌感染者，可在治疗后 4～6 周复查病原体。

二、盆腔炎性疾病后遗症

盆腔炎性疾病未得到及时正确的诊断或治疗，可能会发生盆腔炎性疾病后遗症，曾称慢性盆腔炎。盆腔炎性疾病的主要病理改变为组织破坏、广泛粘连、增生及瘢痕形成，从而导致输卵管阻塞、输卵管增粗；输卵管卵巢粘连，形成输卵管卵巢肿块；输卵管积水或输卵管卵巢囊肿；盆腔结缔组织变厚、骶韧带增生，可使子宫固定。

（一）临床表现

1. 不孕　输卵管粘连阻塞所致。

2. 异位妊娠　输卵管通而不畅所致。

3. 慢性盆腔痛 盆腔充血、粘连及瘢痕引起下腹部坠胀、疼痛及腰骶部酸痛，常在劳累、性交后及月经前后加剧。

4. 盆腔炎性疾病反复发作 由于盆腔炎性疾病造成的输卵管组织结构的破坏，局部防御功能减退，若患者仍处于同样的高危因素，可造成再次感染导致盆腔炎性疾病反复发作。

（二）妇科检查

若为输卵管病变，则在子宫一侧或双侧触到呈条索状增粗的输卵管，有轻度压痛；若为输卵管积水或输卵管卵巢囊肿，则在盆腔一侧或两侧触及囊性肿物，活动受限；若为盆腔结缔组织病变，子宫常呈后倾后屈，活动受限或粘连固定，子宫一侧或两侧有片状增厚、压痛，宫骶韧带常增粗、变硬，有触痛。

（三）治疗

需根据不同情况选择治疗方案。慢性盆腔痛，给予对症处理或给予中药、理疗等综合治疗，治疗期需排除子宫内膜异位症等其他引起盆腔痛的疾病。盆腔炎性疾病反复发作者，在抗生素药物治疗的基础上酌情手术治疗。输卵管积水者行手术治疗。不孕患者多需要辅助生殖技术协助受孕。

（四）预防

1. 注意性生活卫生，减少性传播疾病。对沙眼衣原体感染的高危妇女进行筛查和治疗。

2. 及时治疗下生殖道感染。

3. 加强公共卫生教育，提高公众对生殖道感染的认识及预防感染的重要性。

4. 严格掌握妇科手术指征，做好术前准备，术时注意无菌操作，预防感染。

5. 及时治疗盆腔炎性疾病，防止后遗症发生。

复习思考

1. 试述阴道炎的分类及各种阴道炎的鉴别？

2. 如何进行滴虫性阴道炎和外阴阴道假丝酵母菌病的防治？

3. 试述慢性宫颈炎的病理变化及其临床表现？

4. 试述慢性盆腔炎的病理表现、鉴别诊断及临床表现？

扫一扫，知答案

扫一扫,看课件

模 块 十 五
女性生殖系统肿瘤

【学习目标】

掌握:

1. 子宫肌瘤的临床表现、诊断、鉴别诊断和治疗。

2. 宫颈上皮内瘤样病变的诊断与治疗。

3. 子宫颈癌、子宫内膜癌、卵巢肿瘤的临床表现、诊断、鉴别诊断和治疗。

4. 卵巢肿瘤的并发症。

熟悉:

1. 子宫肌瘤的分类和变性。

2. 子宫颈癌的转移途径及临床分期。

3. 子宫内膜癌的高危因素和预防措施。

了解:

1. 子宫肌瘤的病因。

2. 子宫颈癌的流行病学及病因,子宫颈癌的组织发生和发展、预后、预防及随访。

3. 子宫内膜癌的病理变化和转移途径。

4. 卵巢肿瘤的组织学分类及病理特点。

案例导入

患者,女,38岁,月经增多、经期延长2年余。妇科检查:子宫如孕10周大小,质硬、外形不规则,双附件(-)。血常规:Hb92g/L,RBC 3×10^{12}/L,PLT280 $\times 10^9$/L。

思考:该患者月经异常的最可能原因是什么?应采取什么治疗措施?

项目一 子宫肌瘤

子宫肌瘤由平滑肌及结缔组织组成，是女性生殖器最常见的良性肿瘤，30～50岁妇女多见。

一、病因

确切病因尚不明确，因好发于生育年龄，绝经后萎缩或消退，提示子宫肌瘤的发生可能与性激素相关。有研究认为，雌激素是肌瘤发病的重要因素之一，亦有研究证实孕激素也有促进肌瘤生长的作用。

二、分类

（一）按肌瘤生长部位

子宫肌瘤分为宫体肌瘤和宫颈肌瘤，以宫体肌瘤多见。

（二）按肌瘤与子宫肌壁的关系

子宫肌瘤分为三种：

1. 肌壁间肌瘤 最常见，占60％～70％，肌瘤位于子宫平滑肌组织间，肌瘤较大时，可使宫腔及子宫表面变形，也可使子宫均匀性增大。

2. 浆膜下肌瘤 约占20％，肌瘤向子宫浆膜下生长，突出于子宫表面，肌瘤表面仅由子宫浆膜覆盖，部分可形成明显的瘤蒂。

3. 黏膜下肌瘤 占10％～15％，肌瘤突向宫腔生长，突出于子宫腔，表面覆盖黏膜。黏膜下肌瘤可被挤出宫颈口，甚至脱出至阴道。

子宫肌瘤可单个或多个。不同类型的肌瘤可发生在同一个子宫，称多发性子宫肌瘤（图15-1）。

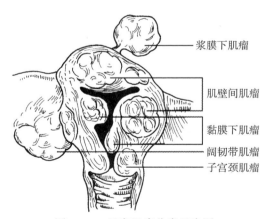

浆膜下肌瘤

肌壁间肌瘤

黏膜下肌瘤

阔韧带肌瘤

子宫颈肌瘤

图15-1 子宫肌瘤分类示意图

三、病理

1. 巨检 肌瘤为实质性球形结节，表面光滑，质地比子宫肌层硬，外有假包膜，与周围肌层组织界限清楚。切面呈灰白色、漩涡状结构。

2. 镜检 由梭形平滑肌细胞和纤维结缔组织构成，肌细胞大小均匀，排列成漩涡状或棚状，核为杆状。

四、肌瘤变性

肌瘤失去原有的典型结构称肌瘤变性，常见的有：

1. 玻璃样变 又称透明变性，最常见。肌瘤切面的漩涡状结构消失，被均匀透明状物质取代。镜下见平滑肌细胞消失，为均匀透明的无结构区。

2. 囊性变 由玻璃样变继续发展，肌细胞坏死液化形成。肌瘤内出现大小不等的囊腔，可为单房或多房，内含清亮无色液体或凝固成胶冻状，囊壁无上皮覆盖。

3. 红色变 多发生于妊娠期或产褥期，是肌瘤的一种特殊类型的坏死。患者可有急腹症表现。剖面呈暗红色、质软、有腥臭味，漩涡状结构消失。镜检可见组织高度水肿，假包膜内大静脉及瘤体内小静脉有血栓，广泛出血伴溶血，肌细胞减少。

4. 肉瘤变 恶性变，少见。恶变后肌瘤组织变软、变脆，切面灰黄色，与周围组织界限不清。镜检见肌细胞增生，排列紊乱，旋涡状结构消失，细胞有异型性。

5. 钙化 多发生蒂部狭小、血供不足的浆膜下肌瘤和绝经后妇女的肌瘤。镜下可见钙化区为层状沉积，有深蓝色微细颗粒。

五、临床表现

（一）症状

多数患者无明显症状。症状取决于肌瘤的部位、有无变性等因素，与肌瘤大小、数目关系不大。

1. 月经改变 为肌瘤最常见的症状，表现为经量增多、经期延长，多见于大的肌壁间肌瘤和黏膜下肌瘤。

2. 下腹包块 肌瘤增大使子宫超过 12 周妊娠大小时，可从腹部触及肿块。

3. 白带增多 肌壁间肌瘤使宫腔面积增大，内膜腺体分泌增多，致使白带增多；黏膜下肌瘤合并感染时，可致大量脓样白带。

4. 压迫症状 肌瘤压迫周围脏器可引起相应症状。压迫膀胱可出现尿频、尿急、尿潴留，压迫直肠可引起便秘等。

5. 其他 包括贫血、疼痛、不孕等。长期月经量过多可导致贫血，严重者可出现乏力、心悸、气短等。带蒂肌瘤扭转、肌瘤红色变可致急性腹痛。黏膜下肌瘤和引起宫腔变形的肌壁间肌瘤可引起不孕或流产。

（二）体征

与肌瘤大小、位置、数目及有无变性有关。大肌瘤可在下腹部触及不规则肿块。妇科检查时，肌壁间肌瘤表现为子宫增大、外形不规则、有单个或多个结节突起；浆膜下肌瘤可扪及与子宫相连的球状肿块；黏膜下肌瘤时子宫均匀增大，带蒂的黏膜下肌瘤或宫颈肌瘤可在宫颈口看到球状肿物，若伴发感染时可有坏死、出血及脓性分泌物。

六、诊断

1. 病史与临床表现 根据病史、症状和体格检查即能做出初步诊断。

2. 辅助检查 B 超检查是常用的辅助检查，能准确判断子宫大小和肌瘤大小、位置及数目，也可选择宫腔镜、腹腔镜等协助诊断。

七、鉴别诊断

子宫肌瘤应与以下情况相鉴别：妊娠子宫、卵巢肿瘤、子宫腺肌病、子宫恶性肿瘤、子宫内膜异位症、子宫畸形和盆腔炎性包块等。

八、治疗

应根据患者的年龄、症状、生育要求及肌瘤的部位、大小、数目等情况进行个体化治疗。

（一）随访观察

适用于肌瘤较小、无症状者，特别是近绝经期妇女。每 3 ～ 6 个月随诊 1 次。肌瘤生长迅速或症状加重可考虑进一步治疗。

（二）药物治疗

适用于症状较轻，近绝经期或全身情况不能耐受手术者。

1. 促性腺激素释放激素激动剂（GnRH–a） 采用大剂量连续或长期非脉冲式给药，抑制 FSH 和 LH 分泌，降低雌激素水平，抑制肌瘤生长，使肌瘤萎缩，但停药后可逐渐恢复至原来大小。常用药物有：亮丙瑞林每次 3.75mg，或戈舍瑞林每次 3.6mg，可肌内注射，每 4 周 1 次，连续应用 3 ～ 6 个月。主要副作用为低雌激素症状，如潮热、多汗、阴道干涩、骨质疏松等，不可长期使用。

2. 雄激素 拮抗雌激素，使子宫内膜萎缩。直接作用于子宫，使平滑肌收缩，减少出血。常用药物：丙酸睾酮 25mg 肌内注射，每 5 日 1 次，经期每日 1 次，共 3 次。每月总剂量不超过 300mg，以防发生男性化。

3. 米非司酮 可作为术前用药或提前绝经使用，每日 12.5mg 口服，因其拮抗孕激素，不宜长期使用，会增加子宫内膜增生的风险。

（三）手术治疗

子宫肌瘤较大或引起症状者需手术治疗。

1. 手术指征 肌瘤生长迅速或子宫超过 10 周妊娠大小；引起膀胱、直肠等压迫症状；

月经过多导致贫血；疑有肉瘤变；肌瘤致反复流产和不孕；严重腹痛、性交痛或肌瘤蒂扭转引起急性腹痛。

2. 手术方式　手术可经腹、经阴道进行，也可经宫腔镜、腹腔镜进行。

（1）肌瘤切除术：适用于年轻或希望保留生育功能的患者。肌壁间及浆膜下肌瘤可开腹或行腹腔镜手术。黏膜下肌瘤可在宫腔镜下切除；突出宫颈口或阴道内者，可经阴道摘除。

（2）子宫切除术：适用于无生育要求或怀疑有恶变者，可行子宫切除术，包括全子宫切除术和次全子宫切除术。术前应行宫颈细胞学检查，排除宫颈病变。

九、子宫肌瘤合并妊娠

子宫肌瘤合并妊娠者占肌瘤患者的 0.5% ～ 1%，占妊娠的 0.3% ～ 0.5%。

1. 肌瘤对妊娠、分娩的影响　与肌瘤的类型及大小有关。黏膜下肌瘤可影响受精卵着床，导致不孕和流产；肌壁间肌瘤过大可引起流产；肌瘤还可导致胎位异常、胎盘前置、产道梗阻等，还可影响宫缩致产程延长或产后出血。

2. 妊娠对肌瘤的影响　妊娠期和产褥期肌瘤易发生红色变。浆膜下肌瘤可发生急性或慢性扭转。

3. 处理　红色变经保守治疗几乎均能缓解。妊娠合并子宫肌瘤多能经阴道分娩，但应预防产后出血。若出现肌瘤阻碍胎儿下降应行剖宫产，术中可视肌瘤和患者情况决定是否同时切除肌瘤。

十、预后及随访

子宫肌瘤是良性肿瘤，保守治疗者应定期随访，若肌瘤生长迅速或出现明显症状应及时手术治疗。若绝经后肌瘤继续增大，应考虑有肌瘤恶变的可能，应及时予以治疗。手术治疗患者术后 1 个月复查。

项目二　宫颈癌

📚 案例导入

患者，女，38 岁，接触性出血 3 个月。妇科检查：宫颈外口见一菜花状赘生物，约 2cm×3cm 大小，质脆，接触性出血（+）。子宫大小正常，三合诊（−）。

思考：该患者最可能的诊断是什么？为确诊应进行什么辅助检查？

宫颈癌是最常见的妇科恶性肿瘤，发病年龄呈双峰状。子宫颈上皮内瘤变（CIN）的高发年龄为 25 ～ 35 岁，浸润癌的高发年龄为 50 ～ 55 岁。自 20 世纪 50 年代以来，宫颈细胞学检查的普遍应用，使宫颈癌和癌前病变得以早期发现和治疗，宫颈癌的发病率和死亡率已有明显下降。

一、病因

流行病学发现，本病与以下因素密切相关：

1. 人乳头瘤病毒（HPV）感染　人乳头瘤病毒可分为高危型和低危型。高危型人乳头瘤病毒的持续感染是宫颈癌的主要危险因素。HPV16、18 等与癌及癌前病变相关。高危型 HPV 产生病毒癌蛋白，其中 E6 和 E7 分别作用于人体细胞的抑癌基因 P53 和 Rb 使之失活或降解，继而导致子宫颈癌的发生。

2. 性行为及分娩次数　过早性生活（< 16 岁）、早婚、多个性伴侣、性生活活跃、性生活不洁、早生育、多产、密产等与宫颈癌的发生密切相关；与有阴茎癌、前列腺癌或其性伴侣曾患宫颈癌的高危男子性接触的妇女也易患宫颈癌。

3. 其他　吸烟可增加感染 HPV 的易感性，屏障避孕法有一定的保护作用。

二、病理

宫颈分为宫颈管和宫颈阴道部两部分。宫颈阴道部覆盖鳞状上皮，宫颈管部覆盖柱状上皮。宫颈外口的原始鳞 - 柱交界部与生理性鳞 - 柱交界部之间所形成的区域称移行带区，为宫颈癌的好发部位。

（一）宫颈上皮内瘤变（CIN）

宫颈上皮内瘤变是一组宫颈癌前病变的总称，包括宫颈不典型增生和原位癌。根据宫颈上皮细胞异常的程度分为 3 级，反映了 CIN 发生的连续病理过程：

1. Ⅰ级　轻度异型。病变局限于上皮层下 1/3，细胞核增大、深染，核分裂象少，细胞极性正常。

2. Ⅱ级　中度异型。病变局限于上皮层下 1/3 ～ 2/3，细胞核明显增大、深染，核分裂象较多，细胞极性尚存。

3. Ⅲ级　重度异型。包括宫颈上皮重度不典型增生和原位癌。宫颈重度不典型增生病变几乎累及上皮全层，细胞异型性明显，核大、深染，核分裂象多，细胞无极性。原位癌又称上皮内癌，上皮全层极性消失，细胞显著异型性，基底膜完整，无间质浸润。

（二）宫颈浸润癌

CIN 继续进展，癌细胞突破上皮基膜层向间质浸润，形成宫颈浸润癌。

1. 鳞状细胞癌　占 75% ～ 80%。

（1）巨检：微小浸润癌肉眼观察无明显异常，或类似宫颈柱状上皮异位。随病变发展，鳞状细胞癌可形成4种类型：①外生型：最常见，病灶向外生长，呈乳头状或菜花样，组织脆，触之易出血。常累及阴道。②内生型：病灶向宫颈深部组织浸润，宫颈表面光滑或仅有柱状上皮异位，宫颈肥大变硬，呈桶状。常累及宫旁组织。③溃疡型：上述两型癌组织继续发展，合并感染坏死，脱落后形成溃疡或空洞，似火山口状。④颈管型：病灶发生于宫颈管内，常侵入宫颈管及子宫峡部供血层及转移至盆腔淋巴结。

（2）镜检：①微小浸润癌：指在原位癌基础上镜检发现小滴状、锯齿状癌细胞团突破基底膜，浸润间质。肿瘤浸润间质深度不超过5mm，宽度不超过7mm。②宫颈浸润癌：指癌灶浸润间质的范围超出微小浸润癌，呈网状或团块状融合浸润间质，侵犯淋巴和血管。根据癌细胞分化程度可分为：Ⅰ级为高分化鳞癌，Ⅱ级为中分化鳞癌，Ⅲ级为低分化鳞癌即小细胞型。

2. 腺癌　占20%～25%，来自于被覆宫颈管表面和宫颈管内腺体的柱状上皮。主要组织类型有黏液腺癌和恶性腺瘤（微偏腺癌）。

3. 腺鳞癌　少见，占宫颈癌的3%～5%。

三、转移途径

本病的转移途径主要为直接蔓延和淋巴转移，血行转移少见。

1. 直接蔓延　最常见。癌灶常向下累及阴道壁，极少向上蔓延累及宫体。癌灶向两侧蔓延可累及宫旁组织直至骨盆壁，癌灶压迫或侵及输尿管时可引起输尿管阻塞及肾盂积水。晚期癌灶可向前、向后蔓延侵及膀胱和直肠。

2. 淋巴转移　癌灶局部浸润后侵入淋巴管，形成瘤栓，随淋巴液引流进入局部淋巴结，在淋巴管内扩散。淋巴转移一级组包括宫旁、宫颈旁、闭孔、髂内、髂外、髂总及骶前淋巴结；二级组包括腹股沟深浅淋巴结及腹主动脉旁淋巴结。

3. 血行转移　多发生在晚期，常转移至肺、肝或骨骼等。

四、临床分期

采用国际妇产科联盟（FIGO）的临床分期标准（表15-1）。临床分期在治疗前进行，治疗后不再更改。

表15-1　宫颈癌的FIGO临床分期（FIGO，2009年）

期别	肿瘤范围
0期	原位癌（浸润前癌）
Ⅰ期	癌灶局限在子宫（扩展至宫体将被忽略）

续表

期别	肿瘤范围
ⅠA	肉眼未见癌灶，仅镜下浸润癌
ⅠA1	间质浸润深度≤3mm，宽度≤7mm
ⅠA2	间质浸润深度＞3mm至＜5mm，宽度≤7mm
ⅠB	肉眼可见癌灶局限于宫颈，或镜下病灶＞ⅠA
ⅠB1	肉眼可见癌灶最大直径≤4cm
ⅠB2	肉眼可见癌灶最大直径＞4cm
Ⅱ期	癌灶已超出宫颈，但未达盆壁，癌灶累及阴道，但未达阴道下1/3
ⅡA	无宫旁浸润
ⅡB	有宫旁浸润
Ⅲ期	癌灶扩散至盆壁和（或）累及阴道下1/3，或有肾盂积水或肾无功能
ⅢA	癌灶累及阴道，已达阴道下1/3，但未达盆壁
ⅢB	癌灶浸润宫旁，已达盆壁，或有肾盂积水或肾无功能
Ⅳ期	癌灶播散超出真骨盆或浸润膀胱黏膜或直肠黏膜
ⅣA	癌灶浸润膀胱黏膜或直肠黏膜
ⅣB	远处转移

五、临床表现

（一）症状

CIN无特殊症状。部分患者有白带增多，也可在性生活或妇科检查后出现接触性出血。宫颈浸润癌患者早期无明显症状，随着病情发展可出现以下症状：

1. 阴道流血 早期常表现为接触性出血，年轻患者也可表现为不规则阴道流血或月经异常，多为经期延长、经量增多；老年患者常为绝经后不规则阴道流血。出血量的多少视病灶大小、浸润间质血管的情况而定，若侵蚀大血管可引起大出血。

2. 阴道排液 阴道排液多为白色或血性、稀薄如水样或米泔状、有腥臭味。若合并感染，则表现为大量米汤样或脓性恶臭白带。

3. 晚期症状 因病灶累及的范围而表现不同。累及周围器官及神经时可有尿频、尿急、便秘及下肢肿痛等；累及输尿管时，可引起肾盂积水甚至尿毒症；晚期可有恶病质等全身衰竭症状。

（二）体征

CIN 检查可见子宫颈光滑，或宫颈糜烂样表现。宫颈浸润癌随病情发展，表现出不同的体征。微小浸润癌可无明显病灶，子宫颈光滑或见糜烂样改变。外生型宫颈癌可见息肉状、菜花状赘生物；内生型表现为宫颈肥大、质硬如桶状；晚期形成溃疡或空洞。晚期患者三合诊检查可扪及冰冻骨盆。

六、诊断

（一）病史与临床表现

根据病史和临床表现，尤其有接触性出血者，应想到 CIN 及宫颈癌的可能，需做全身检查及妇科检查，并行相应辅助检查协助诊断。

（二）辅助检查

CIN 及早期宫颈癌的诊断宜采用三阶梯技术，即子宫颈细胞学检查和（或）高危型 HPV DNA 检测→阴道镜检查→子宫颈活组织检查，确诊依据为组织学诊断。

1. 宫颈细胞学检查 是简便易行的宫颈癌普查的初筛方法，可选用巴氏涂片法或液基细胞涂片法。报告形式有巴氏 5 级分类法报告和 TBS 分类系统。

巴氏分类法诊断标准：Ⅰ级，正常；Ⅱ级，炎症；Ⅲ级，可疑癌；Ⅳ级，高度可疑癌；Ⅴ级，癌。

TBS 分类系统结合了细胞学、组织学与临床处理方案，描述性诊断报告主要包括以下内容：未见上皮内病变细胞和恶性细胞（病原体、非瘤样发现及其他）、上皮细胞异常（鳞状上皮细胞异常、腺上皮细胞改变及其他恶性肿瘤）。鳞状上皮细胞异常包括：①不典型鳞状细胞（ASC）：包括无明确诊断意义的不典型鳞状细胞（ASCUS）和不能排除高级别鳞状上皮内病变不典型鳞状细胞（ASC–H）；②低度鳞状上皮内病变（LSILs）：与 CIN Ⅰ 术语符合；③高度鳞状上皮内病变（HSILs）：包括 CIN Ⅱ、CIN Ⅲ 和原位癌；④鳞状细胞癌。

2. 高危型 HPV DNA 检测 敏感性高，特异性低，可与细胞学联合应用或单独用于子宫颈癌的初筛。HPV 检测和细胞学联合使用可提高筛查的灵敏度，减低或消除细胞学筛查假阴性所造成的漏诊；同时还可根据 HPV 感染基因型预测受检者患子宫颈癌的风险；对 ASCUS 患者分流；随访监测宫颈病变患者手术治疗疗效和预后。但需注意，HPV 感染在年轻妇女中非常普遍，且大多数为一过性感染，并不推荐作为年轻妇女尤其是青春期女孩的初筛方法。

3. 碘试验 正常宫颈阴道部上皮可被碘溶液涂染成棕色或深褐色，炎性或其他病变区则不能染色。在碘不染色区取材活检可提高诊断率。

4. 阴道镜检查 细胞学检查异常者，应在阴道镜观察下选择可疑癌变区取材活检。阴道镜检查可提高活检阳性率，并能拍摄照片保存有价值的临床资料。

5. 宫颈及宫颈管活组织检查 是确诊宫颈癌及宫颈癌前病变最可靠的方法。宫颈有明显病灶，可直接在病灶处取材。宫颈无明显癌变可疑区时，可在移行区 3、6、9、12 点 4 处取材或在碘试验、阴道镜下取材做病理检查。

6. 宫颈锥形切除术 适用于宫颈细胞学检查多次阳性而宫颈活检阴性者，或活检为 CIN Ⅱ、CIN Ⅲ需确诊者。可采用冷刀切除、环形电切除（LEEP），切除组织应做连续病理切片（24 ～ 36 张）检查。

七、鉴别诊断

宫颈癌主要依据宫颈活组织病理检查，与以下各种宫颈病变相鉴别：①宫颈良性病变，如宫颈柱状上皮异位、宫颈息肉、宫颈子宫内膜异位症、宫颈结核性溃疡等；②宫颈良性肿瘤，如宫颈黏膜下肌瘤、宫颈管肌瘤、宫颈乳头瘤等；③宫颈恶性肿瘤，如原发性恶性黑色素瘤、肉瘤及淋巴瘤、转移性癌等。

八、治疗

（一）宫颈上皮内瘤变（CIN）

根据不同级别的 CIN 的转归选择不同的治疗方式。

1. CIN Ⅰ 细胞学检查为 LSIL 及以下的 CIN Ⅰ 患者可随访观察，每 6 个月复查一次细胞学。若在随访过程中病变发展或持续存在 2 年，宜进行治疗。若细胞学检查为 HSIL，可视情况使用冷冻、激光或子宫颈锥切术。

2. CIN Ⅱ、CIN Ⅲ 所有的 CIN Ⅱ、CIN Ⅲ 患者均需治疗。根据阴道镜检查结果行物理治疗或宫颈锥切术，包括宫颈环形电切术（LEEP）和冷刀锥切术，术后定期随访。经宫颈锥切确诊、年龄较大、无生育要求的 CIN Ⅲ 合并其他手术指征的妇科良性疾病的也可行全子宫切除术。

（二）宫颈浸润癌

采用以手术和放疗为主、化疗为辅的综合治疗，根据临床分期、患者年龄和生育要求等制定个体化治疗方案。

1. 手术治疗 主要用于早期子宫颈癌（IA ～ Ⅱ A 期）患者。未绝经、< 45 岁的鳞癌患者可保留卵巢。

（1）IA1 期：无淋巴脉管间隙浸润者行筋膜外全子宫切除术，有淋巴脉管间隙浸润者按 IA2 处理。要求保留生育功能的年轻患者可行子宫颈锥形切除术。

（2）IA2 期：行改良广泛性子宫切除术及盆腔淋巴结切除术，要求保留生育功能的年轻患者可行广泛性子宫颈切除术及盆腔淋巴结切除术。

（3）IB1～ⅡA1期：行广泛性子宫切除术及盆腔淋巴结切除术，必要时腹主动脉旁淋巴结取样。肿瘤直径＜2cm的IB1期患者，若有生育要求，也可行广泛性子宫颈切除术及盆腔淋巴结切除术。

（4）IB2～ⅡA2期：行广泛性子宫切除术及盆腔淋巴结切除术和腹主动脉旁淋巴结取样，或同期放、化疗后行全子宫切除术。也有采用新辅助化疗后行广泛子宫切除术，但远期疗效有待验证。

2. 放射治疗 包括腔内照射及体外照射。早期患者以局部腔内照射为主，体外照射为辅；晚期以体外照射为主，腔内照射为辅。体外照射适用于：①部分IB2期和ⅡA2期和ⅡB～ⅣA期患者；②全身情况不适宜手术的早期患者；③宫颈大块病灶的术前放疗；④手术治疗后病理检查发现有高危因素的辅助治疗。

3. 化疗 主要用于晚期或复发转移的患者和同期放化疗。常用的抗癌药物有顺铂、紫杉醇、博来霉素等。

九、预后及随访

1. 预后 与临床分期、病理类型、淋巴结转移、肿瘤大小等因素密切相关，有淋巴转移、腺癌者预后差。

2. 随访 宫颈癌治疗后复发者，1年内占50%，2年内占75%～80%。治疗后2年内应每3个月复查1次，第3～5年每6个月复查1次，第6年起每年1次。随访内容包括盆腔检查、阴道细胞学检查、胸部X线摄片、子宫颈鳞状细胞癌抗原（SCCA）及血常规等。

十、预防

宫颈癌病因明确、筛查方法完善，是可以预防的。①广泛开展知识宣教，提高宫颈癌筛查的自觉性。②普及、规范宫颈癌筛查，早期发现癌前病变，及时治疗，阻断宫颈浸润癌的发生。③婚后或有性生活的妇女均应常规做宫颈细胞学检查，每1～2年定期复查，有条件时可联合应用高危型HPV DNA检测。④提倡推广HPV疫苗。

项目三　子宫内膜癌

📖 案例导入

患者，女，65岁，G_1P_1，绝经10年，阴道流血1个月。有高血压、糖尿病病史。妇科检查：宫颈光滑，宫体略大，质软。B型超声检查示子宫内膜厚度 1.5cm，回声不均匀。

　　思考：该患者最可能的诊断是什么？为确诊首选什么辅助检查？

　　子宫内膜癌是发生于子宫内膜的一组上皮性恶性肿瘤，为女性生殖器三大恶性肿瘤之一，占女性生殖道恶性肿瘤的 20%～30%。本病的平均发病年龄为 60 岁，近年发病率在世界范围内有增高趋势。

一、病因

　　本病确切的病因尚未阐明，目前认为可能有两种发病机制：

　　1. 雌激素依赖型　可能与下列因素有关：雌激素对子宫内膜长期持续刺激，而无孕激素拮抗，发生子宫内膜增生症，继而癌变。可见于无排卵性疾病（无排卵性功血、多囊卵巢综合征）、分泌雌激素的功能性卵巢肿瘤（颗粒细胞瘤、卵泡膜细胞瘤）、长期服用雌激素的绝经后妇女及长期服用他莫昔芬的妇女。这类子宫内膜癌患者多见，常较年轻，多伴有肥胖、高血压、糖尿病、不孕及绝经延迟，雌孕激素受体阳性，预后好。

　　2. 非雌激素依赖型　发病与雌激素无明确关系。这类患者少见，常见于老年体瘦妇女，恶性程度高，分化差，雌孕激素受体阴性，预后不良。

二、病理

　　1. 巨检　根据肿瘤的大体特点可分为两种类型：弥漫型和局灶型。弥漫型可见子宫内膜大部或全部为癌组织侵犯，突向宫腔，少有肌层浸润，质脆，伴有出血、坏死。晚期可侵及深肌层或宫颈，引起宫腔积脓。局灶型的癌灶多位于宫腔底部或宫角部，易浸润肌层，呈息肉或小菜花状。

　　2. 镜检　细胞组织学分类有 5 种类型，即内膜样腺癌（占 80%～90%）、腺癌伴有鳞状上皮分化、浆液性腺癌、黏液性癌、透明细胞癌。

三、转移途径

　　子宫内膜癌大多生长缓慢，局限于子宫内膜或子宫腔内时间较长。主要转移途径为直接蔓延、淋巴转移，晚期为血行转移。

　　1. 直接蔓延　癌灶沿子宫内膜蔓延生长，向上侵及子宫角及输卵管，向下累及宫颈管、阴道。若癌瘤浸润肌层达浆膜面，可广泛种植于盆腔腹膜、直肠子宫陷凹及大网膜。

　　2. 淋巴转移　为子宫内膜癌的主要转移途径。淋巴转移途径与癌灶生长部位有关：宫底部癌灶经阔韧带上部和骨盆漏斗韧带淋巴管网转移至卵巢，向上至腹主动脉旁淋巴结；宫角部癌灶沿圆韧带淋巴管转移至腹股沟淋巴结；子宫下段及宫颈管癌灶可至宫旁、闭孔、髂内、髂外及髂总淋巴结；子宫后壁癌灶可沿宫骶韧带至直肠淋巴结；子宫前壁癌灶向前至膀胱、阴道前壁。

3. 血行转移 较少见。晚期患者血行转移常见的部位为肺、肝、骨骼等。

四、临床分期

目前多采用国际妇产科联盟（FIGO）制订的手术病理分期法（表 15-2）。不进行手术者，可采用国际妇产科联盟（FIGO，1971 年）临床分期法（表 15-3）。

表 15-2　子宫内膜癌手术病理分期（FIGO，2009 年）

期别	肿瘤部位
Ⅰ期	肿瘤局限于宫体
ⅠA	肿瘤浸润深度＜1/2 肌层
ⅠB	肿瘤浸润深度≥1/2 肌层
Ⅱ期	肿瘤侵犯宫颈间质，但无宫体外蔓延
Ⅲ期	局部和（或）区域转移
ⅢA	肿瘤累及浆膜层和（或）附件
ⅢB	阴道和（或）宫旁受累
ⅢC	盆腔淋巴结和（或）腹主动脉旁淋巴结转移
Ⅳ期	肿瘤侵及膀胱和（或）直肠黏膜，和（或）远处转移
ⅣA	肿瘤浸润膀胱和（或）直肠黏膜
ⅣB	远处转移，包括腹腔内淋巴结转移，和（或）腹股沟淋巴结转移

表 15-3　子宫内膜癌的临床分期法（FIGO，1971）

期别	肿瘤部位
0 期	复杂性增生或原位癌
Ⅰ期	癌局限在子宫体
ⅠA	宫腔长度≤8cm
ⅠB	宫腔长度＞8cm
Ⅱ期	癌已侵犯宫颈
Ⅲ期	癌扩散至子宫以外但未超出真骨盆
Ⅳ期	癌超出真骨盆或侵犯膀胱黏膜或直肠黏膜或有盆腔以外播散
ⅣA	癌侵犯附近器官如膀胱、直肠
ⅣB	癌有远处转移

五、临床表现

（一）症状

早期可无症状，出现症状时多表现为：

1. 阴道流血　主要表现为绝经后不规则阴道流血，量一般不多。尚未绝经者表现为经期延长、经量增多或月经紊乱。

2. 阴道排液　多呈浆液性或血水样排液，合并感染则有脓血性排液，有恶臭味。

3. 疼痛　若癌肿累及宫颈内口，引起宫腔积脓，则出现下腹胀痛及痉挛性疼痛。晚期癌瘤浸润周围组织或压迫神经引起下腹或腰骶部酸痛。

4. 全身症状　晚期可出现贫血、恶病质等。

（二）体征

早期患者妇科检查无明显异常。晚期可有子宫明显增大、质软，若合并宫腔积脓时可有明显触痛。偶见癌组织自宫颈口脱出，质脆、触之易出血。癌灶浸润周围组织时，查体可见子宫固定或于宫旁扪及不规则结节状肿块。

六、诊断

（一）病史及临床表现

患者出现绝经后不规则阴道流血、绝经过渡期月经紊乱，应首先排除子宫内膜癌。有子宫内膜癌发病的高危因素（肥胖、不育、绝经延迟）、长期使用雌激素及他莫昔芬等，以及有乳腺癌、子宫内膜癌家族史的妇女，若出现异常阴道流血，均应警惕子宫内膜癌。

（二）辅助检查

1. B 型超声检查　可了解子宫大小、宫腔形状、有无赘生物、子宫内膜厚度、肌层浸润等，初步判断异常阴道流血的原因，为进一步检查提供参考依据。

2. 分段诊刮　是子宫内膜癌的确诊依据。分段诊刮即先搔刮宫颈管，然后搔刮宫腔，刮出物分别装瓶，固定，送病理组织学检查。刮宫操作要轻柔、小心，当刮出物高度怀疑为癌组织时，应停止操作，以防出血及癌扩散。若未见明显癌组织，则应全面刮宫，避免漏诊。

3. 宫腔镜检查　可直接观察病灶的大小、形态、生长部位，并对可疑部位取材送检，诊断更为准确。

4. 其他检查　血清 CA125 等肿瘤标志物检查有一定的参考价值。CT、MRI 等检查可协助判断肿瘤浸润的深度及有无转移。

七、鉴别诊断

应与引起阴道流血的各种疾病相鉴别：如绝经过渡期功血、萎缩性阴道炎、子宫黏膜下肌瘤或内膜息肉、内生型宫颈管癌、子宫肉瘤及输卵管癌等。

八、治疗

治疗原则是以手术为主的综合治疗。早期患者以手术为主，术后根据高危因素，选择辅助治疗。高危因素有非子宫内膜样腺癌或低分化腺癌、深肌层浸润、淋巴结转移等。晚期则采用手术、放疗、药物（化疗药物及激素）等综合治疗。

（一）手术治疗

手术是首选的治疗方法，尤其对于早期患者。

1. Ⅰ期　行筋膜外全子宫切除加双侧附件切除术。存在以下因素者应行盆腔淋巴结切除术和腹主动脉旁淋巴结取样术：①子宫内膜样腺癌 G2、G3；②特殊病理类型，如透明细胞癌、浆液性乳头状腺癌等；③肌层浸润深度 ≥ 1/2；④肿瘤直径 > 2cm；⑤肿瘤位置低。

2. Ⅱ期　改良广泛性子宫加双侧附件切除术，同时行盆腔淋巴结切除术和腹主动脉旁淋巴结取样术。

3. Ⅲ期和Ⅳ期　手术应个体化，以尽可能切除所有肉眼可见的病灶为目的，行肿瘤细胞减灭术。

（二）放疗

放疗是有效的治疗方法之一，分为腔内照射及体外照射两种方法，常联合应用。

1. 单纯放疗　仅用于全身性疾病不能耐受手术或手术无法切除的晚期患者。

2. 放疗联合手术及化疗　术后放疗是子宫内膜癌最主要的术后辅助治疗，可明显降低Ⅰ期高危患者和Ⅱ期患者的局部复发率，提高生存率。

（三）化疗

化疗用于晚期或复发子宫内膜癌患者的综合治疗，也可用于术后有复发高危因素患者的治疗。

（四）孕激素治疗

孕激素治疗主要用于晚期及复发癌患者，也可试用于极早期要求保留生育功能的年轻患者。

九、预后

肿瘤的恶性程度和病变范围、患者的全身状况、治疗方案的选择等均可影响预后。

十、随访

75% ～ 95% 的复发发生在术后 2 ～ 3 年内，治疗后需定期随访。术后 2 ～ 3 年内每 3 个月随访 1 次，3 年后每 6 个月随访 1 次，5 年后每年随访 1 次。随访内容包括病史、盆腔检查、阴道细胞学检查、胸部 X 片、血清 CA125 等，必要时作 CT 及 MRI 检查。

十一、预防

预防措施包括重视绝经后阴道流血和绝经过渡期月经紊乱患者的诊治，正确应用雌激素，对有高危因素（肥胖、不育、绝经延迟、长期使用雌激素及他莫昔芬等）的人群密切随访监测等。

项目四　卵巢肿瘤

📖 案例导入

　　患者，女，29 岁。1 小时前突然出现左侧下腹剧烈疼痛，伴恶心、呕吐。妇科检查：子宫正常，左侧附件区可触及一囊实性包块，约 6cm× 6cm×8cm，压痛（＋）。

　　思考：该患者首选什么辅助检查？最可能的诊断是什么？应采取什么治疗措施？

卵巢肿瘤是常见的女性生殖器肿瘤，是妇科三大恶性肿瘤之一，可发生于任何年龄。因卵巢位于盆腔深处，卵巢恶性肿瘤的早期病变不易被发现，一旦出现症状多为晚期，五年生存率仅为 25% ～ 30%，死亡率居妇科恶性肿瘤之首。

一、组织学分类

卵巢组织成分复杂，是全身各脏器病理类型最多的器官。卵巢肿瘤的分类方法多，常用世界卫生组织（WHO）制定的组织学分类（表 15-4）。

表 15-4 卵巢肿瘤组织学分类（WHO，2003 年）

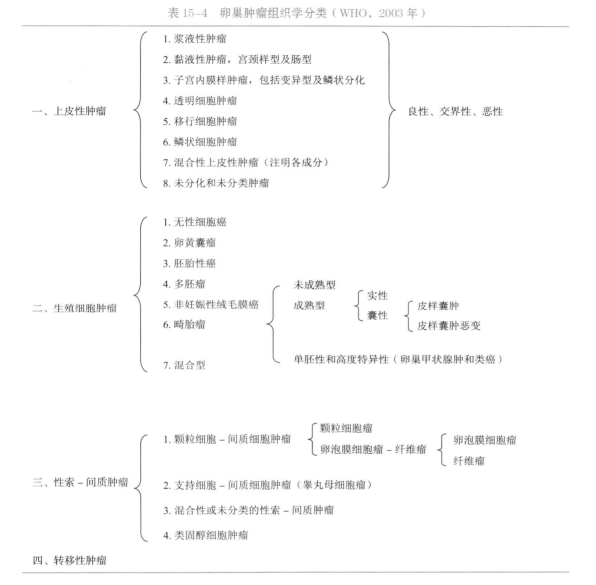

二、病理

1. 卵巢上皮性肿瘤 是最常见的卵巢肿瘤，分为良性、交界性和恶性。恶性上皮性肿瘤的来源为卵巢表面的生发上皮。交界性肿瘤具有低度恶性潜能。

（1）浆液性肿瘤：浆液性囊腺瘤约占卵巢良性肿瘤的 25%，多为单侧、球形、表面光滑、囊性、壁薄，囊内充满清澈浆液。浆液性囊腺癌占卵巢上皮性癌的 75%，多为双侧、体积较大、囊实性。交界性浆液性囊腺瘤多为双侧，中等大小，预后好。

（2）黏液性肿瘤：黏液性囊腺瘤占卵巢良性肿瘤的20%，多为单侧、表面光滑、体积较大。切面常为囊性多房，囊腔内充满胶冻样黏液，少数因囊壁破裂可继发腹膜黏液瘤。黏液性囊腺癌占卵巢上皮性癌的20%。多为单侧、瘤体较大，切面为囊实性，囊液浑浊或血性。交界性黏液性囊腺瘤一般体积较大，多为单侧，表面光滑，多呈囊实性，常为多房。

（3）卵巢子宫内膜样肿瘤：良性、交界性瘤较少见，多为恶性。此型占卵巢上皮性癌的2%，多为单侧、中等大小、囊性或实性，有乳头生长，囊液多为血性。镜下特点与子宫内膜癌极相似，常并发子宫内膜癌，不易鉴别何者为原发。

上皮性癌组织学分级为G1、G2、G3，与预后密切相关，分级越高，预后越差。

2. 卵巢生殖细胞肿瘤 是来源于原始生殖细胞的一组肿瘤，占卵巢肿瘤的20%～40%，好发于年轻妇女及幼女。

（1）畸胎瘤：成熟畸胎瘤又称为皮样囊肿，属良性肿瘤，可发生于任何年龄，以20～40岁居多，多为单侧、中等大小、表面光滑。肿瘤含有外、中、内胚层组织，囊腔内充满油脂和毛发，可见牙齿或骨质。未成熟的畸胎瘤属恶性肿瘤，多见于年轻患者，平均年龄11～19岁。肿瘤的恶性程度根据未成熟组织所占的比例、分化程度及神经上皮含量而定，复发及转移率高，但存在恶性程度逆转现象。

（2）无性细胞瘤：好发于青春期及生育期妇女。肿瘤中度恶性，多为单侧、圆形或椭圆形、中等大、实性、表面光滑，对放疗敏感。

（3）卵黄囊瘤：又名内胚窦瘤，见于儿童及年轻妇女，多为单侧、较大、圆形或椭圆形。肿瘤恶性程度高，预后差，但对化疗十分敏感，手术及联合化疗可明显延长生存期。瘤细胞产生甲胎蛋白，故血清AFP升高，可作为诊断及病情监测的指标。

3. 性索间质肿瘤 来源于原始性腺的性索及间质组织。因常有内分泌功能，又称卵巢功能性肿瘤。

（1）颗粒细胞 – 间质细胞瘤：颗粒细胞瘤可分为成人型和幼年型。成人型为低度恶性肿瘤，可发生于任何年龄，多为单侧、圆形或椭圆形、表面光滑、实性或部分囊性。肿瘤分泌雌激素，预后较好，但有晚期复发倾向。幼年型恶性程度极高，主要发生在青少年，多为单侧。卵泡膜细胞瘤常与颗粒细胞瘤同时存在。良性多为单侧、圆形、实性，表面光滑，覆盖纤维包膜。恶性较少见，预后比卵巢上皮性癌好。纤维瘤为良性，多见于中年妇女，多为单侧、中等大小、实性、坚硬、表面光滑或结节状。纤维瘤伴有腹水或胸腔积液者，称为梅格斯综合征（Meigs syndrome），手术切除肿瘤后，腹水、胸腔积液自行消失。

（2）支持细胞 – 间质细胞瘤：又称睾丸母细胞瘤，罕见，多发生于40岁以下妇女。

肿瘤多为良性、单侧、实性、表面光滑，通常较小。高分化者属于良性。中低分化者为恶性，具有男性化作用，少数无内分泌功能者呈女性化，五年生存率为 70% ~ 90%。

4. 转移性肿瘤　体内任何部位如胃、肠、乳腺及生殖道、泌尿道等的原发性癌均可能转移到卵巢。库肯勃瘤（Krukenberg tumor）是一种特殊的卵巢转移性腺癌，原发部位在胃肠道；肿瘤为双侧性、中等大、实性，外形可呈肾形；镜下可见典型的印戒细胞；恶性度高，预后极差。

三、转移途径

卵巢肿瘤主要的转移方式是直接蔓延、腹腔种植和淋巴转移，特点是盆腹腔内广泛转移，包括腹腔脏器表面、大网膜、腹膜后淋巴结、横膈等部位，即使肿瘤外观局限在原发部位，也可存在广泛微转移。血行转移较少，晚期可转移到肺、胸膜及肝脏。

四、临床分期

现多采用国际妇产科联盟（FIGO）的手术 – 病理分期（表 15–5）。

表 15–5　原发性卵巢恶性肿瘤的手术 – 病理分期（FIGO，2006 年）

Ⅰ 期	肿瘤局限于卵巢
Ⅰ A	肿瘤局限于一侧卵巢，包膜完整，卵巢表面无肿瘤；腹腔积液中未找到恶性细胞
Ⅰ B	肿瘤局限于两侧卵巢，包膜完整，卵巢表面无肿瘤；腹腔积液中未找到恶性细胞
Ⅰ C	肿瘤局限于单侧或双侧卵巢并伴有以下任何一项：包膜破裂，卵巢表面有肿瘤；腹水或腹腔冲洗液中含恶性细胞
Ⅱ期	肿瘤累及一侧或双侧卵巢，伴有盆腔扩散
Ⅱ A	扩散和（或）转移到子宫和（或）输卵管
Ⅱ B	扩散到其他盆腔器官
Ⅱ C	Ⅱ A 或 Ⅱ B，伴卵巢表面有肿瘤，或包膜破裂，或腹水或腹腔冲洗液有恶性细胞
Ⅲ期	肿瘤侵犯一侧或双侧卵巢，并有组织学证实的盆腔外腹膜种植和（或）局部淋巴结转移；肝表面转移；肿瘤局限于真骨盆，但组织学证实肿瘤已扩散至小肠或大网膜
Ⅲ A	肉眼见肿瘤局限于真骨盆，淋巴结阴性，但组织学证实腹腔腹膜表面存在镜下转移，或组织学证实肿瘤细胞已扩散至小肠或大网膜
Ⅲ B	一侧或双侧卵巢肿瘤，并有组织学证实的腹腔腹膜表面肿瘤种植，但直径 ≤ 2cm，淋巴结阴性
Ⅲ C	盆腔外腹膜转移灶直径 > 2cm，和（或）区域淋巴结转移
Ⅳ 期	肿瘤侵犯一侧或双侧卵巢，伴有远处转移。有胸腔积液且胸腔肿瘤细胞阳性为Ⅳ期，肝实质转移为Ⅳ期

五、临床表现

1. 卵巢良性肿瘤

（1）症状：肿瘤较小时多无症状，常在妇科检查时偶然发现。随着肿瘤增大，患者可感腹胀或腹部可触及肿块；肿瘤长大充满盆、腹腔时，可出现尿频、便秘、气急、心悸等压迫症状。

（2）体征：查体可见腹部膨隆，双合诊和三合诊可在子宫一侧或两侧触及包块，圆形或类圆形，多为囊性，边界清楚，表面光滑，活动，与子宫无粘连，腹部叩诊实音，无移动性浊音。

2. 卵巢恶性肿瘤

（1）症状：早期常无症状，晚期主要表现为腹胀、腹部包块、腹腔积液及其他消化道症状，部分患者可出现消瘦、贫血、乏力等恶病质表现。肿瘤向周围组织浸润或压迫，可引起腹痛、腰痛或下肢疼痛；压迫盆腔静脉可出现下肢水肿；功能性卵巢肿瘤可出现不规则阴道流血或绝经后阴道流血。

（2）体征：三合诊检查直肠子宫陷凹可触及质硬结节，盆腔肿块多为双侧，实性或囊实性，表面凹凸不平，活动差，与子宫分界不清，常伴有腹水，有时可在腹股沟、锁骨上触及肿大的淋巴结。

六、并发症

1. 蒂扭转 为最常见的并发症，也是常见的急腹症，约10%卵巢肿瘤可发生蒂扭转。蒂扭转好发于瘤蒂长、中等大小、活动度大、重心偏于一侧的肿瘤，如成熟畸胎瘤。瘤蒂由骨盆漏斗韧带、卵巢固有韧带和输卵管组成（图15-2）。蒂扭转的典型症状是体位突变后突然发生一侧下腹剧痛，常伴恶心、呕吐，甚至休克。双合诊可在宫旁触及张力较大的肿物，压痛，尤以瘤蒂部压痛明显。治疗原则是一经确诊，尽快行手术治疗。

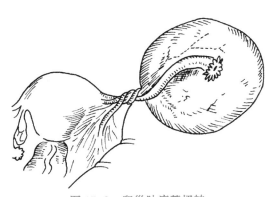

图 15-2　卵巢肿瘤蒂扭转

2. 破裂 约 3% 卵巢肿瘤会发生破裂。肿瘤破裂分为自发性和外伤性两种。症状的严重程度取决于破裂口大小、流入腹腔的囊液量和性质。体征有腹部压痛，腹肌紧张，有腹腔积液征，原先的盆腔肿块缩小或消失。治疗原则是确诊后立即手术。

3. 感染 较少见，多继发于蒂扭转或破裂。临床表现为高热、腹膜刺激征、腹部肿块及白细胞升高等。治疗原则是先控制感染后手术切除肿瘤，感染严重者，尽快手术去除感染灶。

4. 恶变 若发现卵巢肿瘤生长迅速，尤其是双侧肿瘤，并出现腹腔积液、恶病质等，应考虑恶变，须尽早手术。

七、诊断

1. 病史与临床表现 早期诊断困难，需要做辅助检查确定盆腔肿块的来源、性质、组织学类型和转移范围等。

2. 辅助检查

（1）B 型超声检查：是最常用的方法，临床诊断符合率＞90%，但不易测出直径＜1cm 的实性肿瘤。B 超可了解肿瘤的部位、大小、形态、囊性或实性、内部结构、与邻近器官的关系，有助于诊断。

（2）肿瘤标志物：血清 CA125、AFP、HCG、雌激素、睾酮等可用于诊断及监测病情。

（3）腹腔镜检查：可直接观察病变的范围、程度及肿块外观，并在可疑部位进行多点活检，抽取腹水行细胞学检查。

（4）细胞学检查：抽取腹腔积液或腹腔冲洗液进行细胞学检查。若有胸水，抽取胸水检查，确定有无胸腔转移。

（5）腹部 X 线摄片：卵巢畸胎瘤可显示牙齿、骨质及钙化点等。

（6）其他：CT、MRI、PET 检查可显示肿块及与周围脏器的关系，对发现有无淋巴结转移、肝和肺转移均有较大帮助。

八、鉴别诊断

1. 卵巢良性肿瘤的鉴别诊断 应与卵巢瘤样病变（包括滤泡囊肿、黄体囊肿等）、输卵管卵巢囊肿、子宫肌瘤等相鉴别，巨大卵巢囊性肿瘤应与腹腔积液相鉴别。

2. 卵巢恶性肿瘤的鉴别诊断 应与卵巢子宫内膜异位症、生殖器结核、腹膜后肿瘤、直肠癌及乙状结肠癌等相鉴别。

3. 良、恶性卵巢肿瘤的鉴别诊断 卵巢良性肿瘤与恶性肿瘤的鉴别诊断见表 15–6。

表 15-6　卵巢良性肿瘤与恶性肿瘤的鉴别

鉴别内容	良性肿瘤	恶性肿瘤
病史	病程长，生长缓慢	病程短，迅速长大
体征	多单侧，囊性，光滑，活动，一般无腹水	多双侧，实性或囊实性，表面不平结节状，固定，常伴腹水且多血性
一般情况	良好	可有消瘦、恶病质
B 型超声	液性暗区，边界清晰，可有间隔光带	液性暗区内有杂乱光点、光团，肿瘤边界不清

九、治疗

卵巢肿瘤一经发现，应行手术。术中应剖检肿瘤，必要时做冰冻切片组织学检查以明确诊断。良性肿瘤可在腹腔镜下手术；恶性肿瘤一般采用经腹手术，术后根据情况决定是否接受辅助治疗。

1. 良性肿瘤　根据患者年龄、生育要求及对侧卵巢情况决定手术范围；术中剖视肿瘤，必要时做冰冻切片组织学检查以明确肿瘤的良恶性。年轻或有生育要求、单侧肿瘤者应行患侧卵巢肿瘤剔除或卵巢切除术，保留同侧正常卵巢组织和对侧正常卵巢；双侧良性肿瘤行肿瘤剔除术；绝经后妇女应行全子宫及双侧附件切除术。

2. 恶性肿瘤　治疗原则以手术为主，辅以化疗、放疗及其他综合治疗。手术范围应根据肿瘤的组织学类型、临床分期及患者的具体情况而定。术后根据其组织学类型、细胞分化程度、手术病理分期和残余病灶大小决定是否接受辅助性治疗。

十、预后

预后与分期、病理类型、分级、年龄等有关，最重要的预后因素是肿瘤期别和初次手术后残存灶的大小，期别越早，残存灶越小，预后越好。对化疗敏感者，疗效较好。术后残余癌灶直径＜ 1cm 的，化疗效果较明显，预后良好。

十一、随访与监测

卵巢癌易复发，应长期随访和监测。术后 1 年内每月 1 次；第 2 年每 3 个月 1 次；第 3 ～ 5 年视病情每 4 ～ 6 个月 1 次；5 年以后者每年 1 次。应详细询问患者病史，仔细进行全身检查及妇科检查，排除复发；定期检查肿瘤标记物；必要时可行盆腔 B 型超声检查、CT、MRI 或 PET 等检查。

十二、预防

应积极采取措施加强对高危人群的监测随访。

1. 口服避孕药 流行病学调查显示口服避孕药是卵巢上皮性癌的保护因素，高危妇女可通过口服避孕药预防卵巢癌的发生。

2. 正确处理附件包块 对附件的实性包块或囊实相间包块，或直径＞8cm 的囊性包块，应及时检查，明确诊断，必要时及早手术。

3. 卵巢癌筛查 30 岁以上的妇女每年应行妇科检查，高危人群最好每半年检查一次。凡乳癌、胃肠癌等患者，治疗后应严密随访，定期做妇科检查。目前并无理想的卵巢癌筛查方案，可以应用血清 CA125、盆腔 B 超、盆腔检查等联合检查。

4. 预防性卵巢切除 有 BRCA 基因突变的遗传性卵巢癌综合征家族的成员，可预防性切除卵巢以预防卵巢癌的发生。

复习思考

1. 试述子宫肌瘤的主要临床表现。

2. 子宫颈癌的筛查方法是什么？

3. 子宫内膜癌的确诊方法是什么？

4. 试述卵巢良性肿瘤和恶性肿瘤的鉴别诊断。

5. 试述卵巢肿瘤的治疗要点。

6. 试述子宫颈癌的治疗要点。

扫一扫，知答案

扫一扫，看课件

模 块 十 六

妊娠滋养细胞疾病

【学习目标】

掌握：

1. 葡萄胎的病理、临床表现、诊断、治疗、随访。

2. 侵蚀性葡萄胎和绒毛膜癌的病理、临床表现、诊断和治疗。

熟悉：

1. 葡萄胎的自然转归。

2. 侵蚀性葡萄胎和绒毛膜癌的鉴别诊断、随访。

了解：

1. 葡萄胎的相关病因。

2. 侵蚀性葡萄胎和绒毛膜癌的概念，与葡萄胎和其他妊娠之间的关系。

案例导入

患者，女性，23岁。平时月经规律。现停经9周，阴道流血1天。妇科检查：子宫如孕12周大小，质软、压痛（＋）。双侧附件区可扪及直径约4cm的囊性包块，活动好，压痛（－）。尿妊娠试验阳性。

思考：该患者最可能的诊断是什么？为确诊应进行何项检查？

妊娠滋养细胞疾病是一组来源于胎盘滋养细胞的疾病，包括葡萄胎、侵蚀性葡萄胎、绒毛膜癌和胎盘部位滋养细胞肿瘤等。组织学上，将侵蚀性葡萄胎、绒毛膜癌（简称绒癌）、胎盘部位滋养细胞肿瘤又统称为妊娠滋养细胞肿瘤。在临床上，由于侵蚀性葡萄胎和绒毛膜癌在临床表现、诊断、治疗等方面基本相同，故将两者合称为妊娠滋养细胞肿瘤，但胎盘部位滋养细胞肿瘤与其明显不同，另列一类。

项目一　葡萄胎

葡萄胎，又称水泡状胎块，因妊娠后胎盘绒毛滋养细胞增生、间质高度水肿，形成大小不一的水泡，水泡间借蒂相连成串，形如葡萄而名之。葡萄胎分为完全性葡萄胎和部分性葡萄胎两类。

一、病因

本病的确切病因尚未完全清楚，但已取得一些重要进展。

1. 完全性葡萄胎　可能与地域和种族等因素有关，年龄、孕产史、营养状况和社会经济因素等也是高危因素。完全性葡萄胎为空卵受精，父系单倍体精子复制而来。染色体父系来源是滋养细胞过度增生的主要原因，并与基因组印迹紊乱有关。

2. 部分性葡萄胎　可能与使用口服避孕药和不规则月经等有关，与年龄和饮食因素无关。多余的父源基因物质也是部分性葡萄胎滋养细胞增生的主要原因。

二、病理

（一）完全性葡萄胎

1. 巨检　水泡状物大小不一，形似葡萄，占满整个宫腔，直径自数毫米至数厘米不等，其间有纤细的绒毛干相连，常混有血块蜕膜碎片。

2. 镜检　镜下可见弥漫性滋养细胞增生，种植部位滋养细胞呈弥漫和显著的异型性，绒毛水肿，胚胎和胎儿组织缺失。

（二）部分性葡萄胎

1. 巨检　仅部分绒毛变为水泡，伴或不伴胚胎或胎儿组织，胎儿多已死亡，且常伴发育迟缓或多发畸形，合并足月儿极少。

2. 镜检　镜下见有胚胎或胎儿组织存在，局限性滋养细胞增生，种植部位滋养细胞呈局限和轻度的异型性，绒毛大小及其水肿程度明显不一，间质内可见滋养细胞包涵体。

三、临床表现

（一）完全性葡萄胎

由于诊断技术的发展，患者常在妊娠早期尚未出现症状或仅有少量阴道流血时即被确诊，所以症状典型的葡萄胎已少见。典型临床症状如下：

1. 停经后阴道流血　为最常见的症状，80% 以上患者会出现，一般在停经 8 ～ 12 周出现，量多少不定，若反复发作可致贫血和感染，也可因大血管破裂造成失血性休克甚至死亡。

2. 子宫异常增大、变软　因葡萄胎迅速增长及宫腔内积血，约有 1/2 以上患者的子宫大于停经月份，质地变软，并伴有血清 hCG 水平异常升高。

3. 卵巢黄素化囊肿　大量 hCG 刺激卵巢卵泡内膜细胞发生黄素化而形成囊肿，称为卵巢黄素化囊肿，常为双侧，表面光滑，活动度好，囊壁薄。一般无症状，常在葡萄胎清宫术后 2 ～ 4 个月自行消退。

4. 妊娠呕吐　多发生于子宫异常增大及 hCG 水平异常增高者，较正常妊娠发生早，症状重且持续时间长。

5. 腹痛　葡萄胎迅速生长使子宫过度扩张所致，表现为下腹疼痛，呈阵发性，一般不剧烈，能忍受，常在阴道流血之前发生。若发生卵巢黄素化囊肿扭转或破裂，可出现急性腹痛。

6. 子痫前期征象　多发生于子宫异常增大者，可在妊娠 24 周前出现高血压、水肿和蛋白尿，但子痫罕见。

7. 甲状腺功能亢进征象　约 7% 患者可出现轻度甲状腺功能亢进的表现，如心动过速、震颤等，但突眼少见。

（二）部分性葡萄胎

大多没有完全性葡萄胎的典型症状，程度也常较轻。阴道流血常见，但子宫多数与停经月份相符甚至更小，一般无子痫前期、卵巢黄素化囊肿等症状。

四、诊断

（一）病史及临床表现

凡出现停经后不规则阴道流血，子宫大于停经月份，未听到胎心，要考虑葡萄胎可能。阴道排出物中见到葡萄样水泡状组织，可支持诊断。为进一步明确诊断，需进行以下辅助检查。

（二）辅助检查

1. B 型超声检查　是诊断葡萄胎的一项可靠和敏感的辅助检查，多采用经阴道彩色多普勒超声。超声图像显示子宫明显大于相应孕周，无妊娠囊或无胎体及胎心搏动，宫腔内充满不均质密集状或短条状回声，呈"落雪状"，水泡较大时则呈"蜂窝状"。

2. hCG 测定　是诊断葡萄胎的另一项重要辅助检查。hCG 滴度常高于相应孕周的正常值，而且停经 8 ～ 10 周后仍持续上升。约 45% 完全性葡萄胎的血 hCG > 100 000U/L，且持续不降，> 80 000U/L 支持诊断。但也有少数患者因绒毛退变而 hCG 升高不明显。

五、鉴别诊断

本病应与流产、双胎妊娠等鉴别。流产的病史与葡萄胎相似；双胎妊娠的子宫大于相应孕周，hCG 也略高于正常，与葡萄胎相似，可选用 B 型超声等辅助检查鉴别。

六、治疗

1. 清宫 葡萄胎一经确诊，应及时清宫。一般选用吸刮术。做好输液、备血准备，充分扩张宫颈管，先选用大号吸管吸引，再改用刮匙轻柔刮宫。为减少出血及预防子宫穿孔，可在充分扩张宫颈管和开始吸宫后静脉滴注缩宫素，注意预防滋养细胞转移导致肺栓塞。子宫大于 12 孕周或 1 次刮净有困难时，1 周后行第 2 次刮宫。组织学是葡萄胎的最终诊断依据，所以每次刮宫的刮出物必须送组织学检查，注意选择靠近宫壁的新鲜组织送检。

2. 卵巢黄素化囊肿的处理 清宫后可自行消退，一般不需处理。若发生急性扭转，可在 B 超或腹腔镜下穿刺吸液，囊肿也多能自然复位。若扭转时间较长发生坏死，则做患侧附件切除术。

3. 预防性化疗 正常情况下，葡萄胎排空后，血清 hCG 稳定下降，首次降至正常的时间平均约为 9 周，最长不超过 14 周。若葡萄胎排空后血清 hCG 持续异常，应考虑滋养细胞肿瘤。完全性葡萄胎发生子宫局部侵犯和远处转移的几率约为 15% 和 4%，部分性葡萄胎发生子宫局部侵犯的几率约为 4%，一般不发生转移。预防性化疗仅适用于有高危因素和随访困难的完全性葡萄胎患者，部分性葡萄胎不做预防性化疗。完全性葡萄胎的高危因素有：① hCG > 100 000U/L；②子宫体明显大于相应孕周；③卵巢黄素化囊肿直径 > 6cm；④年龄 > 40 岁；⑤重复性葡萄胎。部分性葡萄胎无明显的高危因素。化疗应在清宫前或者清宫术中进行，常选用甲氨蝶呤、氟尿嘧啶或放线菌素 D 等单一药物，一般采用多疗程化疗至 hCG 正常。

4. 子宫切除术 单纯切除子宫不能预防子宫外转移，不常规推荐。对于年龄接近绝经、无生育要求者可行全子宫切除术，双侧卵巢保留。子宫小于妊娠 14 周大小者可直接切除子宫。术后定期随访。

七、随访

葡萄胎患者清宫后必须定期随访，以便尽早发现滋养细胞肿瘤，并及时处理。

1. hCG 测定 定期检测 hCG，葡萄胎清宫后每周 1 次，直至连续 3 次阴性，然后每个月一次共 6 个月，然后再每 2 个月一次共 6 个月，自第一次阴性后共计 1 年。

2. 病史及临床表现 注意月经是否规则，有无异常阴道流血，有无咳嗽、咯血及其他转移灶症状，并做妇科检查。

3. 辅助检查 必要时选择 B 超、胸片或 CT 检查等。

4. 避孕 葡萄胎排空后必须严格避孕 1 年。避孕方式可选择避孕套和口服避孕药；不宜用宫内节育器，以免混淆子宫出血的原因或造成子宫穿孔。

项目二　滋养细胞肿瘤

📚 案例导入

　　患者，女，30 岁，孕 1 产 0。1 年前曾人工流产。近 3 个月出现不规则阴道流血。妇科检查：子宫增大，双侧附件扪及囊性肿物，尿 hCG（＋）。胸片见右肺有直径约 1cm 的阴影。

　　思考：该患者最可能的诊断是什么？为明确诊断应采用哪种辅助检查？

　　侵蚀性葡萄胎指葡萄胎组织侵入子宫肌层或转移至子宫以外。绒毛膜癌是一种高度恶性的滋养细胞肿瘤，早期即可发生血行转移。葡萄胎妊娠后可继发侵蚀性葡萄胎或绒癌，滋养细胞肿瘤 60% 继发于葡萄胎妊娠；非葡萄胎妊娠后只继发绒癌，绒癌 30% 继发于流产，10% 继发于足月妊娠或异位妊娠。

一、病理

（一）侵蚀性葡萄胎

1. 巨检　子宫肌壁内有大小不等、深浅不一的水泡状组织，宫腔内可见原发病灶，也可无原发病灶。病灶接近子宫浆膜层时，表面可见紫蓝色结节，病灶可穿透子宫浆膜层或侵入阔韧带。

2. 镜检　水泡状组织侵入子宫肌层，子宫肌层内查见绒毛结构，或绒毛结构退化，仅见绒毛阴影，滋养细胞增生、分化不良。

（二）绒癌

1. 巨检　绝大多数绒癌原发于子宫，肿瘤常位于子宫肌层内，也可突向宫腔或穿破浆膜，病灶为单个或多个，与周围组织界限清楚，质地软而脆，暗红色，伴出血、坏死。

2. 镜检　在出血的背景上有片状交替排列的高度增生的滋养细胞。肿瘤中不含间质和自身血管，无绒毛或水泡状结构。

二、临床表现

（一）无转移滋养细胞肿瘤

1. 不规则阴道流血　在葡萄胎清宫、流产或分娩后，出现持续不规则阴道流血，量多少不定，或恢复正常月经后再停经，然后阴道流血。

2. 子宫复旧不全或不均匀增大　葡萄胎清宫术后 4～6 周，子宫大小未恢复到正常；也可因受肌层内病灶部位和大小的影响，出现子宫不均匀增大。

3. 卵巢黄素化囊肿　在葡萄胎清宫、流产或足月产后，双侧或单侧卵巢黄素化囊肿持续存在。

4. 腹痛 一般无腹痛。若病灶穿破子宫浆膜层可引起急性腹痛及腹腔内出血征象。若子宫病灶坏死继发感染也可引起腹痛和脓性白带。黄素化囊肿发生扭转或破裂时也可出现急性腹痛。

5. 假孕症状 由于 hCG 及雌孕激素的作用，出现乳房增大，乳头、乳晕着色，甚至有初乳样分泌，外阴、阴道及宫颈着色，生殖道质地变软。

（二）转移性滋养细胞肿瘤

早期即可血行转移，最常见的转移部位是肺，其次是阴道。

1. 肺转移 表现为咳嗽、咯血、胸痛及呼吸困难。瘤栓形成可造成急性肺梗死，出现肺动脉高压、急性肺功能衰竭和右心衰竭。

2. 阴道转移 最常见的表现为阴道前壁及穹隆紫蓝色结节，破溃可引起不规则阴道流血，甚至大出血。

3. 脑转移 为主要的致死原因，可出现脑血管栓塞、颅内高压、脑疝等相应的症状。

4. 肝转移 为不良预后的因素之一，可出现上腹部或肝区疼痛，如病灶穿破肝包膜可出现腹腔内出血，导致死亡。

5. 其他 转移包括脾、肾、膀胱等，其症状视转移部位而异。

三、诊断

（一）病史及临床表现

根据葡萄胎清宫术后或流产、足月分娩、异位妊娠后出现不规则阴道流血和（或）转移灶，以及其相应的症状和体征，应考虑滋养细胞肿瘤的可能，结合 hCG 测定等辅助检查，临床诊断可以确立。继发于葡萄胎 1 年以上发病者，一般为绒癌；半年以内发病者，多为侵蚀性葡萄胎；半年至 1 年者，绒癌和侵蚀性葡萄胎均有可能。而继发于流产、分娩、异位妊娠者则为绒癌。

（二）辅助检查

1. 血 β-hCG 测定 血 β-hCG 水平是葡萄胎后妊娠滋养细胞肿瘤主要的诊断依据。葡萄胎排空后 9 周以上或流产、足月产、异位妊娠 4 周以上血 β-hCG 仍持续较高水平或曾经下降后又上升，在排除妊娠物残留或再次妊娠后可诊断为妊娠滋养细胞肿瘤。

2. 超声检查 为诊断子宫原发病灶最常用的方法。子宫肌层内可见无包膜的高回声团块，或子宫呈弥漫性回声增强，内部伴不规则低回声或无回声。彩色多普勒超声显示丰富的低阻力型血流信号。

3. X 线胸片 肺转移的 X 线征象最初为肺纹理增粗，后可发展为片状或小结节阴影，典型表现为棉球状或团块状阴影。转移灶以右侧肺及中下部较多见。

4. CT 和 MRI CT 对诊断肺部较小病灶和脑、肝等部位的转移灶有较高的价值。

MRI 主要用于脑、腹腔和盆腔转移灶的诊断。

四、治疗

治疗原则以化疗为主，手术和放疗为辅，对患者进行综合评估，制定方案，实施分层治疗。

（一）化疗

目前常用的一线化疗药物有甲氨蝶呤（MTX）、氟尿嘧啶（5-Fu）、放线菌素-D（Act-D）或国产更生霉素（KSM）、环磷酰胺（CTX）、长春新碱（VCR）、依托泊苷（VP-16）等。

1. 化疗方案 低危患者首选单药化疗，高危患者首选联合化疗。

2. 疗效评估 每一疗程结束后，应每周测定血清 β-hCG，并结合妇科检查和影像学检查。化疗疗程结束至 18 日内，血 β-hCG 下降至少 1 个对数为有效。

3. 毒副反应 化疗主要的毒副反应有骨髓抑制，其次为消化道反应、肝肾功能损害及脱发等。每次化疗前应检查血常规和肝肾功，并在用药期间密切监测。

4. 停药指征 β-hCG 连续 3 次正常后，低危患者至少再巩固 1 个疗程的化疗；高危患者继续化疗 3 个疗程，其中第 1 个疗程必须为联合化疗。

（二）手术治疗

手术主要作为辅助治疗，用于控制大出血等并发症、切除耐药病灶、减少肿瘤负荷和缩短化疗疗程。有生育要求的患者，若病灶不大，可考虑病灶切除加子宫修补术。对年龄较大、无生育要求、病灶大、耐药病灶或病灶穿孔者，可在化疗的基础上行全子宫切除术。对于肺部多次化疗未能吸收的孤立耐药病灶，可以做肺叶切除。

（三）放射治疗

放射治疗主要用于肝、脑转移和肺部耐药病灶的治疗。

五、随访

患者治疗结束后应严密随访。第 1 次在出院后 3 个月，然后每 6 个月 1 次至 3 年，以后每年 1 次至 5 年，以后可每 2 年 1 次。随访内容同葡萄胎，期间严格避孕，化疗停止 1 年后方可怀孕。

复习思考

1. 葡萄胎首选的治疗方式是什么？

2. 试述葡萄胎的随访方法及内容。

3. 试述侵蚀性葡萄胎和绒癌的鉴别诊断。

扫一扫，知答案

扫一扫，看课件

模 块 十 七
生殖内分泌疾病

【学习目标】

掌握：

1. 功能失调性子宫出血的定义、分类。

2. 无排卵性功能失调性子宫出血和排卵性功能失调性子宫出血的临床表现、诊断和治疗原则。

3. 闭经的定义。

熟悉：

1. 功能失调性子宫出血的病因、病理、鉴别诊断和治疗方法。

2. 继发性闭经的病因与分类。

了解：

1. 继发性闭经的诊断和治疗措施。

2. 痛经的病因、临床表现和治疗措施。

3. 围绝经期综合征的概念、内分泌变化、临床表现、诊断及治疗措施。

案例导入

张某，女，19岁，未婚。14岁初潮，月经周期不规则，此次停经50天，阴道出血持续20天，时多时少，无腹痛。妇科检查：宫颈光滑，颈管内有透明分泌物，做宫颈分泌物涂片镜检，见羊齿状结晶。

思考：该患者阴道出血可能的原因是什么？当前应采取的治疗措施是什么？

项目一　功能失调性子宫出血

功能失调性子宫出血，简称功血，是指由于调节生殖的神经内分泌轴功能失常引起的异常子宫出血，而全身及内外生殖器官无器质性病变。功血分为无排卵性和排卵性两大类。

一、无排卵性功能失调性子宫出血

（一）病因

无排卵性功血好发于青春期和绝经过渡期妇女，也可发生于育龄期，约占功血发生率的 85%。

1. 青春期　下丘脑 - 垂体 - 卵巢轴的调节功能尚未成熟，下丘脑对卵巢分泌激素的反馈存在缺陷，如有精神过度紧张、恐惧、环境及气候骤变、代谢紊乱、营养不良、贫血及全身性疾病等因素易致其功能紊乱，卵巢不能排卵。

2. 绝经过渡期　卵巢功能逐渐衰退，卵巢对垂体促性腺激素的反应性低下，卵泡因发育受阻而不能排卵。

3. 生育期　可因内外环境暂时改变，如劳累、应激、手术等因素干扰，引起暂时无排卵。

各种原因所致的无排卵导致子宫内膜受单一雌激素刺激而无孕激素对抗，形成雌激素撤退性出血或雌激素突破性出血，导致月经失调。

（二）病理

子宫内膜因受雌激素持续作用而无孕激素拮抗，呈现不同程度的增生期变化，而无分泌期变化。增生程度因雌激素水平、作用时间长短及内膜对雌激素反应敏感性的不同而表现各异，可表现为：子宫内膜增生症（单纯型增生、复杂型增生、不典型增生）、增生期子宫内膜、萎缩性子宫内膜（多见于绝经过渡期患者）。

（三）临床表现

最常见的症状是子宫不规则出血，特点为月经周期紊乱，经期长短不一，出血量多少不定，有时先有数周或数月停经，然后发生阴道流血，量较多，持续 2～3 周或更长时间，不易自止。一般无腹痛或其他不适。全身检查及妇科检查无任何器质性改变。病程长者可有贫血貌。

（四）诊断

1. 病史　详细了解患者的年龄、月经史、妊娠和分娩史，以及采取何种避孕方式；了解患者的出血时间、病程经过、出血前有无停经史及治疗经过。

2. 体格检查 包括全身检查和妇科检查，以排除全身性疾病和生殖器官器质性病变。

3. 辅助检查

（1）诊断性刮宫：简称诊刮，有助于止血及明确诊断，为已婚患者的首选方法。不规则出血者可随时诊刮，用以止血或排除子宫内膜器质性病变。为确定有无排卵和黄体功能，于月经前 1 日或者月经来潮 6 小时内诊刮，无排卵性功血的子宫内膜呈增生期改变。

（2）基础体温测定：基础体温呈单相型，提示无排卵（图 17-1）。

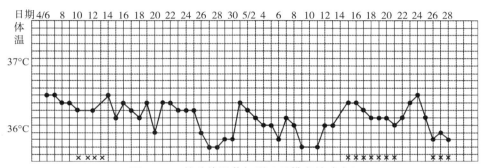

图 17-1 基础体温单相型（无排卵性功血）

（3）超声检查：了解子宫内膜厚度及生殖器官有无器质性病变。

（4）宫腔镜检查：在宫腔镜直视下选择病变区进行活检，可提高早期宫腔病变如子宫内膜癌、子宫内膜息肉、子宫黏膜下肌瘤的诊断率。

（5）激素测定：经前测定血清孕酮，若为卵泡期水平为无排卵。

（6）宫颈黏液结晶检查：经前出现羊齿植物叶状结晶，提示无排卵。

（7）妊娠试验或血 hCG 检测：有性生活史者应行妊娠试验，以排除妊娠及妊娠相关疾病。

（8）血常规检查：可了解有无贫血及贫血程度。

（五）鉴别诊断

首先排除由生殖器官病变或全身性疾病所引起的子宫异常出血，需注意鉴别的有：

1. 生殖器官感染，如急、慢性子宫内膜炎、子宫颈炎等。

2. 生殖器官肿瘤，如子宫内膜癌、宫颈癌、滋养细胞肿瘤、卵巢肿瘤和子宫肌瘤。

3. 异常妊娠或妊娠并发症，如流产、异位妊娠、葡萄胎、子宫复旧不良、胎盘残留等。

4. 全身性疾病，如肝损害、血液系统疾病、甲状腺功能亢进或低下等。

5. 性激素类药物使用不当、宫内节育器或异物引起的子宫不规则出血。

（六）治疗

功血的治疗原则为：青春期及生育期无排卵性功血患者的治疗以止血、调整周期、促排卵为主；绝经过渡期功血的患者以止血、调整周期、减少经量、防止子宫内膜病变为治疗原则。

1. 药物治疗

（1）止血：以性激素类药物为主。对大量出血患者，要求性激素治疗8小时内见效，24～48小时内出血基本停止。若治疗96小时以上仍未止血，应考虑更改功血的诊断。

1）性激素：①雌孕激素联合用药：止血效果优于单一药物，口服避孕药在治疗青春期和生育期功血时有效。目前常使用去氧孕烯炔雌醇片、炔雌醇环丙孕酮片等第三代短效口服避孕药，用法为每次1～2片，每8～12小时1次，血止3日后逐渐减量至每日1片，维持至21日周期结束。②雌激素：常用于青春期功血，适用于内源性雌激素不足者或急性大出血者。应用大剂量雌激素可迅速促使子宫内膜增生，短期内修复创面而止血。用法：口服结合雌激素每次2.5mg，每4～6小时1次。血止后每3日递减1/3直至维持量1.25mg，每日1次，从血止日期算起用到血止后20日停药。不能耐受结合雌激素者也可改用苯甲酸雌二醇肌注，同时积极纠正贫血。雌激素疗法需加用孕激素撤退。大剂量雌激素止血对有血液高凝状态或血栓性疾病史的患者应禁用。③孕激素：使雌激素作用下持续增生的子宫内膜转化为分泌期子宫内膜，达到止血效果。适用于体内已有一定雌激素水平的功血患者。常选用大剂量高效合成孕激素止血，如19-去甲基睾酮衍生物（炔诺酮等）首剂量5mg，口服，每8小时1次，2～3天血止后每隔3日递减1/3量，直至维持量每日2.5～5mg，持续用到血止后21日停药，停药后3～7日发生撤药性出血，又称"药物性刮宫"。④雄激素：有拮抗雌激素的作用，增强子宫平滑肌及子宫血管张力，减轻盆腔充血从而减少出血量。适用于绝经过渡期功血。大出血时单独应用效果不佳。

2）其他止血药：非甾体类抗炎药和其他止血药有减少出血量的辅助作用，但不能赖以止血。

（2）调整月经：止血治疗后，应调整月经周期治疗，常用的方法有：

1）雌、孕激素序贯疗法：即人工周期。适用于青春期功血或育龄期功血。本法是模拟自然月经周期中卵巢内分泌变化的规律，将雌、孕激素序贯应用，使子宫内膜发生相应变化，引起子宫内膜周期性脱落。用法：结合雌激素1.25mg，于月经第5日起，每晚1次，连服20日，至服药第11日起，加用醋酸甲羟孕酮10mg，每日1次，连用10日，停药后3～7天出血。于月经第5日重复用药，通常连用3个周期（图17-2）。

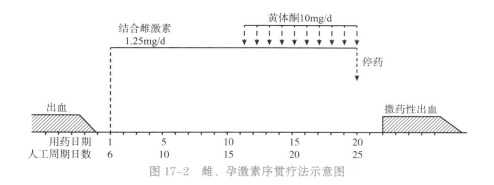

图 17-2 雌、孕激素序贯疗法示意图

2）雌、孕激素联合疗法：适用于育龄期功血内源性雌激素水平较高者。用法：口服避孕药Ⅰ号全量或半量，于出血第 5 日起，每晚 1 片，连服 21 日，停药后出现出血，连续 3 个周期为 1 个疗程。

3）孕激素法：适用于青春期功血。用法：于月经周期后半期（撤药性出血的第16 ～ 25 日），服用醋酸甲羟孕酮 10mg，每日 1 次，连用 10 日为 1 个周期，3 个周期为 1个疗程。

（3）促排卵：适用于育龄期无排卵不孕症患者。最常用的药物氯米芬（CC），用法：出血第 5 天起，每日 50 ～ 100mg，连用 5 日，一般连用 3 个月经周期。

2. 手术治疗

（1）刮宫术：最常用，适用于已婚患者，既能迅速止血又能明确诊断。

（2）子宫内膜电切术：适用于经量过多的绝经过渡期患者。

（3）子宫切除术：很少用于治疗功血。若患者经各种治疗效果不佳，并对所有治疗功血的方法了解后，由患者和家属知情后选择接受子宫切除术。

二、排卵性功能失调性子宫出血

排卵性功血较无排卵性功血少见，多发生于育龄期妇女，常见类型为黄体功能不足及子宫内膜不规则脱落两种类型。

（一）黄体功能不足

此型为月经周期中有卵泡发育及排卵，但黄体期孕激素分泌不足或黄体过早衰退，导致子宫内膜分泌反应不良，黄体期缩短。

1. 病因 黄体功能不足的原因在于神经内分泌调节功能紊乱，导致卵泡期 FSH 缺乏，卵泡发育缓慢，雌激素减少，对下丘脑、垂体正反馈作用不足，LH 峰值不高，使黄体发育不全，功能不足，孕激素分泌不足。

2. 病理 子宫内膜形态往往表现为分泌期内膜腺体分泌不良，内膜分泌反应落后2 日。

3. 临床表现 一般表现为月经周期缩短，月经频发（＜21日），经量无明显改变，患者不易受孕或孕早期易流产。

4. 诊断 有月经周期缩短，不孕或早孕流产病史；妇科检查生殖器官未见异常；基础体温呈双相型，但高温相小于11日（图17-3）；子宫内膜活检示子宫内膜分泌反应不良，至少落后2日。

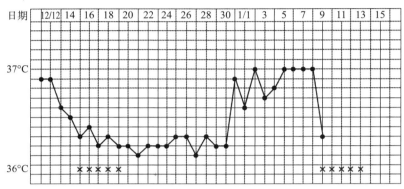

图 17-3 基础体温双相型（黄体期缩短）

5. 治疗

（1）促进卵泡发育：针对发病原因，促使卵泡发育和排卵。方法如下：①卵泡期使用低剂量雌激素：月经周期第5日，口服结合雌激素每日0.625mg，或戊酸雌二醇每日1mg，连续5～7日。②氯米芬：月经第5日，口服氯米芬每日50mg，连服5日。

（2）促月经中期LH峰值形成：监测到卵泡成熟后，应用hCG 5000～10000U，1次或分2次肌内注射。

（3）黄体功能刺激疗法：于基础体温上升后开始，隔日肌内注射hCG 1000～2000U，共5次，达到促进和支持黄体功能的作用。

（4）黄体功能替代疗法：自排卵后开始，肌内注射黄体酮10mg，每日1次，共10～14日，补充黄体分泌黄体酮的不足。

（5）合并高催乳素血症的治疗：口服溴隐亭每日2.5～5mg。

（二）子宫内膜不规则脱落

此型为月经周期中有排卵，黄体发育良好，但萎缩过程延长，导致子宫内膜不规则脱落，又称为黄体萎缩不全。

1. 病因 由于下丘脑-垂体-卵巢轴调节功能紊乱，或黄体机制失常，引起黄体萎缩不全，体内孕激素下降缓慢，子宫内膜持续受孕激素影响，以致不能如期完整脱落。

2. 病理 正常月经期第3～4日时，分泌期子宫内膜全部脱落，由再生的增生期子宫内膜所取代。子宫内膜脱落不全时，于月经期第5～6日仍可见呈分泌反应的子宫内

膜，常表现为混合型子宫内膜，即新增生的内膜和残留的分泌期内膜及出血坏死组织混合
共存。

3. 临床表现 月经周期正常，但经期延长，长达 9 ～ 10 日，且出血量多。

4. 诊断 除临床表现外，基础体温呈双相型，但下降缓慢（图 17-4）。在月经期第
5 ～ 6 日进行诊断性刮宫，病理检查可作为确诊依据。

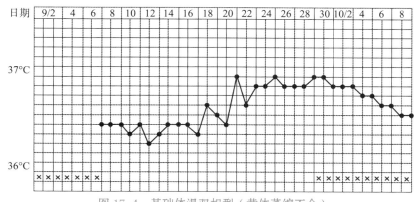

图 17-4 基础体温双相型（黄体萎缩不全）

5. 治疗

（1）孕激素：通过调节下丘脑 – 垂体 – 卵巢轴的反馈功能，使黄体及时萎缩，内膜及
时完整脱落。用法：下次月经来潮前 10 ～ 14 日开始，口服甲羟孕酮每日 10mg，连服 10
日，有生育要求者肌内注射黄体酮。

（2）人绒毛膜促性腺激素：用法同黄体功能不足型。

项目二 闭 经

闭经为妇科的常见症状，分为原发性和继发性两类。原发性闭经是指年龄超过 13 岁，
第二性征未发育，或年龄超过 15 岁，第二性征已发育，月经尚未来潮者。继发性闭经是
指正常月经建立后月经停止 6 个月，或按自身原有月经周期计算停经 3 个周期以上者。
原发性闭经较为少见，继发性闭经的发生率明显高于原发性闭经，本章主要讨论继发性
闭经。

一、病因与分类

正常月经周期的建立和维持有赖于下丘脑 – 垂体 – 卵巢轴的神经内分泌调节，以及
靶器官子宫内膜对性激素的周期性反应，其中任何一个环节发生障碍均可导致闭经。本病

病因复杂，根据控制正常月经周期的 5 个主要环节，以下丘脑性闭经最常见，依次为垂体性、卵巢性、子宫性及下生殖道发育异常性闭经。

（一）下丘脑性闭经

此型最常见，以功能性原因为主。

1. 精神性因素　突发性或长期的精神压抑、紧张、忧虑、情感变化、环境改变、过度劳累、寒冷等，均可能引起神经内分泌障碍而导致闭经。

2. 体重下降和神经性厌食　中枢神经对体重急剧下降极敏感。1 年内体重下降 10%，即可引发闭经。饮食习惯改变也可引起闭经，严重的神经性厌食或节食，可导致严重消瘦和闭经。

3. 运动性闭经　长期剧烈运动或进行现代舞、芭蕾舞等训练易导致闭经。

4. 药物性闭经　长期应用甾体类避孕药及某些药物如吩噻嗪衍生物（奋乃静、氯丙嗪）、利血平等，可引起继发性闭经。

5. 颅咽管瘤　肿瘤增大压迫下丘脑、垂体引起闭经、肥胖、颅内压增高、生殖器萎缩等症状。

（二）垂体性闭经

腺垂体的器质性病变或功能失调，皆可影响促性腺激素的分泌，从而影响卵巢功能，导致闭经。引起垂体性闭经的原因有垂体梗死或损伤、垂体肿瘤、空蝶鞍综合征等。

（三）卵巢性闭经

因卵巢分泌的性激素水平低下，子宫内膜不发生周期性变化而导致闭经。此类闭经属于高促性腺素性闭经，原因有多囊卵巢综合征、卵巢早衰、卵巢功能性肿瘤及先天性卵巢发育不全或缺如等。

（四）子宫性闭经

由于子宫内膜受破坏（感染、创伤等）或对卵巢激素不能产生正常的反应而出现闭经。

1. Asherman 综合征　为子宫性闭经最常见的原因。因人工流产过度刮宫或产后、流产后出血刮宫损伤了子宫内膜，引起宫腔粘连而导致闭经。

2. 手术切除子宫或放疗　宫腔放射治疗后因破坏了子宫内膜而导致闭经。

（五）其他

内分泌功能异常，如肾上腺、甲状腺、胰腺等功能紊乱也可引起闭经。常见的疾病有肾上腺皮质功能亢进、肾上腺皮质肿瘤、甲状腺功能减退或亢进等。

二、诊断

闭经仅是一种症状，诊断时必须首先寻找闭经的原因，确定病变部位，然后再明确是何种疾病引起的闭经。

（一）病史

详细询问月经史（包括初潮年龄、月经周期、经期、经量和闭经期限及伴随症状）、婚育史、子宫手术史、家族史、服药史等；了解发病前有无引起闭经的诱因，如精神因素、环境改变、体重增减、剧烈运动、各种疾病及用药情况等。

（二）体格检查

检查全身的发育状况，有无发育畸形，甲状腺有无肿大。测量身高、体重，四肢与躯干比例有无异常。观察精神状态、智力发育、营养状况等。妇科检查了解内、外生殖器发育，有无先天性缺陷或畸形，女性第二性征发育情况等。检查乳房发育、有无溢乳等。

（三）辅助检查

已婚育龄期妇女闭经应首先排除妊娠。通过病史及体格检查，对闭经的病因及病变部位要有初步了解，再按闭经的诊断步骤进行相关辅助检查以明确诊断。

1. 药物撤退性试验 药物撤退试验用于评估体内雌激素水平，确定闭经程度。

（1）孕激素试验：黄体酮注射液，每日肌注 20mg，连续 5 日；或甲羟孕酮，每日口服 10mg，连用 5 日。停药后 3～7 日出现撤药性出血，为阳性反应，提示子宫内膜已受到一定水平的雌激素影响；若停经后无撤药性出血，为阴性反应，应进一步行雌、孕激素序贯试验。

（2）雌、孕激素序贯试验：适用于孕激素试验阴性的闭经患者。每晚睡前服结合雌激素 1.25mg，连续 21 日，最后 10 日加用甲羟孕酮，每日口服 10mg，停药后 3～7 天发生撤药性出血者为阳性，提示子宫内膜功能正常，可排除子宫性闭经，应进一步寻找原因；如无撤药性出血者为阴性，应重复一次试验，若仍无出血，提示子宫内膜有缺陷或被破坏，可诊断为子宫性闭经。

2. 激素测定 雌、孕激素序贯试验阳性时，为确定病因在卵巢、垂体还是下丘脑，需测定血清卵泡刺激素（FSH）、黄体生成素（LH）、催乳素（PRL）水平。若 PRL 正常，但 FSH ＞ 40U/L，提示卵巢功能障碍；若 FSH、LH 值均 ＜ 5U/L，提示垂体功能减退，病变可能在垂体或下丘脑；若 PRL ＞ 25μg/L 时为高催乳激素血症，应进一步做影像学检查，排除垂体肿瘤。

3. 垂体兴奋试验 又称下丘脑促性腺激素释放激素（GnRH）刺激试验，用以区别垂体与下丘脑病变。方法：将黄体生成素释放激素（LHRH）100μg 溶于生理盐水 5mL 中，静脉注射，30 秒内完成。于注射前及注射后 15 分钟、30 分钟、60 分钟及 90 分钟分别采血，测定 LH 含量。若注射后 15～60 分钟 LH 峰值较注射前升高 2～4 倍以上，说明垂体功能正常，病变在下丘脑；若经多次重复试验，LH 值无升高或升高不显著，说明病变在垂体。

4. **其他检查** 盆腔超声检查可观察盆腔子宫的大小、形态及内膜厚度，卵巢的大小、形态、卵泡数目等。子宫输卵管造影可了解有无宫腔病变和宫腔粘连。CT 或 MRI 用于盆腔及头部蝶鞍区检查，了解盆腔肿块性质，诊断下丘脑病变、垂体微腺瘤、空蝶鞍等。其他检查包括宫腔镜、腹腔镜、静脉肾盂造影等有助于诊断和鉴别诊断。

三、治疗

（一）全身治疗

积极治疗全身性疾病，合理营养，改善体质，加强健康教育、心理疏导，消除精神紧张和焦虑。运动性闭经者应适当减少运动量。

（二）内分泌药物治疗

根据病因及病理生理变化，可给予相应的激素治疗以补充机体内激素不足或拮抗其过多，达到治疗的目的。

1. 性激素替代治疗 目的是维持女性全身健康及生殖健康，包括心血管系统、骨骼、神经系统等；促进和维持女性第二性征和月经。主要治疗方法有：

（1）雌激素补充治疗：适用于无子宫者。结合雌激素每日 0.625mg 或微粒化 17-β 雌二醇每日 1mg，连用 21 日，停药 1 周后重复给药。

（2）雌、孕激素人工周期疗法：适用于有子宫的患者，上述雌激素连服 21 日，最后 10 日同时给予甲羟孕酮每日 6～10mg。

（3）孕激素疗法：适用于体内有一定内源性雌激素水平的闭经患者，可于月经周期后半期每日口服甲羟孕酮 6～10mg，共 10 日。

2. 诱发排卵 促排卵适用于有生育要求的患者。常用氯米芬（CC）、促性腺激素、促性腺激素释放激素（GnRH）治疗。

3. 溴隐亭 用于高催乳激素血症和垂体催乳激素瘤患者。

4. 其他 甲状腺素适用于甲状腺功能减退引起的闭经；泼尼松或地塞米松等肾上腺皮质激素适用于先天性肾上腺皮质增生所致的闭经。

（三）手术治疗

针对各种器质性病因，采用相应的手术治疗。如生殖器畸形可行手术矫治。Asherman 综合征多采用宫腔镜直视下分离粘连，后加用大剂量雌激素和放置宫腔内节育器的治疗方法。卵巢肿瘤一经确诊应予手术治疗。

项目三　痛　经

痛经为妇科最常见的症状之一，是指在月经前后或月经期出现下腹疼痛、坠胀，伴腰酸或其他不适，严重影响生活质量和工作者称为痛经。痛经分为原发性和继发性两类：原发性痛经是指生殖器官无器质性病变，占痛经 90% 以上；继发性痛经是指由于盆腔器质性疾病引起的痛经。本节仅叙述原发性痛经。

一、病因

原发性痛经的发生主要与月经时子宫内膜前列腺素（PG）含量增高有关。研究表明 $PGF_{2\alpha}$ 含量升高可引起子宫平滑肌过强收缩，血管挛缩，造成子宫缺血、缺氧状态而出现痛经。此外，原发性痛经还受精神、神经因素影响。疼痛的主观感受也与个体痛阈有关。

二、临床表现

原发性痛经在青春期多见，常在初潮后 1 ～ 2 年内发病。疼痛常出现在下腹部，呈痉挛性，剧烈，可放射至腰骶部和大腿内侧。疼痛多自月经来潮后开始，最早出现在经前 12 小时，以行经第 1 日疼痛最剧烈，持续 2 ～ 3 日后疼痛缓解。严重时可伴恶心、呕吐、腹泻、头晕、乏力等症状，甚至出现面色苍白、出冷汗或昏厥。妇科检查无异常发现。

三、诊断与鉴别诊断

根据月经期下腹部疼痛，妇科检查无阳性体征，B 超检查排除生殖器官器质性病变，临床即可诊断。但本病要与盆腔炎引起的继发性痛经、子宫内膜异位症、子宫腺肌病相鉴别。

四、治疗

（一）一般治疗

重视健康教育，加强精神心理治疗，阐明月经期轻度不适是生理反应，消除患者的紧张和顾虑，保障休息与睡眠，进行适度的锻炼。疼痛不可耐受时辅以药物治疗。

（二）药物治疗

1. 前列腺素合成酶抑制剂 通过抑制前列腺素合成酶的活性减少前列腺素的产生，防止子宫收缩和痉挛过强，从而减轻或消除痛经。药物有效率可达 80%。月经来潮即开始服药，布洛芬 200 ～ 400mg，每日 3 ～ 4 次，或酮洛芬 50mg，每日 3 次。

2. 口服避孕药 适用于要求避孕的痛经妇女，通过抑制排卵减少月经血前列腺素的含量，疗效达 90% 以上。

项目四　绝经综合征

绝经综合征是指妇女绝经前后出现的因性激素波动或减少所致的一系列躯体及精神心理症状。绝经分为自然绝经和人工绝经。自然绝经指卵巢内卵泡生理性耗竭所致的绝经，是每一个妇女生命进程中必然发生的生理过程。人工绝经指两侧卵巢经手术切除或受放射线照射损坏导致的绝经。

一、内分泌变化

绝经前最早出现的变化是卵巢功能衰退，随后表现为下丘脑和垂体功能退化。此期卵巢渐趋停止排卵，雌激素分泌减少，而促性腺激素分泌增多，绝经过渡期卵泡刺激素（FSH）水平升高，促黄体生成素（LH）仍在正常范围。绝经后雌激素水平降低，诱导下丘脑释放下丘脑促性腺激素释放激素（GnRH）增加，刺激垂体释放 FSH 和 LH 增加，其中 FSH 升高较 LH 显著；而卵巢几乎已不能分泌雌激素，但仍分泌雄激素。至老年期，雌激素稳定于低水平，促性腺激素也略下降。

二、临床表现

1. 月经紊乱　月经紊乱是围绝经期的常见症状，半数以上的妇女会出现，持续 2～8 年。月经紊乱多表现为月经周期不规则，出血时间长、经量多甚至大出血，也可表现为淋沥出血。

2. 与雌激素减少有关的症状

（1）精神神经症状：主要为自主神经功能失调，常表现为情绪波动大、注意力不集中，如激动易激惹、焦虑、抑郁、情绪低落、自我控制力差等，部分妇女出现记忆力减退。

（2）血管舒缩症状：主要为潮热，是雌激素降低的特征性症状。典型表现是反复出现短暂的面部和颈部皮肤阵阵发红，伴烘热，继而出汗。一般持续 1～3 分钟，轻者每日发作数次，严重者发作十余次或更多，甚至影响妇女的工作、生活及睡眠。

（3）泌尿生殖道症状：主要为泌尿生殖道萎缩，黏膜变薄，出现阴道干涩疼痛，性交困难，容易反复发生感染，可出现排尿困难、尿急、尿痛等尿路感染症状，甚至出现张力性尿失禁。

（4）心血管疾病：绝经后妇女动脉粥样硬化、冠心病、高血压和脑卒中的发病率明显增加，与雌激素水平低下有关。

（5）骨质疏松：由于雌激素水平下降，50 岁以上的妇女约 50% 患有骨质疏松症，严重者导致骨折，桡骨远端、股骨颈、椎体等部位易发生。

（6）皮肤：胶原纤维丧失，皱纹增多加深，皮肤变薄、干燥，色素沉着，出现斑点等。

三、诊断

根据病史及临床表现，以及实验室检查有助于本病的诊断，但要除外相关症状的器质性病变、甲状腺疾病及精神疾病等。

1. 血 FSH 及 E_2 测定 绝经过渡期血 FSH > 10U/L，提示卵巢储备功能下降。如 FSH > 40U/L 且 E_2 < 10 ～ 20pg/mL，提示卵巢功能衰竭。

2. 氯米芬（CC）兴奋试验 从月经第 5 日起服用氯米芬，每日 50mg，连用 5 日，停药第 1 日后测血 FSH 值，如 FSH > 12U/L，提示卵巢储备功能下降。

四、治疗

（一）一般治疗

老年妇女应增加日晒时间，坚持体育锻炼，摄入足够含钙丰富的食物及蛋白质，预防骨质疏松。对症状轻微者，要给予健康教育，心理疏导，以消除顾虑。必要时可选用适量的镇静药以助睡眠，如睡前服用艾司唑仑 2.5mg；谷维素 20mg，每日 3 次，以调节自主神经功能。

（二）性激素治疗

原则：生理性补充，个体化处理，以最小量达到最好的效果，缓解围绝经期症状，改善患者生活质量。

1. 适应证 ①绝经的相关症状；②泌尿生殖道萎缩的相关表现；③骨质疏松症。

2. 禁忌证 ①确诊或可疑妊娠、不明原因的子宫阴道流血、已知或可疑的乳腺癌、与性激素相关的恶性肿瘤；②严重的肝肾功能障碍；③6 个月内患有活动性静脉或动脉血栓栓塞性疾病等；④脑膜瘤为使用孕激素的禁忌证。

3. 治疗方案 根据患者的具体情况个体化治疗，选用最小有效剂量。

（1）单用雌激素治疗：适用于子宫切除术后的妇女。如选用结合雌激素 0.3 ～ 0.625mg，每日 1 次口服。

（2）单用孕激素治疗：适用于绝经过渡期功能失调性子宫出血。如醋酸甲羟孕酮，每日口服 2 ～ 6mg。

（3）雌、孕激素联合治疗：适用于有完整子宫的妇女。

（三）其他药物治疗

钙剂、维生素 D、降钙素等可预防骨质疏松。谷维素有利于调节自主神经功能。

复习思考

1. 试述无排卵性功能失调性子宫出血的病因、诊断和治疗原则？

2. 试述排卵性功能失调性子宫出血的病因和诊断？

3. 引起继发性闭经的病因有哪些？

扫一扫，知答案

扫一扫，看课件

模块十八

子宫内膜异位症和子宫腺肌病

【学习目标】

掌握：

1. 子宫内膜异位症和子宫腺肌病的概念。

2. 子宫内膜异位症的临床表现、诊断和治疗原则。

熟悉：

1. 子宫内膜异位症的鉴别诊断。

2. 子宫腺肌病的临床表现、诊断和治疗原则。

了解：

1. 子宫内膜异位症的病因、病理、预防。

2. 子宫腺肌病的病因、病理。

案例导入

患者，女，31岁，已婚，原发不孕，继发性痛经2年。妇科检查：外阴、阴道无异常，子宫大小正常、后位、无压痛、活动差，后穹隆可触及2～3个触痛性结节。

思考：

1. 该患者应考虑何种疾病？

2. 为进一步明确诊断，该患者应做哪些辅助检查？

3. 该患者首选的治疗方法是什么？

当具有生长功能的子宫内膜组织出现在子宫体以外的部位时称为子宫内膜异位症；当子宫内膜腺体及间质侵入子宫肌层时，称为子宫腺肌病。二者临床上常可并存。

项目一 子宫内膜异位症

子宫内膜异位症好发于生育年龄妇女，是目前常见的妇科疾病之一。异位的子宫内膜可出现于身体的不同部位，但绝大多数位于盆腔内，其中以卵巢、直肠子宫陷凹、子宫骶骨韧带等部位最常见。

一、病因

本病的确切病因尚未明了，目前主要的学说有子宫内膜种植学说、淋巴静脉播散学说、体腔上皮化生学说、免疫学说、遗传学说等。本病的好发年龄以 25 ～ 45 岁居多，与剖宫产率增高、人工流产史及宫腹腔镜操作增多有关。

二、病理

本病的主要病理变化为异位内膜随卵巢的周期性变化而发生周期性出血，伴有周围纤维组织增生和粘连，在病变区出现紫褐色斑点或小泡，最后发展成为大小不等的紫蓝色实质性结节或包块。其中卵巢最易被异位的内膜侵犯。

三、临床表现

因人而异，随病变部位不同而表现不同，约 25% 的患者无任何症状。

（一）症状

1. 继发性、进行性加重的痛经　是本病的典型症状，疼痛部位多在下腹部及腰骶部，呈剧烈胀痛。一般出现在月经来潮前 1 ～ 2 天，至月经第 1 ～ 2 天最剧，月经过后逐渐缓解，至月经干净后消失。疼痛严重程度与病灶大小不一定成正比。

2. 不孕　内膜异位症患者的不孕率可高达 40%。其原因可能与子宫内膜异位症造成的卵巢、输卵管周围粘连、自身免疫反应等多种因素有关。

3. 月经异常　表现为经量增多、经期延长或月经淋沥不尽。

4. 性交痛　表现为性交时阴道深部钝痛，经前尤为明显，发生率可高达 30% ～ 40%。

5. 其他特殊症状　病变部位周期性出血导致相应的症状。

（二）体征

典型体征为妇科检查发现子宫多后倾固定，活动受限，一侧或双侧附件处可触及囊实性包块，活动性较差，有触痛；子宫直肠陷凹、宫骶韧带或子宫后壁下方处触及触痛性结节。直肠阴道隔受累时，阴道后穹隆可触及触痛性结节。

四、诊断

（一）病史及临床表现

育龄期妇女有进行性加重的痛经、不孕史、慢性盆腔痛等，妇科检查可发现与子宫相连的囊性包块或触痛性结节，即可初步诊断。

（二）辅助检查

1. 腹腔镜检查　是目前诊断子宫内膜异位症的最佳方法。在腹腔镜下见到典型病灶即可确诊。

2. 超声检查　是诊断卵巢子宫内膜异位囊肿和直肠阴道隔内异症的重要方法。B超检查可确定异位囊肿的大小、位置和形状，其诊断敏感性和特异性均在96%以上。

五、鉴别诊断

1. 卵巢恶性肿瘤　早期无症状，有症状时多呈持续性腹痛、腹胀，病情发展快。检查除有盆腔包块外，多伴有腹水。腹腔镜检查或剖腹探查可鉴别。

2. 盆腔炎性包块　多有急性或反复发作的盆腔感染史，腹痛为持续性，无周期性，可伴有发热，抗感染治疗有效。

3. 子宫腺肌病　痛经症状与子宫内膜异位症相似，多位于下腹正中且更剧烈。子宫多呈均匀性增大，质硬，经期尤为显著。此病也可与子宫内膜异位症并存。

六、治疗

治疗原则：对症状轻微者采用期待疗法；对轻度患者且有生育要求者先行药物治疗；对症状和病变均严重者，可手术治疗。

（一）期待疗法

期待疗法适用于无明显症状的轻度患者或绝经期患者。对患者定期随访，对症处理病变引起的轻微经期腹痛，可给予前列腺素合成酶抑制剂，如吲哚美辛、萘普生、布洛芬等。

（二）药物治疗

适用于有慢性盆腔痛、痛经症状明显、有生育要求且无卵巢子宫内膜异位囊肿形成的患者。

1. 口服避孕药　适用于轻度子宫内膜异位症患者。口服避孕药是最早用于治疗子宫内膜异位症的激素类药物，其目的是降低垂体促性腺激素水平，并直接作用于子宫内膜和异位内膜，导致内膜萎缩和经量减少。长期连续服用可造成类似妊娠的人工闭经，称假孕疗法。常用药物有炔雌醇复合制剂和低剂量高效孕激素，用法为每日1片，连续6～9

个月。

2. 高效孕激素 使患者产生类似妊娠的人工闭经，称为假孕疗法。常用药物有甲羟孕酮，每日 30mg，口服，连续 6 个月。停药数月后痛经缓解，月经恢复。

3. 孕三烯酮 可抑制垂体促性腺激素的分泌，抑制排卵，使体内雌激素水平下降，异位内膜萎缩吸收。用法：每次 2.5mg，每周 2 次，从月经第 1 天开始服用，口服 6 个月为 1 个疗程。

4. 达那唑 适用于轻度及中度子宫内膜异位症痛经明显的患者。达那唑可使体内甾体激素水平下降，子宫内膜萎缩导致短暂闭经，又称假绝经疗法。用法：月经第 1 日开始口服 200mg，每日 2～3 次，持续用药 6 个月。疗程结束后约 90% 症状消失，停药后 4～6 周恢复排卵和月经。副反应有恶心、头痛、潮热、乳房缩小、体重增加、性欲减退、多毛、痤疮等，不适用于高血压、心力衰竭、肝肾功能不全者。

5. 促性腺激素释放激素激动剂（GnRH-a） 若长期连续使用，体内雌激素水平显著下降，使子宫内膜萎缩，出现暂时性闭经。此疗法又称药物性卵巢切除。常用的药物有：亮丙瑞林 3.75mg，月经第 1 天皮下注射后，每隔 28 日注射 1 次，共 3～6 次。一般用药后第 2 个月开始闭经，可使痛经缓解，停药后在短期内排卵可恢复。副反应主要有潮热、阴道干燥、性欲减退和骨质丢失等绝经症状，停药后多可消失。

6. 其他 包括孕三烯酮、他莫昔芬（三苯氧胺）、米非司酮等。

（三）手术治疗

手术治疗适用于：①药物治疗后症状不缓解、局部病变加剧或生育功能未恢复者；②较大的卵巢内膜异位囊肿且迫切希望生育者。腹腔镜手术是首选的手术方法，目前认为腹腔镜确诊、手术＋药物为子宫内膜异位症的金标准治疗。手术方式如下：

1. 保留生育功能的手术 适用于药物治疗无效、年轻、有生育要求的患者。手术去除、切净所有可见的异位内膜病灶、分离粘连、剥除囊肿，保留子宫、卵巢。

2. 保留卵巢功能的手术 适用于无生育要求的 45 岁以下中、重度内异症患者。手术去除盆腔内病灶及子宫，保留至少一侧或部分卵巢。

3. 根治性手术 适用于重症患者，特别是盆腔粘连严重导致输尿管压迫和狭窄者。将子宫、双附件及盆腔所有的内异症病灶切除。

（四）药物与手术联合治疗

术前给予 3～6 个月药物治疗后有利于手术清除病灶，术后给予 6 个月药物治疗推迟复发。

七、预防

1. 月经期禁忌剧烈运动，避免性交。

2. 消除易引起经血逆流的因素，如宫颈管狭窄或闭锁、宫颈粘连、阴道横隔、子宫极度前后屈等。

3. 经期避免不必要的盆腔检查，避免重力挤压子宫，预防经血逆流。

4. 避免手术操作引起的子宫内膜种植。

项目二　子宫腺肌病

子宫腺肌病的发病年龄迟于子宫内膜异位症，多发于 30 ～ 50 岁的经产妇，约有半数患者合并子宫肌瘤，约 10% 的患者合并子宫内膜异位症。

一、病因

一般认为，子宫腺肌病是由于基底层子宫内膜侵入肌层生长所致，多次妊娠和分娩时子宫壁的创伤和慢性子宫内膜炎可能是导致此病的主要原因。

二、病理

病理可见异位的内膜在子宫肌层多为弥漫性浸润性生长，故子宫均匀增大，呈球形，肌层增厚，并以后壁居多，一般不超过 12 周妊娠子宫大小。少数腺肌病病灶呈局限性生长，形成结节或团块，似肌壁间肌瘤，称为子宫腺肌瘤。

三、临床表现

1. 症状　典型症状为继发性、进行性加重的痛经，疼痛位于下腹正中，常于经前 1 周开始，直至月经结束；其次是月经失调，表现为经量增多、经前延长；多伴有不孕。

2. 体征　妇科检查可见子宫均匀增大或有局限性结节性隆起，质硬且有压痛，经期压痛明显。

四、诊断

根据病史和临床表现可做出初步诊断。本病易与子宫肌瘤混淆，有时两者并存。影像学检查有助于诊断，确诊取决于术后病理学检查。

五、治疗

治疗根据患者的症状、年龄、生育要求而定。

1. 药物治疗　目前尚无根治本病的有效药物。对年轻、有生育要求或近绝经期的患者可考虑 GnRH-a 治疗，也可试用达那唑或米非司酮治疗，孕激素治疗无效。

2. 手术治疗 适用于症状严重、年龄偏大、无生育要求或药物治疗无效者，可采用全子宫切除术，卵巢是否保留取决于卵巢有无病变及患者年龄；年轻或有生育要求者可采取病灶切除术，但术后易复发。

复习思考

1. 试述子宫内膜异位症和子宫腺肌病的定义？

2. 子宫内膜异位症如何诊断？

3. 子宫内膜异位症的治疗原则有哪些？

扫一扫，知答案

扫一扫，看课件

模 块 十 九

妇科其他疾病

【学习目标】

掌握：

1. 子宫脱垂的诊断及处理原则。

2. 不孕症的定义、临床表现及检查步骤。

熟悉：

1. 子宫脱垂的病因和分度。

2. 不孕症的治疗原则。

了解：

1. 子宫脱垂的预防。

2. 不孕症的病因、治疗进展。

3. 辅助生殖技术的种类及适应证。

案例导入

王某，女，32岁，婚后4年未孕。4年前因"左侧输卵管妊娠"行左侧输卵管切开取胚术，次年再次因"左侧输卵管妊娠"行左侧输卵管切除术，2年前又因"右侧输卵管妊娠破裂"行右侧输卵管切除术。月经规律，既往曾有阑尾炎病史，现来院就诊。妇科检查：宫颈光滑，宫体前倾，子宫正常大小，双侧卵巢正常，性激素水平正常，排卵功能正常。丈夫精液分析正常。

思考：该患者的诊断是什么？该如何处理？

项目一 子宫脱垂

子宫脱垂是指子宫从正常位置沿阴道下降，宫颈外口达坐骨棘水平以下，甚至子宫全部脱出于阴道口以外。

一、病因

1. 分娩损伤是子宫脱垂的主要原因 分娩过程中，由于盆底肌肉、筋膜及子宫韧带过度伸展，可导致子宫脱垂。产妇过早参加重体力劳动，影响盆底组织张力的恢复。

2. 长期腹压增加 慢性咳嗽、腹腔积液、便秘等造成腹腔内压力增加，可导致子宫脱垂的发生。绝经后妇女盆底组织萎缩退化，也可发生子宫脱垂或使脱垂程度加重。

3. 医源性原因 没有充分纠正手术所造成的盆底支持结构的缺损。

二、临床分度

以患者平卧位用力向下屏气时子宫下降的最低点为分度标准。

Ⅰ度轻型：宫颈外口距离处女膜缘小于4cm，但未达处女膜缘；Ⅰ度重型：宫颈已达处女膜缘，阴道口见到宫颈。

Ⅱ度轻型：宫颈已脱出阴道口，宫体仍在阴道内；Ⅱ度重型：宫颈及部分宫体已脱出阴道口外。

Ⅲ度：宫颈和宫体全部脱出阴道口外。

三、临床表现

（一）症状

Ⅰ度患者多无自觉症状。Ⅱ、Ⅲ度患者常有以下表现：

1. 下坠感及腰背酸痛 脱垂子宫的韧带牵拉会引起程度不等的腰骶部疼痛或下坠感。蹲位、活动及劳动后加重。

2. 阴道脱出肿物 Ⅱ度患者在进行行走、劳动、下蹲或排便等腹压增加的活动时，有块状物自阴道口脱出。开始时脱出物在平卧休息时可变小或消失，严重者即使用手协助也难以还纳。脱出物长时期脱出在外，患者行动极不方便，长期摩擦可导致宫颈溃疡，甚至出血，若继发感染时，有脓血分泌物渗出。

3. 大小便异常 Ⅲ度患者容易出现排尿困难、尿潴留或压力性尿失禁，或继发尿路感染，还可发生便秘及排便困难。

子宫脱垂很少引起月经失调。子宫若能还纳通常能受孕，受孕后随妊娠发展，子宫可逐渐上升至腹腔不再脱垂，多数能经阴道分娩。

（二）体征

Ⅱ、Ⅲ度子宫脱垂患者的宫颈及阴道黏膜多明显增厚角化，宫颈肥大并延长。

四、诊断

根据病史和临床表现，本病的诊断不难。临床除诊断子宫脱垂外，还需进行分度，同时了解有无合并阴道前、后壁膨出，还应判断患者有无压力性尿失禁。

五、治疗

无症状的子宫脱垂患者可进行盆底肌肉锻炼。有症状者可采用保守治疗或手术治疗，合并有压力性尿失禁者需进行手术矫治。手术的主要目的是缓解症状，恢复正常的解剖位置和脏器功能。根据患者的年龄、生育要求及全身健康状况，采取个体化治疗。

1. 盆底肌肉锻炼　可用于所有程度的子宫脱垂患者，重度患者作为辅助治疗。嘱咐患者做收缩肛门运动，用力收缩盆底肌肉 3 秒以上后放松，每次 10～15 分钟，每天 2～3 次。

2. 放置子宫托　子宫托是一种支持子宫和阴道壁使其维持在阴道内不脱出的工具。子宫托分为支撑型和填充型，支撑型适用于轻度子宫脱垂，填充型适用于重度子宫脱垂。应教会患者自己能够熟练使用子宫托。

放置放置子宫托的注意事项：子宫托的大小应因人而异，以放置后不脱出又无不适感为宜；绝经后妇女一般在应用子宫托前 4～6 周开始应用阴道雌激素霜剂，最好在放托的过程中长期使用；子宫托应在每天晨起后放入，每晚睡前取出，并洗净放置于清洁杯内备用。久置不取可发生子宫托嵌顿，甚至引起压迫坏死性尿瘘和粪瘘；放托后应每 3～6 个月复查一次。

3. 手术治疗　对脱垂超出处女膜且有症状者可手术治疗。治疗的目的是缓解症状，修复缺陷的盆底支持组织，有满意的性功能并能维持效果。

（1）曼氏手术（Manchester 手术）：包括阴道前后壁修补术、主韧带缩短术及宫颈部分切除术，适用于年龄较轻、宫颈延长的子宫脱垂患者。

（2）经阴道子宫全切除及阴道前后壁修补术：适用于年龄较大、不需保留子宫的患者。

（3）阴道封闭术：分阴道半封闭术和阴道全封闭术。该手术将阴道前后壁各切除相等大小的长方形黏膜瓣，然后将阴道前后壁剥离创面相对缝合以封闭部分或全部阴道。术后失去性交功能，适用于年老体弱不能耐受较大手术者。

（4）盆底重建手术：通过吊带、网片和缝线将阴道穹隆或宫骶韧带悬吊固定于骶骨前或骶棘韧带等可承力的部位，可经腹、经阴道或经腹腔镜完成。经腹或腹腔镜下加用补片的骶前固定术、经阴道骶棘韧带固定术和高位骶韧带悬吊术为国际上公认的非宫颈延长的重度子宫脱垂的有效术式。

六、预防

1. 提高产科质量，避免困难阴道助娩，做产后保健操。
2. 积极治疗慢性咳嗽、便秘等使腹压增加的疾病。

项目二 不孕症与辅助生殖技术

一、不孕症

女性无避孕性生活至少 12 个月而未孕者，称为不孕症，在男性则称为不育症。不孕症分为原发性不孕和继发性不孕两类。既往无妊娠史，无避孕，而从未妊娠者称原发性不孕；既往有妊娠史，而后无避孕，连续 12 个月未孕者称继发性不孕。我国不孕症的发病率为 7% ~ 10%。

（一）病因

不孕的病因有女方因素、男方因素或不明原因。

1. 女性不孕的因素

（1）盆腔因素：约占不孕不育症病因的 35%。如输卵管异常、输卵管炎症引起伞端闭锁，或输卵管黏膜破坏使输卵管闭塞或积水导致不孕。盆腔粘连、盆腔炎症、子宫内膜异位症等均可引起局部或广泛粘连。子宫内膜异位症、子宫内膜病变、子宫肌瘤、生殖器肿瘤、生殖道发育畸形等都可能导致不孕。

（2）排卵障碍：占 25% ~ 35%。各种原因引起卵巢持续无排卵、多囊卵巢综合征、卵巢功能减退或卵巢功能早衰、先天性性腺发育不良、高催乳素血症、黄素化卵泡不破裂综合征等。

2. 男性不育的因素 男性不育的因素主要是生精障碍与输精障碍。

（1）精液异常：性功能正常，表现为无精、少精、弱精、精子发育停滞、畸精症等。

（2）性功能异常：外生殖器发育不良或勃起障碍、不射精、逆行射精等使精子不能正常进入阴道内。

（3）免疫因素：在男性生殖道的免疫屏障被破坏的条件下，精子、精浆在体内产生对抗自身精子的抗体，使射出的精子发生自身凝集而不能穿过宫颈黏液进入宫腔。

3. 不明原因的不孕 占不孕症病因的 10% ~ 20%。可能的病因包括隐性输卵管因素、免疫因素、部分遗传缺陷、卵子质量异常、受精障碍等因素，但应用目前的检测手段无法确诊。

（二）检查步骤与诊断

通过男女双方全面检查找出不孕症原因，是诊治不孕症的关键。

1. 男方检查

（1）询问病史：询问性生活情况，包括性生活史、性交频率和时间、有无勃起或射精障碍等，以及近期不育的相关检查和治疗过程，既往疾病史、手术史、个人史，吸烟、酗酒、吸毒史及家族史等。

（2）全身检查及生殖器检查：男方进行全身体格检查和局部生殖器检查。

（3）精液常规检查：是不孕症夫妇初诊的首选检查项目。初诊时男方要进行 2～3 次精液检查，根据精液检测手册（WHO，2010 年，第 5 版）进行。

2. 女方检查

（1）询问病史：应详细询问与不孕有关的病史。特别是不孕的年限，有无下腹痛、畏寒、低热、白带异常、盆腔炎、附件炎、盆腔包块和（或）腹盆腔手术史；近期的心理、情绪、饮食、泌乳、多毛、痤疮、过度运动、体重改变史；近期的辅助检查，治疗经过。应详细询问月经史（初潮年龄、月经周期、经期和经量变化）、婚育史（婚姻、性生活状况、避孕方法、孕产史及有无并发症）、既往史（结核等特殊传染病史、性传播疾病史、药物过敏史）、个人史（吸烟、酗酒、成瘾性药物、吸毒等）及家族史等。

（2）体格检查：包括体格发育及营养状况，第二性征的发育情况，乳房情况，内外生殖器的发育情况，有无畸形、炎症、包块等，子宫的大小、形状、位置和活动度，附件有无包块、压痛，子宫直肠陷凹有无包块、触痛、结节，盆腹腔有无压痛、反跳痛、包块，还应注意有无雄激素过多的体征（多毛、痤疮、黑棘皮征等）。

（3）女性不孕的特殊检查

1）卵巢功能检查：①基础体温的测定：可以大致反映排卵和卵巢功能，但不能作为独立的诊断依据。②B 型超声：监测卵泡发育的程度，推荐使用阴道超声。③基础激素水平测定：测定的激素包括 FSH、LH、E_2、TSH、PRL、T。月经周期第 2～4 天测定 FSH、LH、E_2，可反映卵巢的储备功能和基础状态。TSH 反映甲状腺功能，PRL 反映是否存在高催乳素血症，T 反映是否存在高雄激素血症等内分泌紊乱导致的排卵障碍。

2）输卵管通畅度检查：常用的方法有子宫输卵管 X 线造影及子宫输卵管超声造影。

3）宫腔镜检查：了解子宫腔的形态、内膜情况，是否有宫腔粘连、畸形、息肉、黏膜下肌瘤等病变。

4）腹腔镜检查：腹腔镜检查可在直视下观察子宫、输卵管、卵巢有无病变或粘连，可结合输卵管通液术，确定输卵管是否通畅，必要时在病变处取活检。可同时行腹腔镜粘连分离术、异位病灶电灼术及子宫肌瘤剔除术等。

（三）女性不孕的治疗

不孕与年龄的关系，是不孕最重要的因素之一。选择恰当的治疗方案，应充分估计女性卵巢的生理年龄，尽量采取自然、安全、合理的方案进行治疗。首先应改善生活方式，对体质瘦弱者，纠正营养不良和贫血，积极治疗内科疾病；对体重超重者减轻体重至少5%～10%；戒烟、戒毒、不酗酒；掌握性知识，了解自己的排卵规律，性交频率适中，以增加受孕机会。

1. 生殖道器质性病变的治疗

（1）输卵管病变

1）一般疗法：先行期待疗法，也可以配合中医药进行调整。适用于男方精液指标正常，女方卵巢功能良好，不孕年限＜3年的年轻夫妇。

2）输卵管成形术：对输卵管不同部位粘连或阻塞，可行腹腔镜下输卵管造口术、整形术、吻合术及输卵管子宫移植术等，以达到输卵管再通的目的。手术效果取决于伞端组织保留的完整程度。对较大的输卵管积水，目前主张结扎或切除，阻断炎性积水对子宫内膜环境造成的干扰，为辅助生殖技术创造条件。

（2）子宫病变：子宫肌瘤、内膜息肉、子宫中隔、子宫腔粘连等若影响宫腔环境，干扰受精卵着床和胚胎发育，可行宫腔镜下切除术、粘连分离术或矫形术。

（3）卵巢肿瘤：有内分泌功能的卵巢肿瘤可影响卵巢排卵，应予切除；性质不明的卵巢肿块应尽量得到诊断，必要时手术探查，根据快速病理诊断考虑是否进行保留生育能力的手术。

（4）子宫内膜异位症：首诊应进行腹腔镜诊断和治疗，对于复发性内异症、卵巢功能明显减退的患者，慎重手术。对中重度病例，术后可辅以孕激素或促性腺激素释放激素类似物治疗3～6个周期。重症和复发者可考虑辅助生殖技术。

（5）生殖系统结核：活动期应行抗结核治疗，用药期间应采取避孕措施。因盆腔结核多累及子宫内膜和输卵管，多数患者需借助辅助生殖技术妊娠。

2. 诱发排卵

（1）氯米芬：适用于体内有一定雌激素水平者和下丘脑-垂体轴反馈机制健全的患者。利用其与垂体雌激素受体结合产生的低雌激素效应，反馈性诱导内源性促性腺激素分泌，促使卵泡生长。用法为从月经周期第3～5日起，每日口服50mg（最大剂量达150mg/d），连用5日。排卵率为70%～80%，每个周期的妊娠率为20%～30%。用药周期应行经阴道超声检测卵泡生长，卵泡成熟后用绒毛膜促性腺激素5000U肌内注射；36～40小时可诱发排卵。排卵后可加用黄体酮20～40mg/d肌内注射，或地屈孕酮片20mg/d口服等方法，共治疗12～14日进行黄体功能支持。

（2）绒毛膜促性腺激素：与黄体生成素结构相似，常在促排卵周期卵泡成熟后，一次性注射 5000U，模拟内源性黄体生成素峰值作用，诱导卵母细胞成熟分裂和排卵。

（3）尿促性腺激素：系从绝经后妇女的尿中提取，又称为绝经后促性腺激素。75U 的制剂中理论上含有促卵泡素和黄体生成素各 75U，可促使卵泡生长发育及成熟。本药于月经周期第 2 ～ 3 日起，每日或隔日肌内注射 50 ～ 150U，直至卵泡发育成熟。用药期间需经阴道超声和（或）检测血雌激素水平监测卵泡发育情况，卵泡发育成熟后用绒毛膜促性腺激素 5000U 肌内注射，促进排卵及黄体形成，排卵后黄体支持同前。

3. 不明原因不孕的治疗　因病因不确定，目前缺乏肯定有效的治疗方法和疗效指标，一般对年轻、卵巢功能良好的夫妇，可行期待疗法，一般不超过 3 年。对卵巢功能减退和年龄 > 30 岁的夫妇，应慎重选择期待疗法。可行宫腔内夫精人工授精 3 ～ 6 个周期诊断性治疗。

4. 辅助生殖技术　详见本模块以下内容。

二、辅助生殖技术

辅助生殖技术是指在体外对配子和胚胎采用显微镜操作技术，帮助不孕夫妇受孕的一组方法，包括人工授精、体外受精 – 胚胎移植（IVF-ET）及其衍生技术等。

（一）人工授精

人工授精是将精子通过非性交的方式注入女性生殖道内使其受孕的一种技术。根据将精液植入女性生殖道部位的不同，人工授精可分为宫颈管内人工授精、宫腔内人工授精、输卵管内人工授精，其中宫腔内人工授精最常用。

适应证：适用于具备正常发育的卵泡、一定数量的活性精子、子宫具备接收胚胎的能力、至少一条通畅输卵管的不孕夫妇。

（二）体外受精与胚胎移植

体外受精与胚胎移植，俗称"试管婴儿"，是指从女性卵巢内取出卵子，在体外和精子发生受精并培育 3 ～ 5 日，再将发育到卵裂期或囊胚期的胚胎移植到宫腔内，使其着床发育成胎儿的全过程。1978 年世界第一例"试管婴儿"在英国诞生，1988 年我国大陆第一例"试管婴儿"在北京大学第三医院诞生。

适应证：因不可逆性输卵管疾病、子宫内膜异位症、排卵异常、宫颈因素等造成的不孕，以及原因不明的不孕症、男性不育症，通过其他常规治疗无法妊娠者。

（三）卵细胞质内单精子注射

通过将精子直接注射到卵细胞质内，获得正常的卵子受精和卵裂过程。

适应证：主要用于治疗重度少、弱、畸形精子症的男性不育患者，IVF-ET 周期受精失败者。

（四）胚胎植入前遗传学诊断

胚胎植入前遗传学诊断是从体外受精第 3 日的胚胎或第 5 日的囊胚中取 1 ~ 2 个卵裂球或部分滋养细胞，进行细胞和分子遗传学检测，检出带致病基因和异常核型的胚胎，将正常基因和核型的胚胎进行移植，得到健康的后代。

适应证：有严重遗传性疾病风险和染色体异常的夫妇。

辅助生殖技术因涉及伦理、法律法规等问题，需要严格管理和规范。同时新技术的蓬勃发展，如核移植、卵浆置换、治疗性克隆和胚胎干细胞体外分化等胚胎工程技术的进步，必将面临许多伦理和法律的约束和挑战。

复习思考

1. 简述子宫脱垂的病因和临床分度。
2. 试述不孕症的定义和分类。
3. 简述常用的辅助生殖技术。

扫一扫，知答案

扫一扫，看课件

模 块 二 十

计划生育

【学习目标】

掌握：

1. 宫内节育器避孕和药物避孕的作用机制。

2. 计划生育手术中宫内节育器放置术和取出术的操作步骤。

熟悉：

1. 宫内节育器放置术和取出术的适应证、禁忌证和时间。

2. 药物避孕的适应证及禁忌证。

3. 药物流产和手术流产的适应证和禁忌证。

4. 手术流产的并发症。

了解：

1. 宫内节育器避孕和药物避孕的种类及副反应。

2. 安全期避孕和紧急避孕的方法。

3. 经腹输卵管结扎术和经腹腔镜输卵管绝育术。

4. 药物流产的服用方法和手术流产的手术步骤。

📚 案例导入

患者，女，35 岁，G_3P_2，月经规律，量中等。妇科检查：阴道前后壁膨出，宫颈口松，子宫后位，大小正常，双附件未及异常。要求避孕。

思考：该患者采取何种方式避孕最佳？依据是什么？

计划生育是妇女生殖健康的重要内容。搞好计划生育，做好避孕工作，可直接影响妇女的生殖健康。我国人口众多，实施计划生育可科学地控制人口数量、提高人口素质，是我国的一项基本国策。计划生育的方法有避孕、绝育及避孕失败后人工终止妊娠。

项目一 避 孕

一、工具避孕

（一）阴茎套

阴茎套又称安全套，男用避孕工具，既可以避孕，还可防止性病的传播。安全套为筒状优质薄乳胶制品，顶端有小囊可储存精液。射精时精液排在小囊，阻止精子进入阴道，达到避孕目的。有大、中、小（直径为 35、33、31mm）三种型号，使用者根据自己的情况选择合适的型号。使用前先将阴茎套前端的小囊捏扁，然后套在阴茎上。射精后，在阴茎未完全软缩前，捏住套口，连同阴茎一起抽出，以防精液外流或阴茎套滑脱在阴道内。正确使用安全套避孕的有效率达 93% ～ 95%。

（二）宫内节育器

宫内节育器（IUD）是我国育龄期妇女采用的主要避孕措施，是一种安全、有效、简便、经济、可逆的避孕工具（图 20-1）。

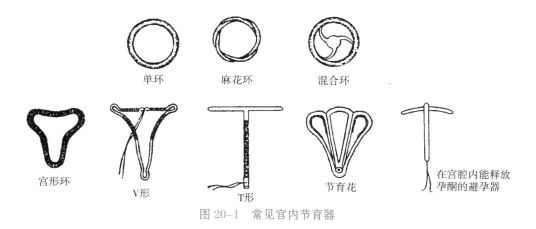

| 单环 | 麻花环 | 混合环 |

| 宫形环 | V形 | T形 | 节育花 | 在宫腔内能释放孕酮的避孕器 |

图 20-1 常见宫内节育器

1. 种类

（1）惰性宫内节育器：由惰性材料（金属、硅胶、塑料等）制成。

（2）活性宫内节育器：常用的节育器包括含铜 IUD 和含药 IUD 两大类。①含铜宫内节育器：带铜 T 形宫内节育器（TCu-IUD）是临床上目前常用的宫内节育器，还有带铜 V 形宫内节育器（VCu-IUD）、母体乐（MLCu-375）、宫铜 IUD、含铜无支架 IUD 等。避孕效率在 90% 以上。②含药宫内节育器：包括含孕激素 IUD 和含吲哚美辛 IUD。

2. 避孕原理　IUD 具有改变宫腔环境、干扰着床、杀精毒胚等作用。

3. 宫内节育器放置术

（1）适应证：育龄期妇女无禁忌证，要求放置节育器者。

（2）禁忌证：①生殖器官急性炎症期；②生殖器官肿瘤；③严重的全身性疾病或各种疾病的急性期；④宫颈内口过松；⑤重度陈旧性宫颈裂伤或严重子宫脱垂者；⑥妊娠和妊娠可疑者；⑦子宫畸形；⑧月经过多、过频者；⑨铜过敏史者。

（3）放置时间：①月经干净后 3～7 天内无性交者；②产后 42 天，恶露已净，会阴伤口愈合，子宫恢复正常者；③哺乳期或短期停经要求放置者，应先排除早孕；④人工流产后可立即放置；⑤自然流产或中期妊娠引产，在月经来潮后可放置；⑥剖宫产后 6 个月放置。

（4）放置方法：①排空膀胱后取膀胱截石位。②外阴、阴道常规消毒，铺无菌巾。③双合诊确定子宫大小、位置及附件情况。④窥阴器暴露宫颈，消毒宫颈及阴道穹隆，宫颈钳钳夹宫颈前唇并固定，用子宫探针顺子宫位置探测深度，选择合适的节育器。⑤用放置器将 IUD 送入宫腔，其上缘必须抵达宫底部，再从宫腔内缓慢撤出放置器，带尾丝节育器放置后，可在距宫颈口 2cm 处将尾丝剪断。⑥观察无出血和其他异常，即可取下宫颈钳和阴道窥器。

（5）术后注意事项：①术后休息 3 天，1 周内避免重体力劳动，2 周内禁性交和盆浴，保持外阴清洁。②术后第 1、3、6 个月各复查 1 次，以后每年复查 1 次直至停用。③若出血多且有腹痛，应查明原因后处理。及时了解 IUD 在宫内的情况，确保避孕效果。

4. 宫内节育器取出术

（1）适应证：①放置期限已满，需更换者；②计划再生育者；③要求改换其他避孕方法或绝育者；④有不规则阴道流血或其他症状经治疗无效者；⑤带器妊娠者；⑥绝经过渡期停经 1 年内者。

（2）禁忌证：①生殖道炎症；②疾病急性期，可待病情好转后再取出。

（3）取器时间：①常规于月经干净后 3～7 天取出；②带器妊娠者，可在人工流产时取出；③阴道流血多或伴感染者，可随时取出。

（4）取器方法：①术前准备同放置术，无尾丝节育器可用取环钩或取环钳取出；②若为带尾丝的节育器，用血管钳牵拉留置于阴道内的尾丝即可将其取出；③取器困难者，可在 B 型超声引导下或宫腔镜监视下取出。

（5）注意事项：①取器前应做 B 型超声检查或 X 线检查确定节育器位置及类型；②使用取环钩时，应十分小心，以避免损伤子宫壁；③取器后两周内禁止性交与盆浴；④取出 IUD 后应嘱咐采取其他避孕措施。

5. 宫内节育器的副作用

（1）出血：主要表现为经量增多、经期延长或少量点滴出血。常发生于放置节育器最初的 3 个月内，一般无需治疗，3～6 个月后逐渐恢复；出血量较多者，可予药物止血，经治疗无效者，可将节育器取出；出血时间较长者，需抗感染治疗。

（2）腰酸腹坠感：一般于数月后好转，轻者不需处理，重者给予解痉剂。如无效可以更换其他节育器。

6. 宫内节育器的并发症

（1）感染：节育器放置术中术后可能发生感染。术中无菌操作不严或节育器尾丝过长均可导致上行性感染。一旦发生感染，应取出节育器，并给予抗感染治疗。

（2）节育器异位：多由于操作不当，子宫穿孔，或节育器过大、过硬，或哺乳期子宫较软，使节育器在放置时超越了正常位置。确诊后经腹或经腹腔镜下取出。

（3）节育器嵌顿：节育器放置时损伤子宫壁或放置时间过长，导致部分器体嵌入子宫肌壁，一经诊断应及时取出。若取出困难，应在超声或宫腔镜直视下取出节育器。

（4）节育器脱落：原因有操作不规范，放置时未达到宫底；与宫腔大小、形态不符；月经过多等。多发生于带器 1 年内，故在放置后应注意随访观察。

（5）带器妊娠：多见于宫内节育器下移、脱落或异位。一旦确诊，行人工流产的同时取出 IUD。

二、药物避孕

（一）避孕机制

抑制排卵、改变输卵管的功能、改变子宫内膜的形态与功能、改变宫颈黏液的性状是药物避孕的主要机制。

（二）适应证及禁忌证

1. 适应证 育龄期健康妇女要求避孕者均可使用。

2. 禁忌证 ①严重心血管疾病、血栓性疾病不宜应用；②急、慢性肝炎或肾炎；③恶性肿瘤、癌前病变、子宫或乳房肿块者；④内分泌疾病，如糖尿病、甲状腺功能亢进症；⑤严重偏头疼反复发作者；⑥精神病长期服药者；⑦哺乳期不宜服用复方口服避孕药；⑧年龄＞35 岁的吸烟妇女不宜长期服用。

（三）避孕药物的种类

1. 口服避孕药

（1）复方短效口服避孕药：由雌、孕激素配伍组成，主要作用机制是抑制排卵，正确应用的有效率近 100%。使用方法：①复方炔诺酮片、复方甲地孕酮片从月经来潮的第 5 天开始服药，每晚 1 片，连服 22 日，不得间断。②复方去氧孕烯片、复方孕二烯酮片及炔雌醇环丙孕酮片，从月经来潮的第 1 天开始服药，每晚 1 片，连服 21 日。如漏服，应在 12 小时内补服 1 片，以免发生不规则阴道流血或避孕失败。一般在停药后 3 天左右月经来潮。若停药 7 日尚无月经来潮，应于当天晚上开始口服下一个周期的药物。若再次无月经，宜停药检查原因。③三相片则模仿正常月经周期中内源性雌、孕激素水平的变化，将 1 个周期服药日数分成 3 个阶段，各阶段雌、孕激素剂量均不相同，顺序服用，也是每日 1 片，连服 21 日。

（2）复方长效口服避孕药：由长效雌激素和人工合成的孕激素配伍制成，服药 1 次避孕 1 个月，有效率达 96% ～ 98%。复方长效口服避孕药激素含量大，副作用较多，市场上已经很少见。

2. 探亲避孕药　其制剂有炔诺酮探亲避孕片、甲地孕酮探亲避孕片和炔诺孕酮探亲避孕片等。适用于夫妇分居两地，探亲期间短期使用，不受月经限制。但由于目前激素避孕种类不断增加，探亲避孕药的剂量又大，现已很少使用。

3. 注射用长效避孕药　是长效雌、孕激素复方制剂或单纯孕激素制剂。复方制剂肌注 1 次可避孕 1 个月，于第 1 个月经周期第 5 天和第 12 天各肌注 1 支，以后在每次月经周期第 10 ～ 12 天肌注 1 支，有效率达 98%。本法因副作用较大，已较少使用。

4. 缓释避孕药　主要是由孕激素与具备缓慢释放性能的高分子化合物制成，有多种剂型，在体内持续微量释放，起到长效避孕作用。目前常用的有皮下埋植剂、阴道避孕环、避孕贴片等。

（四）副作用及处理

1. 阴道出血　多发生在漏服避孕药之后，或因体内雌激素不足所致。如出血量少，可每晚加服炔雌醇 0.05mg，或加倍服用避孕药，直至服至 21 天为止；若出血量多于月经，应停药，待出血第 5 天开始口服下一个周期的药物。

2. 类早孕反应　部分妇女服药后会出现如头昏、疲倦、恶心、呕吐等类似妊娠早期的反应，不需特殊处理，坚持服药一段时间后会减轻或消失。若反应较重，可考虑换用其他制剂或改用其他避孕措施。

3. 闭经　常发生于月经不规则的妇女。停药后月经不来潮，需除外妊娠，停药 7 日后可继续服药；若连续停经 3 个月，需停药观察。

4. 体重及皮肤变化　个别妇女服药后食欲亢进，体内合成代谢增加，体重增加；极少数妇女面部出现淡褐色色素沉着，停药后多能恢复。

三、其他避孕法

（一）紧急避孕

1. 定义　无保护性生活后或避孕失败后几小时或几日内，妇女为防止非意愿性妊娠的发生而采取的补救避孕法，称为紧急避孕。紧急避孕包括放置宫内节育器和口服紧急避孕药。

2. 适应证 ①性生活未使用任何避孕措施；②避孕失败，包括漏服短效避孕药，宫内节育器脱落，阴茎套破裂、滑脱，未能做到体外排精；③遭受性暴力。

3. 方法 ①宫内节育器：带铜宫内节育器可用于紧急避孕。在无保护性生活后5日之内放入，有效率达95%以上。②紧急避孕药：主要是雌孕激素复方制剂、单孕激素制剂及抗孕激素制剂。

4. 副反应 可能出现恶心、呕吐、不规则阴道流血及月经紊乱，一般不需处理。

紧急避孕的有效率明显低于常规避孕方法，仅对一次无保护性生活有效，且紧急避孕药激素剂量大，副作用亦大，不能替代常规避孕。

（二）安全期避孕法

安全期避孕法是指避开排卵前后一段时间进行性生活而达到避孕目的的避孕方法。排卵前后4～5天为易孕期，其余时间为相对安全期。该方法不用借助任何避孕药物和工具，简便易行，但因排卵时间计算不能准确测到，故此法失败率较高，不宜提倡。

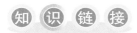

避孕方法的合理选择

育龄期妇女应根据自身特点，选择合适、安全有效的避孕方法。①新婚夫妇短期避孕可选用复方短效口服避孕药、男用阴茎套、外用避孕栓及薄膜等，必要时采用紧急避孕。不宜用 IUD、长效避孕药、安全期避孕、体外排精等方法。②已生育需要长期避孕者首选宫内节育器，其他避孕方法均适用。③哺乳期妇女可选用避孕套、IUD，不宜选用复方避孕药、避孕药膜、安全期避孕。④两个和多个子女的夫妇最好选择绝育措施。⑤绝经过渡期妇女可选用工具避孕、避孕栓、凝胶剂，不宜选用复方避孕药、避孕药膜、安全期避孕。

项目二　输卵管绝育术

输卵管绝育术是采用手术方法将输卵管的通道阻断，使精子和卵子不能相遇，从而达到永久性不孕的目的。目前常用方法为经腹输卵管结扎术或经腹腔镜输卵管绝育术。本文仅叙述经腹输卵管结扎术。

一、适应证

本法适应于要求做绝育手术而无禁忌证者，或因严重疾病不宜再妊娠生育者。

二、禁忌证

本法的禁忌证为：①各种疾病的急性期；②全身状况不佳，如心力衰竭、血液病等，不能耐受手术者；③严重的神经官能症；④腹部皮肤感染或患急、慢性盆腔炎；⑤24 小时内两次体温在 37.5℃或以上者。

三、术前准备

1. 手术时间为：①非孕妇女，选择在月经干净后 3 ～ 4 日；②人工流产或分娩后妇女，宜在 48 小时内手术；③哺乳期或闭经妇女，待排除早孕后再行手术。

2. 详细询问病史，并做全身检查和妇科检查，实验室检测阴道分泌物常规、血常规、凝血功能、肝功能等，并做好解释和咨询工作，解除受术者的思想顾虑。

3. 按妇科腹部手术前常规准备。

四、麻醉

手术常用局部浸润麻醉或硬膜外麻醉。

五、手术步骤

1. **体位**　受术者排空膀胱，取仰卧位，留置导尿管。

2. **消毒**　手术野按常规消毒铺巾。

3. **切口**　取下腹正中耻骨联合上两横指（3 ～ 4cm）做 2cm 长纵切口，产后则在宫底下 2cm 处做纵切口，逐层开腹。

4. **寻找输卵管**　是手术的关键环节。术者用左手食指经切口入腹腔，沿宫底后方滑向一侧宫角处，摸到输卵管后，右手持卵圆钳将输卵管夹住，轻提至切口外，此为卵圆钳取管法；也可用指板法或吊钩法提取输卵管。只有见到输卵管伞端，才能证实为输卵管无误，术中需检查卵巢有无异常。

5. **结扎输卵管**　目前多采用抽心包埋法。手术方法：①用两把组织钳钳夹输卵管峡部约 3cm 长的一段浆膜；②在此段浆膜下注入 0.5% 利多卡因 1mL 使之膨胀，在膨胀的浆膜上做一切口；③用蚊式止血钳游离输卵管，剪去 1cm；④以 4 号丝线分别结扎输卵管两侧断端，用 1 号丝线连续缝合浆膜层，将输卵管近侧端包埋于输卵管系膜内，远端留于系膜外；⑤同法处理对侧，检查无出血后送回腹腔。

6. 术后处理 局部浸润麻醉不需禁食，鼓励尽早下床活动，注意观察生命体征。术后2周内禁止性生活。

项目三 人工终止妊娠

因意外妊娠、疾病等原因而采取人工方法终止妊娠，是避孕失败的补救方法。人工终止早期妊娠的方法，可分为手术流产和药物流产两种。

一、手术流产

手术流产是指妊娠14周以内，以手术方法终止妊娠者，包括负压吸引术和钳刮术两种方法。

（一）种类

1. 负压吸引术 利用负压吸引的原理，将妊娠物从宫腔内吸出，称为负压吸引术，适用于妊娠6～10周内。

2. 钳刮术 通过机械或药物的方法使宫颈松软，然后用卵圆钳钳夹胎儿及胎盘，适用于妊娠10～14周。

（二）适应证

本法适应于要求终止妊娠而无禁忌证者，因各种疾病不宜继续妊娠者。

（三）禁忌证

本法的禁忌证为：各种疾病的急性期，全身性疾病不能耐受手术，生殖系统炎症，术前两次体温在37.5℃以上者。

（四）术前准备

1. 详细询问病史，进行全身检查和妇科检查。

2. 尿hCG测定，超声检查确诊。

3. 实验室检查阴道分泌物常规、血常规及凝血功能。

4. 术前测量体温、脉搏、血压。

5. 解除患者的思想顾虑。

6. 排空膀胱。

（五）手术步骤

1. 负压吸引术

（1）受术者取膀胱截石位，常规外阴、阴道消毒，铺无菌巾。

（2）双合诊复查子宫大小、位置及附件情况。

（3）放置阴道窥器，暴露子宫颈，用 2.5% 碘酊及 75% 乙醇或碘伏等消毒液消毒宫颈及宫颈管，用宫颈钳钳夹宫颈前唇固定子宫。

（4）子宫探针顺子宫位置的方向轻轻探测宫腔深度。

（5）宫颈扩张器由小到大逐号扩张宫颈管，扩张到比选用的吸管大半号或 1 号以上。

（6）将吸管与负压装置连接，然后将吸管顺宫腔方向缓慢送入宫底部，遇到阻力略向后退。给予负压，一般控制负压在 400 ～ 500mmHg，将吸管按顺时针方向或逆时针方向吸刮宫腔 1 ～ 2 圈，并上下移动，吸到囊胚所在部位时吸管常有振动并感到有组织物流向吸管，同时感到子宫收缩感和宫壁粗糙感时，可折叠并捏住皮管，取出吸管（注意不要带负压进出宫颈口）。

（7）如组织物卡在子宫颈口，可用卵圆钳将组织物取出。必要时可用小刮匙轻轻搔刮宫底及两侧宫角，检查宫腔是否吸净。测量术后宫腔深度。

（8）取下宫颈钳，用棉球或纱布擦净宫颈口和阴道，取下阴道窥器，术毕。

（9）将吸出物过滤，检查吸出的胚胎及绒毛组织是否完整，未见绒毛需送病理检查。

2. 钳刮术 通过机械或药物的方法使宫颈松软，然后用卵圆钳钳夹胎儿及胎盘。由于胎儿较大，骨骼形成，容易出现并发症如宫颈裂伤、子宫穿孔、出血较多等，应尽量避免大月份钳刮术。

（六）注意事项

1. 正确判断子宫的大小及方向，动作轻柔，减小损伤。

2. 扩张宫颈时用力轻柔、均匀，以防宫颈内口撕裂。

3. 严格遵守无菌操作常规。

4. 目前静脉麻醉应用广泛，应由麻醉医师监护，以防麻醉意外。

5. 术后观察 1 ～ 2 小时，若无异常方可让受术者离开。术后休息半个月，2 周内禁盆浴，1 个月内禁房事。若有腹痛、发热、阴道出血量多者，随时就诊。

（七）并发症及处理

1. 出血 可因子宫收缩不良，也可因妊娠月份较大而发生出血。可宫颈注射缩宫素促进子宫收缩，同时迅速清除宫腔内组织，必要时应及时补液、输血等。

2. 子宫穿孔 子宫穿孔多与操作者技术水平及子宫本身（瘢痕子宫、哺乳期妊娠子宫、子宫过度前倾等）情况有关。手术时突然出现"无底"感觉，或手术器械进入深度明显超过检查的子宫深度，即可诊断为子宫穿孔，应立即停止手术。若穿孔小，胚胎组织已清除又无明显内出血者，可注射缩宫素促进子宫收缩，并给予抗生素预防感染；密切观察血压、脉搏等生命体征。若胚胎组织尚未吸净者，可在超声或腹腔镜监护下，由有经验的医师避开穿孔部位行清宫术。尚未进行吸宫操作者，则可等待 1 周后再清除宫腔内容物。内出血增多或疑有脏器损伤者，应立即剖腹探查。

3. 人工流产综合反应 手术时疼痛或局部刺激，使受术者在术中或术毕出现心动过缓、心律不齐、面色苍白、头晕、胸闷、大汗淋漓，严重者可出现血压下降、晕厥或抽搐等。症状出现后，立即停止手术，给予氧气吸入，一般可自行恢复。严重者可静脉注射阿托品 0.5 ～ 1mg，可有效缓解。

4. 漏吸或空吸 手术时未吸出胚胎及绒毛组织，导致继续妊娠或胚胎停止发育，称漏吸。术毕常规检查吸出物无绒毛或胚胎组织，必要时再次行负压吸引术。术毕吸出物肉眼未见绒毛，要重复妊娠试验及超声检查，宫内未见妊娠囊者，诊断为空吸，必须将吸刮的组织全部送病理检查，警惕宫外孕。

5. 吸宫不全 表现为部分妊娠组织物残留宫腔，一般为子宫体过度屈曲或手术者技术不熟练导致。手术后阴道流血时间长、血量多或流血停止后再现多量流血，应考虑吸宫不全。若术后无明显感染征象者，应尽早行清宫术，术后给予抗生素预防感染；若同时伴有严重感染者，应控制感染后再行清宫。

6. 感染 常见的有急性子宫内膜炎、盆腔炎等。术后应预防性应用抗生素，口服或静脉给药。

7. 羊水栓塞 少见。宫颈损伤、胎盘剥离使血窦开放，为羊水进入创造了条件，其症状及严重性不如晚期妊娠发病凶险。

8. 远期并发症 有宫颈粘连、宫腔粘连、慢性盆腔炎、月经失调、继发性不孕等。

二、药物流产

应用药物致使胚胎排出的方法称为药物流产。目前最常用的药物是米非司酮配伍米索前列醇，终止早孕完全流产率达 90% 以上。

1. 适应证 ①停经 49 日内，本人自愿，年龄在 40 岁以下的健康妇女；②尿 hCG 阳性，B 型超声确诊为宫内妊娠；③不宜行手术流产的高危妊娠，如近期剖宫产后、子宫位置不正常、生殖道畸形、哺乳期、严重盆腔畸形等；④对手术流产有恐惧心理的妇女。

2. 禁忌证 ①有使用米非司酮的禁忌证，如肾上腺疾病及其他内分泌疾病、血液病、血管栓塞性疾病；②有使用前列腺素药物的禁忌证，如心血管疾病、青光眼、哮喘、癫痫、结肠炎等。③过敏体质者，妊娠期皮肤瘙痒史者，带器妊娠者，宫外孕者，妊娠剧吐者，长期服用抗结核、抗癫痫、抗抑郁、抗前列腺素药物者等。

3. 用药方法 常用的方法是空腹或进食 2 小时后口服米非司酮 25mg，1 日 2 次，连续 3 日，于第 4 日上午口服米索前列醇 0.6mg，1 次服完。

4. 副反应　流产后出血时间过长和出血量增多是药物流产的主要不良反应，用药物治疗效果较差。极少数人可因大量出血而需刮宫终止妊娠，故药物流产必须在有正规抢救条件的医疗机构进行。

复习思考

1. 宫内节育器的避孕原理是什么？

2. 宫内节育器的放置时间和禁忌证有哪些？

3. 药物避孕的原理如何？副作用如何处理？

扫一扫，知答案

扫一扫，看课件

模 块 二 十 一

妇女保健

【学习目标】

掌握：

1. 妇女保健的意义与目的。

2. 围产期保健的主要任务。

熟悉：

青春期、生育期、产褥期保健的内容。

了解：

1. 妇女保健的组织机构。

2. 围婚期、绝境过渡期及老年期保健的内容。

案例导入

孕妇36岁第一胎，孕16周时开始在乡镇卫生院进行检查，血色素85g/L，血压、宫高正常，胎心好，妊娠期未做特殊诊治，分娩时产程＞30小时，产后大出血1500mL以上，休克死亡。

思考：

1. 该产妇孕产期有哪些危险因素？

2. 乡镇卫生院的主要错误在哪里？

项目一　妇女保健工作的意义与组织机构

一、妇女保健工作的意义

妇女保健以维护和促进妇女健康为目的，以群体为服务对象，以"保健为中心，临床为基础，保健与临床相结合，以生殖健康为核心，面向基层，面向群体"为工作方针，做好妇女保健工作，有利于减少人口数量和提高人口素质，是国富民强的基础工程。

二、妇女保健工作的目的

妇女保健工作的目的在于通过积极的预防、普查、监护和保健措施，做好妇女各期保健，以降低妇女患病率、消失和控制某些疾病及遗传病的发生、控制性传播疾病的传播、降低孕产妇和围产儿死亡率，从而促进妇女身心健康。

三、妇女保健工作的组织机构

（一）卫生行政机构

1.内设妇幼保健司，下设妇幼保健处，领导全国妇幼保健工作。

2.省级（直辖市、自治区）卫生和计划生育委员会设基层卫生与妇幼保健处。

3.市（地）级卫生和计划生育委员会设妇幼保健科。

4.县（市）级卫生和计划生育局设妇幼保健院。

（二）专业机构

1. 妇幼卫生专业机构 各级妇产医院、儿童医院、综合性医院妇产科、计划生育科、儿科、预防保健科，中医医疗机构中的妇科、儿科、妇产科、儿科诊所，以及各级妇幼保健机构。不论其所有制关系如何（全民、集体、个体），均属妇幼卫生专业机构。

2. 各级妇幼保健机构

（1）国家级：目前为国家妇幼保健中心负责管理。

（2）省级：省妇幼保健机构。

（3）（地）市级：（地）市级妇幼保健院（所）。

（4）县级：县级妇幼保健院（所）。

各级妇幼保健机构均在同级卫生行政部门领导下，认真贯彻落实各项妇幼保健工作。

项目二　妇女保健工作的任务

妇女保健涉及女性的青春期、围婚期、生育期、围产期、绝经过渡期和老年期，开展妇女保健工作，以利提高妇女健康水平。

一、青春期保健

青春期保健分三级，以加强一级预防为重点。一级预防：根据青春期女性的生理、心理、社会行为特点，为培养良好的健康行为而开展的指导。一级预防包括：①自我保健：加强健康教育，使少女了解自己的生理、心理特点，学会自我保护。②性教育：普及性生理和性心理卫生知识，使少女建立正确的性观念和性道德，正确处理性发育过程中的各种问题。③营养指导：注意营养成分的搭配，定时定量，提供足够的热量。④体育锻炼：积极参加各种体育活动，但要注意运动负荷，不宜过量。⑤卫生指导：注意经期卫生，月经期禁止盆浴、游泳，避免剧烈运动，注意保暖。二级预防：包括早期发现疾病和行为偏导及减少危险因素两个方面，通过学校保健等普及对青少年的体格检查，及早筛查出健康和行为问题。三级预防：包括对女青年疾病的治疗与康复。

二、围婚期保健

围婚期保健的重点内容是婚前保健。围婚期保健的主要内容包括：①婚前卫生咨询；②婚前卫生指导；③婚前医学检查。对于医学上认为"暂缓结婚""不宜结婚""不宜生育"或"建议采取医学措施，尊重受检双方意见"的服务对象，应讲明道理，提出预防、治疗及采取措施意见，进行咨询指导。

三、生育期保健

生育期保健的主要目的是维护生殖功能的正常，保证母婴安全，降低孕产妇死亡率和围产儿死亡率。生育期保健包括三级预防，以加强一级预防为重点。一级预防：普及孕产期保健和计划生育技术指导知识；二级预防：及时发现妇女在生育期因孕育或节育导致的各种疾病，做到早发现、早防治，提高防治质量。三级预防：提高对高危孕产妇的诊治水平，降低孕产妇死亡率和围产儿死亡率。

四、围产期保健

（一）孕前保健

孕前保健的目的是为了选择最佳的受孕时机，有计划妊娠，以减少危险因素和高危因素。孕前应仔细评估既往家族和遗传病史、慢性疾病史，特别是前次有不良孕产史者，积极治疗对妊娠有影响的疾病，不宜妊娠者应及时告知。女性＜18岁或＞35岁为妊娠危险因素，易造成难产及其他产科并发症，以及胎儿染色体病。使用长效避孕药物避孕者需改为工具避孕半年后再受孕。戒烟酒，避免接触有毒物质和放射线。孕前3个月补充叶酸或含叶酸的多种维生素可明显降低胎儿神经管畸形等风险。选择最佳的受孕时机，女性生育年龄在25～29岁间孕产妇和围产儿的死亡率最低。进行有计划的妊娠，做好孕前准备，以减少高危妊娠和高危儿的发生。

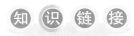

孕前及孕期保健的意义及孕期保健的日程

孕前和孕期保健是降低孕产妇死亡和出生缺陷的重要措施。传统孕期保健特别是产前检查的次数、内容、孕周及间隔时间等缺乏循证医学证据的支持，已经不能适应现代产前保健的要求。我国各地区和不同医院产前检查的方案存在较大差异，甚至同一医院不同的产科医师提供的产前检查方案也不一致，这也是导致目前我国孕产妇死亡率和新生儿出生缺陷率较高的重要原因。

在此情况下，中华医学会妇产科分会产科学组制定了《孕前及孕期保健指南（第1版）》，该指南发表在2012年《中华妇产科杂志》。孕前及孕期保健指南制定的意义在于：①传统的产前检查模式缺乏循证医学证据的支持；②全国各地产前检查的方案差异较大；③许多国家早已发布了自己的产前保健指南，并不断更新；④孕期保健指南将规范产前检查的时间和内容。

孕期保健的日程安排由产前检查的目的决定。首次产前检查为妊娠 $6 \sim 13^{+6}$ 周，第二次筛查为妊娠 $14 \sim 19^{+6}$ 周，第三次检查为妊娠 $24 \sim 28$ 周，第四次检查为妊娠 $30 \sim 32$ 周，第五次检查为妊娠 $32 \sim 36$ 周，第六次检查为妊娠 $37 \sim 41$ 周。

（二）妊娠早期保健

妊娠早期是胚胎、胎儿分化发育阶段，易受外界因素及孕妇疾病的影响，从而导致胎儿畸形或发生流产。应尽早确诊妊娠，建立孕期保健手册。做好健康教育和相关知识宣教，指导营养和生活方式，保证充足睡眠，适当活动。患病时遵医嘱服药。避免接触有毒有害物质和放射线；避免密切接触宠物，避免病毒感染；避免高噪音环境、高强度工作和家庭暴力；避免精神受刺激，保持心理健康。确定基础血压、体重。进行高危妊娠初筛，对不宜继续妊娠者应告知并及时终止妊娠；高危妊娠继续妊娠者，要严密观察，严格执行转诊制度。

（三）妊娠中期保健

妊娠中期是胎儿生长发育较快的阶段，应仔细检查妊娠早期的各种影响因素对胎儿是否有损伤，预防妊娠晚期并发症。评估首次产前检查结果，进行中期妊娠健康教育及相关知识、营养及生活方式、早产的认识与预防、糖尿病筛查的意义等的宣教指导。监测胎儿生长发育的各项指标，进行胎儿畸形筛查，预防和及早发现胎儿发育异常，对疑有胎儿畸形和发育异常者，要进一步做产前诊断和产前治疗。适当补充铁剂和钙剂。预防和治疗生殖道感染，减少妊娠晚期、产时、产后的并发症。

（四）妊娠晚期保健

妊娠晚期胎儿生长发育最快，体重明显增加，应加强妊娠晚期健康教育和相关知识的宣教，如进行营养及生活方式、孕妇自我监护、分娩及产褥期相关知识、母乳喂养、新生儿筛查、预防接种等的宣教指导。定期行产前检查，监测胎儿生长发育的各项指标，防治妊娠并发症，及早发现并矫正异常胎位，必要时进行胎盘功能和胎儿宫内安危的监护，及时纠正胎儿缺氧。加强心理指导，做好分娩前的心理准备，考虑对母儿合适的分娩方式。

（五）分娩期保健

分娩期是保证母儿安全的关键。提倡住院分娩，高危孕妇应提前入院。近年我国卫生健康委员会针对分娩期保健提出"五防、一加强"的要求，具体内容是：①防出血（及时纠正宫缩乏力，及时娩出胎盘，注意产后 2 小时的出血量）；②防感染（严格执行无菌操作规程，院外未消毒分娩者注射破伤风抗毒素，防产褥期感染）；③防滞产（注意胎儿大小、产道情况、产妇精神状态，密切观察宫缩，定时了解宫颈扩张和胎先露部下降情况）；④防产伤（尽量减少不必要干预及不适当操作或暴力，提高接产质量）；⑤防窒息（及时处理胎儿窒迫，接产时作好新生儿抢救准备）。"一加强"是加强产时监护和产程处理。

（六）产褥期保健

产褥期保健的目的是防止产后出血、感染等并发症，促进产后生理功能恢复。产褥期保健均在初级保健单位进行，产后访视应在产后 3 日内、产后 14 日、产后 28 日进行。产褥期保健主要了解产妇子宫复旧、会阴部切口或剖宫产切口愈合的情况，检查乳房和母乳的喂养情况，孕产妇饮食、休息及新生儿的健康状况等，及时给予正确的指导和处理。

五、绝经过渡期保健

绝经过渡期是指妇女 40 岁左右开始出现内分泌、生物学的变化与临床表现，直至绝经。绝经过渡期保健的内容有：①保持身心舒畅，合理安排生活，重视营养物质均衡。②加强肛提肌锻炼，以加强盆底组织的支持力，防止发生子宫脱垂及压力性尿失禁。③保持外阴部清洁，防止萎缩的生殖器发生感染；重视绝经后阴道流血，防治月经失调。④此期是妇科肿瘤的好发年龄，应每年定期体检。⑤避孕至月经停止 1 年以后。⑥在医师指导下，采用激素补充治疗、补充钙剂等方法防治绝经综合征、骨质疏松、心血管疾病等发生。

六、老年期保健

国际老年协会规定 65 岁以后为老年期。该期是妇女一生中生理和心理上的一个重大转折，易患各种疾病。此期应加强老年期妇女的保健，定期体检，积极防治常见病和多发病，加强健康教育，保持生活规律，注意劳逸结合，以利身心健康，提高生活质量。

复习思考

1. 妇女保健工作的意义与目的？
2. 试述青春期保健的内容有哪些？
3. 围产期保健中各期保健的主要内容有哪些？

扫一扫，知答案

主要参考书目

1. 谢幸，苟文丽 . 妇产科学 . 8 版 . 北京：人民卫生出版社，2013.

2. 郑秀霞 . 妇产科护理学 . 5 版 . 北京：人民卫生出版社，2012.

3. 陈丽娟 . 妇产科学 . 北京：中国中医药出版社，2015.

4. 单鸿丽，朱梦照 . 妇产科学 . 西安：第四军医大学出版社，2012.

5. 张欣 . 妇产科护理 . 3 版 . 西安：第四军医大学出版社，2015.

6. 张欣 . 妇产科护理 . 北京：中国中医药出版社，2015.

7. 王泽华 . 妇产科学 . 6 版 . 北京：人民卫生出版社，2009.